实用临床
护理技术与护理管理
SHIYONG LINCHUANG HULI JISHU YU HULI GUANLI

主编 聂婉翎 王 坤 黄求进

西安交通大学出版社
XI'AN JIAOTONG UNIVERSITY PRESS

图书在版编目（CIP）数据

实用临床护理技术与护理管理 / 聂婉翎，王坤，黄求进主编. — 西安 ：西安交通大学出版社，2023.4
ISBN 978 - 7 - 5693 - 3211 - 7

Ⅰ. ①实… Ⅱ. ①聂… ②王… ③黄… Ⅲ. ①护理学
Ⅳ. ①R47

中国国家版本馆 CIP 数据核字（2023）第 071777 号

书　　名	实用临床护理技术与护理管理
主　　编	聂婉翎　王　坤　黄求进
责任编辑	李　晶
责任校对	郭泉泉
封面设计	任加盟
出版发行	西安交通大学出版社
	（西安市兴庆南路 1 号　邮政编码 710048）
网　　址	http://www.xjtupress.com
电　　话	（029）82668357 82667874（市场营销中心）
	（029）82668315（总编办）
传　　真	（029）82668280
印　　刷	西安五星印刷有限公司
开　　本	727mm×960mm　1/16　**印张** 19.625　**字数** 298 千字
版次印次	2023 年 4 月第 1 版　2023 年 4 月第 1 次印刷
书　　号	ISBN 978 - 7 - 5693 - 3211 - 7
定　　价	68.00 元

如发现印装质量问题,请与本社市场营销中心联系。
订购热线:(029)82665248　(029)82667874
投稿热线:(029)82668226
读者信箱:med_xjup@163.com

编 委 会

主 编

聂婉翎　王　坤　黄求进

副主编

吴忠辉　李　洋　马　岩　李学文　孙媛媛　姜万梅

编　委 （按姓氏笔画排序）

万晓阳　哈尔滨医科大学附属第一医院

马　岩　哈尔滨医科大学附属第一医院

王　坤　哈尔滨医科大学附属第一医院

王　卓　哈尔滨医科大学附属第一医院

王正瑶　哈尔滨医科大学附属第一医院

关馨瑶　哈尔滨医科大学附属第一医院

许佳俊　哈尔滨医科大学附属第一医院

孙媛媛　哈尔滨医科大学附属第一医院

李　洋　哈尔滨医科大学附属第一医院

李学文　哈尔滨医科大学附属第一医院

吴忠辉　哈尔滨医科大学附属第四医院

张思跃　哈尔滨医科大学附属第一医院

张晓辉　哈尔滨医科大学附属第一医院

赵晓琳　哈尔滨医科大学附属第一医院

赵鹏军　哈尔滨医科大学附属第一医院

姜万梅　哈尔滨医科大学附属第一医院

姚洪波　哈尔滨医科大学附属第一医院

聂婉翎　哈尔滨医科大学附属第二医院

高　磊　哈尔滨医科大学附属第一医院

黄　爽　哈尔滨医科大学附属第一医院

黄求进　哈尔滨医科大学附属第一医院

鞠建南　哈尔滨医科大学附属第一医院

前　言

　　护理学是以维护和促进健康、减轻病痛、提高生命质量为目的,运用专业知识和技术为患者提供健康服务的一门学科。近年来,随着科技的进步,护理学的发展日新月异,许多护理新理论和新技术不断涌现并广泛应用于临床,有效地减轻了患者的负担、缓解了患者的病情。这就要求护理工作人员具备更高的人文素质和实践技能、更多的整体护理知识和社会知识,本书正是在这样的背景下编写而成的。

　　本书在力求内容覆盖面广、信息量大的同时,注重内容的实用性和先进性,首先着重介绍了护理人力资源管理、护理质量管理等护理管理内容,然后对常用护理技术加以介绍。本书融汇了现代护理学最新科研成果,体现了当代护理学的水平,在贴近临床护理工作实际的同时,又紧密结合了国家医疗卫生事业的最新进展。参与编写的各位作者长期工作在繁忙的医、教、研第一线,在编写过程中付出了艰辛的劳动,在此表示衷心的感谢。

　　在编写过程中,由于作者较多、写作方式和文笔风格不一,再加上时间及篇幅有限,难免存在疏漏和不足之处,望广大读者提出宝贵意见和建议。

编　者

2023 年 3 月

目 录

第一章　护理人力资源管理

第一节　概　述

在所有的管理对象中,人是首要的因素,员工的素质和行为表现是实现组织目标的关键,人才便是资本。因此,要发展我国的护理事业,必须拥有一支强大的具备现代化护理技术知识和现代护理事业管理技能的干部队伍。

一、人力资源与护理人力资源的概念

人力资源的概念有广义和狭义之分。狭义的人力资源是指具有劳动能力的劳动适龄人口。广义的人力资源是指具有劳动能力的劳动适龄人口再加上超过劳动年龄但还有劳动能力的老年人口。第三种观点认为人力资源是指劳动者的能力,但也有不同的表述方法。有些学者认为:"人力资源是指能够推动整个经济和社会发展的劳动者的能力,即处在劳动年龄的已直接投入建设或尚未投入建设的人的能力。"也有些学者把人力资源概括为"人力资源是指包含在人体内的一种生产能力。"若这种能力未发挥出来,它就是潜在的劳动生产力;若发挥出来了,它就变成了现实的劳动生产力。还有些学者认为,人力资源是指一定范围内人口总体所蕴含的劳动能力的总和,具体地说,是指一定范围内具有劳动能力的人口的数量。黄津孚先生把人的创造能力称为人力资源:"所谓人力资源,就是存在于人身上的社会财富的创造力,就是人类可以用于生产产品或提供服务的体力、技能和知识。"以上各种

观点和表述方法,目前在学术界交叉通用。

护理人力资源是以促进疾病康复,提高全体人民的健康水平,延长寿命为目标的国家卫生计划所需要的一种人力资源。他们是受过不同的护理职业培训,能够根据患者的需求而提供护理服务、贡献自己才能和智慧的人,包括已经在卫生服务场所工作的护理人员,正在接受教育和培训、达到一定学历或技术水平后能提供卫生服务的人员。

二、护理人力资源特点

护理人力资源是所有护理资源中最重要的资源,它具有以下4个特点。

1.护理人力资源培养周期长

护理人力资源是护理资源中最珍贵的资源,需要较长时间的培养,不能像其他资源那样听任市场信息来调节。要满足日益提高和不断变化的护理保健的需要,必须高瞻远瞩,用长远的、发展的眼光来考虑和培养护理人力资源。

2.护理人力资源是有情感和思维的资源

人是有情感和思维的,护理人力资源中的每一个成员都蕴藏着极大的潜力。因此,护理人力资源的管理和使用比其他资源困难得多,必须采取多种措施,最大限度地发挥每个成员和每个群体的积极性和创造性,用最小的投入得到最大的收益。

3.护理人力资源的组合是复杂的和不断变化的

护理人力资源中存在技术专业和活动的差异性,要完成一项护理工作有赖于各成员的分工,有赖于不同部门、人员的复杂的组织结构,有赖于一个能协调任务、职能和各种社会反馈作用的精心设计的系统。随着医学的发展,工作环境、工作条件、政策的变化,护理人力资源中不同学历、不同专业技术、不同职能的成员的比例和组合也要随之改变。

4.护理人力资源的管理是个复杂的过程

护理人力资源的管理包括护理人员的培养、分配、考核、晋升、继续教育、职业发展和奖惩等。其中的某一个环节出了问题都会影响护理人力资源的开发,而且这些环节单靠部门是不能解决的,需要全社会的重视和支持。

(聂婉翎)

第二节　护理人员的素质及各级护理人员岗位职责

一、护理人员的素质

护理人员担负着"健康所系、性命相托"的重要责任,必须具备协助医疗、帮助患者战胜疾病和死亡的基本素质。

(一)道德

道德即良好的医德,高尚的思想情操,包括具有强烈的事业心和责任感,实事求是、谦虚谨慎的工作作风和高尚的人道主义精神。

(二)心理

心理包括思维、情感和意志方面的要求。思维上要认真思考、正确判断;情感上要对患者深切同情和负责;意志上要目的明确、行动自觉、工作顽强并有良好的自制力。

(三)性格

性格即经常性的态度与行为习惯。护理人员应开朗、勤劳、耐心、和蔼、文雅、整洁。

(四)学识

学识即学历和知识。护理人员应具备社会科学、心理科学、人文科学知识以及医学基础知识、护理学基础理论及临床知识。

(五)技能

技能即运用各种护理技术操作,沟通交往与解决问题的能力。护理人员应将医学基础知识和护理学基础知识、人文社会科学知识转化为自身技能,并熟练、准确地应用于临床护理实践中。

二、各级护理人员岗位职责

(一)主任、副主任护师职责

(1)在护理部主任(总护士长)的领导下,负责本专科护理业务技术、科研和教学工作。

(2)参加并指导专科护士制定急症、重症、疑难患者的护理计划;组织专科护理会诊,指导危重患者的抢救护理。

(3)负责开展三级护理查房,主持本专科护理重点查房、教学查房、死亡病历讨论,指导主管护师提高业务查房水平。

(4)规范护理文书书写标准,负责指导本专科护理病历的书写、修改与质量保证。

(5)了解国内外护理发展动态,结合本专科护理重点、难点问题开展护理研究,提出科学的护理对策,提高专科护理水平。

(6)负责护理教学的组织管理、专科教材的编写工作,参与部分护理课程的讲授,指导主管护师开展护理人员的业务培训,组织教育训练以及临床实习和进修人员的带教等。

(7)协助护理部做好护理技术人员晋级的培养和业务考核工作;参加护理安全委员会,对护理缺陷、事故提出鉴定意见。

(8)参与全院护理队伍建设,协助护理部加强对全院护理工作的指导。

(二)主管护师职责

(1)在科护士长(护士长)领导下和本科主任护师指导下开展工作。

(2)协助护士长进行护理业务管理,负责病区护理工作的质量控制、护理科研及护理教学工作的实施;带领护师完成新业务、新技术的临床实践。

(3)解决本专科护理业务上的疑难问题,承担难度较大的护理技术操作,组织并参与落实疑难、危重患者的护理计划。

(4)落实病区三级护理查房,指导护师提高护理工作质量与业务水平;参与或主持本专科的护理重点查房、教学查房及疑难问题的讨论。

(5)指导护师执行护理病历的书写规范,负责护理病历的指导与修改,确保护理病历书写质量。

(6)结合临床护理服务中存在的问题,组织实施护理科研,撰写护理论文,提高护理科研水平。

(7)负责本病区护师、护士培训计划的制订与实施;负责护理专业学生临床实习计划的修订与实施;参与部分护理课程的讲授与护理教材的编写。

(8)协助护士长做好行政管理和护理队伍建设工作。

(三)护师职责

(1)在护士长领导下和主管护师指导下开展工作。

(2)参加临床护理实践,指导护师正确执行医嘱及各项护理技术操作规程。

(3)参与危重、疑难患者的护理工作及难度较大的护理技术操作。

(4)落实护理三级查房,做好分管患者的入院、住院评估、健康教育,完成分管患者的病历书写,确保服务质量。

(5)参加本病区主任护师、主管护师组织的护理查房和病历讨论,并做好记录和整改措施的落实。

(6)协助护士长负责本病区护士和进修护士的业务培训与考核;参与护理专业实习生的临床带教工作。

(7)协助护士长制定本专业的临床科研、技术革新计划,并组织实施。

(8)参加病区安全护理小组,对出现的护理缺陷、事故进行分析,提出防范措施。

(四)护士职责

(1)在护士长领导和护师指导下开展工作。

(2)认真执行各项护理制度和技术操作规程,正确执行医嘱,准确及时地完成各项护理工作;严格执行查对及交接班制度,防止护理缺陷、事故的发生。

(3)做好患者的基础护理和心理护理工作;经常巡视病房,密切观察病情变化,发现异常及时报告。

（4）认真做好危重患者的抢救护理工作,协助医师进行各项诊疗工作,负责采集各种检验标本。

（5）参加护理教学和科研,指导护理专业临床实习生工作。

（6）参与完成住院患者的评估、健康教育及护理病历的书写。

（7）办理出入院、转科、转院手续及有关登记工作。

（8）在护士长领导下,做好病房管理,消毒隔离,物资、药品、材料的领用、保管等工作。

（聂婉翎）

第三节　护理人员招聘

人员招聘的前提是人力资源规划,聘用具备护理执业资格和能力的护理人员,是组织实现目标和保证护理服务质量的基础。护理人员招聘过程主要包括职务分析、寻找候选人、考核和面试、录用和试用、招聘工作评估等五个步骤。

一、职务分析

职务分析又称工作分析,是指通过观察和研究,对某岗位性质进行全面评价,获得确切信息的过程。职务分析的概念包括几个要素:分析岗位的工作内容,确定职务固有的性质和组织内职务之间的相互关系和特点,确定组织成员在履行职务时应具备的知识、技术、能力与责任。职务分析一般分为四个阶段:准备阶段、信息收集阶段、分析阶段和提出分析报告阶段。职务分析的结果是职务说明书,职务说明书一般包括两大部分:工作描述和任职资格。

工作描述又称工作说明,是对岗位的性质、任务、责任、工作内容、处理方法等与工作相关的环节所做的书面说明。护理工作职务分析是通过收集数据、工作要素分析、对特定护理工作(如专科护士、辅助护士、临床教学老师、护士长等)的实质进行评价,确定工作的具体特征,由此形成工作描述。护理工作描述包含工作名称、工作活动和程序(包括工作任务、职责、工作流程、工作中的上下级关系等)、工作条件和物理环境、社会环境(如同事的特征及相互关系)。根据护理工作描述提出任职资格。任职资格是根据工作描述拟定的任职人员应具备的工作资格,主要内容包括文化程度、工作经验、有关岗位的技术和能力要求、工作态度、生活经历、健康状况,以及各种特殊能力要求等。

护理工作职务分析在组织中的应用:职务分析的结果可为组织的护理人事决策提供多方面依据,包括为护理人员的招聘或选择提供挑选的标准;确定任职的基本条件;明确护理人员的具体岗位职责和工作权限;掌握护理人员的培训需要,确定培训方案;作为护理人员绩效评价的依据,促进绩效改进;判断具体岗位的工作价值,确定薪酬标准等。

二、寻求符合护理岗位要求的候选人

在组织对护理空缺岗位职务分析的基础上,医院护理管理和人事部门的工作就是寻求足够数量的符合岗位标准的职位申请人,将合适的人安排在合适的岗位上,满足组织用人需求。护理人员招聘是指医院采取科学有效的方法寻找、吸引具备资格的个人到医院应聘,医院根据需要和应聘者条件,从应聘者中选出适合人选予以录用的管理过程。招聘宣传是传播招聘信息、动员潜在合格人员参与应聘的过程。一旦护理人员招聘决策做出后,如何吸引更多的人员应聘供组织和部门挑选就成为人员选择的首要任务。招聘途径多种多样,如直接申请、员工推荐、职业介绍机构推荐、发布招聘广告等,发布招聘广告为最常见的途径。应聘人员填写求职申请表是人员选择的首要环节,主要用于用人单位或部门的资格审查。求职申请表格内容可根据岗位要求设计。为保证招聘宣传的有效性,招聘广告应包括以下基本内容:招聘医院简介、招聘的职位或工作种类及其特点、招聘职位或工作的工资等待遇、应聘者的资格条件(性别、年龄、学历、专业、工作经历、身体条件以及对知识技能的特殊要求等)、申请时间、地点、程序,以及其他有关信息。

三、招聘考核和面试

(一)招聘考核

招聘考核的目的是将适当的人放在适当的岗位上。为了保证应聘人员的质量能够满足护理工作岗位的需要,进行知识和技能考核是必要的环节。考核的方式主要包括理论知识考核、工作相关技能考核、真实工作考核等。知识考核主要通过笔试的形式进行,以了解应聘护士对专业知识深度和广度的掌握程度。由于所有应聘人员都面对同样的笔试内容,同时笔试结果也是录用的依据之一,因此笔试考核具有公平性和客观性,能够较好地反映应试者的知识水平。

由于护理是一门应用学科,对应聘护理人员的专业技能考核也十分必要。考核内容针对具体护理岗位的职责要求来进行选择。

一般情况下,对应聘护理人员的理论考核内容重点是护理基础知识、专科护理知识及护理相关知识;技能考核主要是基础护理操作技能和专科护理操作技能。如果是招聘护理管理人员,除上述考核内容外,还有必要进行管理相关知识和能力的考核。

(二)招聘面试

对应聘者仅仅通过理论和技能考核是不够的。对初选合格的应聘者,真正直接可以了解本人具体情况并能对众多的应聘者进行比较的方法就是招聘面试。面试是组织评价者与应聘者面对面进行的,可以了解到一些笔试无法知晓的关于应聘者的信息,因此面试具有直观性。另外,与笔试相比,面试的内容可以根据招聘岗位的不同要求选择不同的测试方式,因而具有灵活性。

面试的主要目的是为用人单位和主考人员提供了解和观察应聘护理人员的机会。面试主要了解应聘护理人员三方面的信息:专业技术能力、个人特点和个人潜力。通过面试,主考人员可以对应聘护理人员的专业知识、沟通表达能力、判断能力、思维能力、反应等有一个初步了解,以考察应聘护理人员对护理岗位的适合程度。主考人员根据招聘表格内容进行询问,得到有关信息。表格的设计可根据招聘岗位的要求而定。但无论哪种表格,都应简单明了,易于操作。

(三)招聘测试的可靠性和有效性

对应聘人员测试的目的是对其进行准确的预测。管理者要做出正确的人员筛选决策,就需要采用不同的测试技术。不论选择哪种方法进行测试,组织都必须确定所提供信息的可靠性和有效性。

四、录用体检和试用考察

通过对应聘护理人员的资格认定、专业知识和技能测试、面试等综合分析后，人力资源管理部门就需要对具有合格资格的应聘人员进行录用健康检查。体检的主要目的是确认应聘护理人员身体状况是否适应岗位要求、能否胜任工作。医院是否对应聘护理人员提供工作也要根据体检的结果而定。体检作为招聘程序之一，具有灵活性。

在上述所有程序完成后，医院做出初步录用决策，但并不马上与应聘者签订聘用合同，而是采取试用的办法在实际工作中对拟聘护理人员进行真实工作能力的考察，以提高人员招聘的有效性。试用时间一般为 3 个月。试用期满后，具体试用部门对拟聘护理人员在试用期的表现是否符合条件和能否胜任工作做出鉴定，以供医院人事和护理管理部门在招聘决策时参考。对在试用期中不符合录用条件的人员，可予以辞退。

五、录用决策及招聘工作评价

录用的过程是对应聘护理人员筛选的过程，护理管理部门和人事部门应对其所有资料进行全面审查，同时进行背景调查（包括信用状况、护士执业许可证等），以保证为组织挑选出合格的候选人。

通过将应聘人员与任职岗位要求进行比较和应聘人员之间相互比较进行筛选，使候选人的数量逐步接近组织或部门需要的数量。在人员录用决策中，应尽量避免错误的录用和错误的淘汰。参与和最终做出用人决策的人应当是熟悉护理人力资源的护理管理部门和医院人事部门。

护理人员招聘活动的最后步骤是评价。评价的主要活动包括测算获得的求职护理人员数量和质量情况，每位受聘人员的工作胜任和工作成功程度，以及整个招聘过程投入和产出效率的总结分析。

（聂婉翎）

第四节　护理工作模式

护理工作模式是在护理学不断发展的过程中逐渐总结出来的,包括个案护理、功能制护理、小组制护理、责任制护理、责任制整体护理。

一、个案护理

个案护理是以每一名患者为对象,由一位当班护士完成一名患者所需要的全部护理内容,又叫"特别护理"或"专人护理"。此方式用于监护室、手术室等特殊护理岗位。

(1)优点:有助于护士了解患者情况,提供全面、细致的护理服务;有助于护士与患者沟通,提高患者对护理服务的满意度;有助于护理人员明确任务与职责,增强责任心。

(2)缺点:对护理人员能力、技术要求较高;护理人员轮班,对患者的护理缺乏连续性;一对一的护理人力成本较高,临床普遍采用比较困难。

二、功能制护理

功能制护理是以工作内容为中心,每名护理人员负责相同内容的工作,患者所需的全部护理由不同的护理人员相互配合提供。依据工作内容的不同,护理工作可细分为主班、治疗班、护理班、大小夜班,由护士长负责具体排班。

(1)优点:一名护士完成一种工作,效率高,节省人力、设备与时间;有利于护理人员熟练掌握技能,利于对护理人员的量化考核;便于护士长的集中管理与调配。

(2)缺点:患者的护理活动由多人提供,不利于患者与护理人员的沟通;忽略患者作为整体"人"的前提,不利于提供心理、社会方面的服务;护士被动、重复劳动多,不利于创造性的培养。

三、小组制护理

小组制护理是个案护理与功能制护理相结合的一种护理方式,由一组护士负责一组患者的护理任务,每组护士由一位有经验的护士任组长,组员中包含各级护理人员,共同制订患者的护理计划,成员间的工作有分工与合作。护理小组在工作中具有较大权责,护理组长负责质量检查及小组间的协调,护理小组通常由 3 或 4 人组成,负责 10~20 位患者的护理。

(1)优点:小组成员间易沟通、协调,利于新护士的培养;小组成员集思广益,有利于提高护理质量;有小组计划,小组成员目标明确,有助于提高护理人员的工作满意度。

(2)缺点:护理责任在小组,患者在每位护士处得到的是整体护理的片段,缺乏归属感,不利于心理治疗与康复;对护理组长的知识、技能及管理能力要求较高。

四、责任制护理

责任制护理是在生物 - 心理 - 社会医学模式下产生的一种新的临床护理工作方式,强调以患者为中心,由责任护士按护理程序,为患者提供整体、连续、协调、个性化的护理服务。其中,"整体"指将患者看作完整的人,其存在生理、心理、社会等方面的护理问题;"连续"指由一位固定的责任护士负责患者自入院至出院的全过程,包括护理计划的制订、实施与评价,责任护士实行 8 小时工作,24 小时负责制;"协调"指责任护士作为此种工作方式的中心,负责与患者、家属及其他医务人员间的沟通,以此协调关系;"个性化"指根据患者不同需要,制订不同的护理计划及家属参与计划,并遵照护理计划实施护理。

(1)优点:护士对患者的责任感增强,有利于与患者的沟通;患者的安全感、归属感增强,护理问题可得到及时处理;责任护士利用护理程序解决问题,有助于专业水平及工作满意度的提高;有利于工作的协调,提高工作效率。

(2)缺点:对责任护士的要求较高,临床缺少合格的责任护士;需要的人力较其他护理模式多,人力成本高。

五、责任制整体护理

2010年,我国开始探索实施责任制整体护理模式,坚持"以病人为中心",进一步规范临床护理工作,切实加强基础护理,改善护理服务,提高护理质量,保障医疗安全,努力为人民群众提供安全、优质、满意的护理服务。临床护士护理患者实行责任制,使责任护士对所负责的患者提供连续、全程的护理服务,增强护士的责任感,改善护患关系。临床护理工作直接服务于患者,通过护士为患者提供主动、优质的护理服务,强化基础护理,使患者感受到护理服务的改善,感受到广大护士以爱心、细心、耐心和责任心服务于患者的职业文化,感受到护理行业良好的职业道德素养和高质量的护理服务。

各级各类医院要进一步贯彻落实《护士条例》,认真贯彻执行《综合医院分级护理指导原则(试行)》《住院患者基础护理服务项目(试行)》《基础护理服务工作规范》和《常用临床护理技术服务规范》的要求,切实加强护理管理,规范护理服务,落实护理工作,夯实基础护理;明确临床护士应当负责的基础护理项目及工作规范,临床护士必须履行基础护理职责,规范护理行为,改善护理服务;明确临床护理服务内涵、服务项目和工作标准。分级护理的服务内涵、服务项目要包括为患者实施的病情观察、治疗和护理措施、生活护理、康复和健康指导等内容,并纳入院务公开,作为向患者公开的内容,引入患者和社会参与评价的机制。

（聂婉翎）

第五节　医院护理人员配置

一、护理人员配置依据和方法

护理人员配置是医疗卫生保健机构为满足社会对护理服务的需要,科学分配护理人力,使人员与护理服务活动合理匹配的过程。护理人员配置主要包括两项活动:一是人员在组织内各部门或单元间的分配,二是人力资源在部门内的科学排列和组合。护理人员配置是护理人力资源管理的重要环节。护理人员配置管理的主要作用是对护理人力的有效组合,侧重于对护理人力资源潜力高层次的开发和利用。

　　护理人员配置受许多直接、间接因素的影响,主要依据包括:我国卫生行政主管部门的相关政策和规定,国家卫生人事制度改革和各地卫生部门的要求,社会对护理服务的需求,医疗卫生的业务服务范围,护理单元承担护理工作量的大小,护理群体素质的数量和质量标准,组织支持系统、资源保障情况及其他有关因素。护理人员配置的方法包括以经济、法律、政策为依据进行人员配置的宏观预测,运用护理任务定性定量指标分析作为护理人员数量规划制定的依据,运用操作程序简单地以直接及间接护理工作量综合平衡各护理单元的人员配置。

二、护理人员配置原则

(一)科学配置原则

　　人员的科学配置是指组织人员的配置数额与完成组织任务要求之间具有科学性。护理管理部门应在分析护理业务范围、种类和服务对象需求的基础上确定人员配置数额。基本方法有以下几种。

　　(1)比例配置法:按照医院规模和床位数,根据卫健委要求的床位与人员比例进行护理人员配置。

　　(2)分类法:按照患者分类、病种分类等测算护理人力的需要量。

　　(3)工时测定法:通过对护理工作量和消耗时间之间相互关系的研究确定护理人员数量。

(二)成本效率原则

　　人力资源管理的出发点及最终目的都是提高组织效率。因此,在护理人力资源配置过程中,管理者要重视护理人员的能级对应,做到人尽其才,才尽其用。此外,对护理人力资源的合理排列和组合,根据护理工作任务和工作量的变化及时调整人员配置,这也是提高工作效率、降低人员成本的途径。

（三）结构合理原则

护理单元整体效率不仅受个体因素的影响,还直接受群体结构的影响。管理研究证明,人力资源的优化配置是取得良好组织整体效率的关键。护理单元或部门的群体结构是指本部门不同类型护理人员的配置及其相互关系。结构合理原则要求护理人员在专业结构、知识结构、智能结构、年龄结构、生理结构等方面形成一个合理的整体护理群体,形成护理人员能级对应、优势互补的群体工作氛围。

（四）个人岗位对应原则

护理人员的个体素质包括个人的年龄、性格、智能、气质、价值观、工作动机、专业技术水平、工作经验等。这些因素不仅对部门的护理工作有直接的影响,而且同个人素质的各要素之间也存在一定的制约关系。管理者在分析个人特点与岗位要求的基础上实现个人与具体岗位的最佳组合,也是有效利用护理人力资源、调动护理人员工作积极性的配置原则之一。

（聂婉翎）

第六节　护理人力资源分配

一、护理人员的排班

排班是指护理管理者根据人员管理和工作的计划,以每天及每班为基础,分配护理人员的过程。为了达到工作的最大效能、为患者提供最佳的服务,护理管理者必须根据护理模式、护理工作任务、护理人员的数量与职称,合理安排人力,否则会导致患者需求量与护理人员数量不平衡。护理是 24 小时不间断的,护理人员必须轮流在不同的时间上班,包括晚班及节假日上班,这样就会造成护理人员生理时钟、日常生活、社交活动的改变,甚至影响护理人员的健康及工作质量。护理人员常抱怨轮班后出现睡眠紊乱、食欲缺乏、烦躁、疲倦及对疾病的抵抗力降低等生理方面的改变,以致在工作中反应迟钝、工作效率降低,甚至有可能造成给药错误、仪器操作失败及问题处理不当等错误。因此,护理管理者应实施合理排班,最大限度地减少轮班的影响,使护理人员在工作和个人生活之间达到一种平衡状态。

(一)排班的目标

(1)达到以患者需要为基础的管理目标,提供持续性的照顾,使患者获得最佳的护理。

(2)实现人力运作的最大效果,以更少的人力完成更多的工作,避免护理人员工作负担过重或闲置。

(3)力求让每位护理人员都得到公平的待遇,至少对同一级工作人员的节假日安排有一定的原则可循。

(4)激励护理人员专业技能的发挥,提升护理人员的满足感。

(5)维护排班的弹性和机动性,提供应对紧急状况的排班模式,避免人力过多或不足的情形发生。

(二)排班的原则

(1)以患者需要为中心,合理安排人力,保证护理工作的安全性、连续性。

(2)根据护理人员的不同层次结构来排班,实现职能匹配。

(3)让护理人员参与排班,尽量给予其足够的时间安排私人事宜、学习、生活等。当患者所需照顾与护理人员需求发生冲突时,应优先考虑患者需求。

(4)掌握工作规律,实行弹性排班,保证护理工作量与护理人力相一致,节假日备足机动人员,做好应急准备。

(5)尽量避免长期连续的工作,防止工作效率降低。

(6)节假日可适当减少护理人员,但要确保患者得到持续的照顾;同时,考虑护理人员排班的公平性,最好是假日轮流连续休息2天,其次是在一周中间连续休息2天。

(7)避免增加护理人员的紧张度,勿将排班作为奖惩工具,应降低护理人员的紧张度,提高其工作积极性。

(8)排班必须依据《中华人民共和国劳动法》、医院及护理部的政策和规定实施。

(三)排班的影响因素

1.护士的不同素质

就教育程度而言,护士的学历可分为中专、大专、本科及研究生。个人的经验、教育的背景、成长的历程等均影响其工作的绩效及工作的承受能力。

2.不同时段的工作性质

医院护理工作要求提供全天24小时、每周7天工作,白天工作量负荷较重,需要较多人力;晚、夜班工作量依次减轻,需要人力也较少。一般来说,白天、晚班、夜班的人力配置为50%、30%、20%。星期六、星期日患者出入院减少,医师的医嘱及患者的化验、检查均减少,因此,护理工作量是星期一至星期五的70%~80%。

3.医院的政策

排班的优劣与人力的充足与否有密切的关系。然而,人力的状况与医院管理者的政策方向息息相关。例如:A医院的政策是效益第一、服务第二,则人力的运作必然是以最少的人力获取最大的效益;B医院的政策是服务第一、效益第二,则人力的运作会考虑到服务的品质,如医院有盈余的资金会聘用较多的护士。

4.排班的方法

不同的排班方法,就会产生不同的人力运用情形。排班的方法有传统式排班、周期性排班、每8小时轮班的三班制或每12小时的轮班方式等。

5.护理的模式

提供护理的模式不同,则排班的方式也不相同。如功能制护理、小组制护理或责任制整体护理等不同护理模式在人力的需求或安排上各有不同。

6.单位的特殊性

监护中心、手术室、门诊部、产房等病区均有其特殊性,因此与普通病区的排班有不同之处。

(四)排班的种类

1.集权式排班

由护理部门的一级、二级管理者负责所有单位护理人员的排班。随着计算机的临床应用,也可由计算机负责操作。负责人员管理的协调者要清楚每天可运用的护理人数,并根据每天护理人员或病情不同的需要而做出改变,使人员运用能完全满足医院护理的需要。

(1)优点:对人员管理有全盘的了解,可随时调整各单位的人数,避免忙闲不均;节省护士长的时间,使其能处理其他的管理问题;运用一致的政策及目标,使所有的护理人员得到公平的待遇。

(2)缺点:没有顾及个人及单位的需要,影响下级人员的满意度;单位层次责任感低,不利于发挥人力所长;管理者较少参与人员的管理,容易忽视对人员预算的控制。

2.分权式排班

排班者为单位护士长,可依自己的排班计划,配合护理人员的愿望及患者的需要来排班,为目前最常见的排班方式。

(1)优点:排班者熟悉单位临床及护理人员的需要,能有效利用人力,具有自主性(也称有弹性);能增加护理人员管理的责任感;能较好满足护理人员的需要。

(2)缺点:护士长花过多的时间在排班等非护理性工作上;可能会造成护理人员间为得到好的班次而产生不良竞争;造成护理单位间不一致的政策;可能会成为护士长用来惩罚或奖励护理人员的工具;可利用的人力资源较少;使护理人员有较多的机会提出特殊要求;较不符合经济效益。

3.自我排班

自我排班指病区管理者和护士共同制定工作时间安排表。

(1)优点:可增强向心力,改善主管与护理人员的合作关系,使护理人员的自觉性增强,同时护士长也可节省排班所费的时间。

(2)缺点:排班规则不完善,易导致人力不能有效利用;护理人员的需求不易协调。

(五)排班方式

1.传统式排班

传统式排班是目前普遍采用的排班法。由护士长对护理人员的上班时间做大致上的分配,通常是以单位所使用的护理模式、护理人员数、患者数及病情等因素作为排班的依据。

(1)优点:较有规律性,可以随时调整,管理者实施起来比较方便。

(2)缺点:缺乏弹性,人力与工作需要不能较好匹配。三班制混合排班是常见的传统式排班方式,即每日 8 小时工作,2 日夜班,夜班后休息 2 天。12 小时、24 小时轮班多适用于产房、手术室或其他非病房科室。

2.循环式排班

循环式排班即护理人员按照重复的排班方式实施,一般是 4 周或 6 周循环 1 次。

(1)优点:品质高、涵盖面广、稳定性佳、公平性高及成本低,护理人员可预见自己的上班时间,因而可以及早安排自己的活动;护士长花在排班上的时间减少,护理人员间的冲突也减少。

(2)缺点:没有弹性。

3.计算机辅助的传统式排班

计算机可根据既定的排班政策及护理人员过去的排班方式来协助排班,也可帮助快速、完整地寻找过去较好的排班表,统计护理时数及护理人员的夜班费。这种排班方式不但具有传统排班方式的弹性,产生高品质的排班,也可配合政策使稳定性增加,成本降低,还能减少时间的浪费。此方法多用于集权式排班。目前,国内已有多家医院的护理部采用计算机辅助的传统式排班。

4.自我排班

自我排班是一种由单位的护理人员共同决定后采取的以月为单位的排班过程。实施自我排班的单位,护理人员能表现出较高的自主性及工作满意度、护理人员间协调及沟通的能力增加,士气提高,能较好地完成各单位预定的目标,可使离职率下降、成本降低、要求换班及怠工的情形减少。自我排班包括 5 个步骤:①委员会征集护士要求,护士提出自己要求的工作日、班次和休息日。②委员会汇总,制定出一张排班表,突出强调尚待安排的班次与休息日。③张贴公布尚待安排的班次,以便护士自愿改变工作日填补。④委员会调整排班,填补空缺的班次,在一个排班周期内,一个护士最多被调班1次。护士轮流调班,保证被调班的护士在下一排班周期之内不再被调班。⑤张贴最终病区排班表,若再有任何改动,则通过护士之间自行协商解决。护士长应给予护士自我排班练习的时间,先试验两三次,提出改进措施,待完成排班规则后正式实行。

5. 弹性排班方式

弹性排班方式是介于传统式及循环式排班间的排班方式,由管理者根据工作的性质、患者的数量与病情,弹性调整工作时间安排的排班方式。它可以合理使用人力,提高护士积极性。

二、护理人员的绩效考核

绩效考核是人力资源管理中的重要环节,它能给人力资源管理的各个方面提供反馈信息,是工资管理、晋升、人员使用和培训的主要依据,也是调动员工工作积极性的重要手段。绩效考核是"知人"的主要手段,而"知人"是"用人"的主要前提和依据,即绩效考核是护士人力资源与开发的手段、前提与依据。

(一)绩效考核的定义

绩效考核,又称人事考核、绩效评估、员工考核等,是指按照一定的标准,采用科学的方法,检查和评定员工对职务所规定的职责的履行程度,以确定其工作成绩的一种有效管理方法。简言之,绩效考核是指主管或相关人员对员工的工作做系统的考核。

(二)绩效考核的功能

绩效考核有悠久的历史,古今中外都有很多记载,当今世界各国政府和企业对人员绩效考核越来越重视,主要是因为考核具有如下重要功能。

1. 控制功能

绩效考核是人力资源管理中主要的控制手段。通过考核,可以使工作过程保持合理的数量、质量、进度和协作关系,使各项管理工作能够按计划进行。对员工本人来说,考核也是一种控制手段,员工能明确自己的工作职能,因而能提高按照规章制度工作的自觉性。

2. 激励功能

通过考核,对员工的工作成绩给予肯定,使员工能够体验到成功的满足感、成就的自豪感,由此调动员工的工作积极性。

3. 标准功能

考核为各项人事管理提供了一项科学而公平的标准,管理者依据这个考核结果决定人员的晋升、奖惩、调配,这样,便可使组织形成事事按标准办事的风气,从而促进人力资源管理标准化。

4. 发展功能

考核的发展功能,主要表现在两个方面:一方面,组织可以根据考核的结果制订正确的培训计划,达到提高全体素质的目的,以推动专业的发展;另一方面,它可以发现员工的长处和特点,从而决定员工的培养方向和使用办法,充分发挥人员的优势,促进个人发展。

5. 沟通能力

考核的结果出来以后,管理者向员工说明考核结果,听取员工的申诉和看法,并帮助其分析原因、提出改进措施,为领导与员工提供了相互沟通、理解的机会。

(三)考核的内容

考核护理人员绩效时,管理者所选定的考核标准对考核结果有重要的影响,如用"能遵守三查七对制度"来评价护理人员行为,不如用"差错事故发生率"来评价更直接、更有意义。因此,对护理人员考核的内容,有 3 种最为常用的标准,即个人完成任务的结果、行为、特质。

1. 结果

如果重要的是结果而不是手段,那么管理者就应对护理人员任务完成的结果进行考核。比如,使用任务结果来评价护士长的标准是行政管理质量、业务管理质量、安全管理质量。

2. 行为

许多情况下,工作效果很难直接归结为护理人员任务完成的具体结果,因为许多护理工作任务属于群体工作的一部分,在这种情况下,群体的绩效可能易于评价,但每个成员的贡献就很难判断。因此,管理者可对护理人员的行为,如职业态度、缺勤次数、夜班数等进行评价。

3.特质

个人特质是最弱的一个标准,因为它离实际的工作绩效最远,但应用却很广泛。如"梯度良好""合作""经验丰富"这样的特质,不一定与良好的绩效高度相关,但亦不能忽视,因此也能被组织用来作为考核人员的标准。

由于每个医院都有其自身的特点、独特的历史和未来的目标,因此,工作绩效考核内容要与医院的任务、目标和宗旨相一致。个人行为表现的标准包括任务的完成情况、工作满意度、个人的成长;部门的行为标准包括有效的护理患者、组织纪律、缺勤情况、周转率和有效的资源利用;医院的行为反映在有效的资源利用和投入回报。

（四）绩效考核的方式

在传统观念中,管理者权利的表现形式之一是考核下属的绩效,这种观念背后的理论基础是管理者对下属的绩效负有责任,只有他们来进行绩、考、核、估才有意义,但是实际上,采取多种考核方式,可能会达到更好的效果。

1.上级考核

医院对护理人员的绩效考核,95%是由他们的上级来完成。但是,有些医院已经认识到这种考核方式存在的缺陷,因为管理者负责的事务太多,不可能充分地和每个员工直接接触,也不可能熟悉所有员工的表现。最理想的办法是由每个员工的上一级督导人员来考核该员工的表现。

2.同行评议

同事的评估是最可靠的考核资料来源之一。因为同事之间的行动密切相关,日常接触使他们对自己同事的绩效有一个全面的认识,通过同行评议,可以增加人员之间的信任,减少冲突,使人员勇于面对困难和努力进行改进,同时还能使护士加强交流,增加责任感。

3.自我考核

让护理人员评估自己的工作绩效,与自我管理和授权是一致的。自我考核法得到员工的高度赞同,因为它有助于消除员工对考核过程的抵触,有效地刺激员工和其领导就工作绩效问题展开讨论。但是,这种方法难免存在自我服务偏见,造成考核结果被夸大。因此,自我考核更适用于员工的自我开发计划。

4.下属评价

直接下属的评价也能够提供关于管理者行为的准确信息,因为考核者与被考核者的接触比较频繁。但是这种考核方式存在的问题是,员工害怕对上级的评价太低而受到不利影响,因此,想要得到准确的考核结果,在考核中应采取匿名的形式。

5.全方位考核(360°考核)

最新的绩效考核方法是360°考核,这种方法提供的绩效反馈比较全面。考核者可为护理人员在日常工作中接触到的所有人(如患者及其家属、上级、同事等),但实施起来比较困难。

(五)绩效考核的方法

明确了绩效考核的内容和考核方式后,就要采用具体的考核技术来评估员工的绩效。下面介绍几种主要的绩效考核方法。

1.书面报告法

书面报告法即写一篇短文来描述员工的缺点、优点、过去的绩效状况、潜能和改善建议。书面报告不需要复杂的形式,也不需要训练就可以实行。但是,这种考核法反映的常常是写作者的能力,表现在评估结果的好坏往往一半取决于考核者的写作技巧,一半取决于员工的实际绩效水平。

2.关键事件法

关键事件法将绩效考核的注意力集中在那些有效从事一项工作与无效从事一项工作的关键行为上。也就是说,考核者记录护理人员的哪些行为是特别有效和无效的。这里的关键是描述的重点必须是具体的行为,而不是定义模糊的人格特质。此种方法有助于护理人员提高应变能力和维持较高的工作水准,也可以提供丰富的行为榜样,让护理人员知道哪些行为是符合要求的,哪些行为是需要改进的。

3.量表评定法

量表评定法由于编制和实施花费的时间较少,而且可以进行定量分析和比较,因此是绩效考核中最古老又最常用的方法。这种方法是把一系列绩效因素如工作的质与量、知识能力、合作度、忠诚度、主动性等罗列出来,再把每一因素分成若干等级并给出分数,并说明分数的具体含义,由评定者根据表格对被评定者打分或评级,最后求和得出评定结果。

4. 专家复审法

专家复审法是所有绩效考核方法中成本最高的,需要在外部聘请护理专家与各单位主管、护理成员及同事一起讨论工作人员的表现。由于考核人员为外聘,因此考核结果比较公正、专业。

5. 要素评定法

把被考核岗位的工作内容划分为相互独立的几个考核要素,并把每个考核要素划分为若干等级,对每个等级均用明确的定义或说明来描述达到该等级的标准,然后按此进行评估,最后再综合得出总的评价。

6. 多人比较法

此考核方法是与他人绩效水平进行对比的过程中考核每人的绩效水平,因而是一种相对的而非绝对的测量手段。最常用的 3 种比较方法是小组顺序排列法、个人排序法和配对比较法。

(赵鹏军　黄爽)

第二章　护理质量管理

第一节　护理质量管理的相关概念、原则及其应用

一、护理质量管理的相关概念

(一)质量

在生产发展的不同历史时期,人们对质量的理解有所不同,而当人们站在不同的角度去看质量,又可以给质量下不同的定义。

根据国际标准化组织(International Organization for Standardization, ISO)在ISO9000:2000《质量管理体系——基础和术语》中的定义,质量是指一组固有特性满足要求的程度。该定义突出反映了质量概念的广泛包容性,是迄今为止影响最为广泛也最为人们所接受的一个质量定义。质量所定义的"满足要求的程度"也就是产品或服务满足顾客需求的能力。

日本知名质量管理学家田口玄一从社会损失的角度给质量下了如下定义:"所谓质量就是产品上市后给社会造成的损失,但是由于产品功能本身产生的损失除外。"田口博士将"质量"进行了量化,这对质量工程是一个巨大的贡献,同时也给企业质量管理和质量控制提供了新的思路和依据。

美国质量管理专家朱兰(J. M. Juran)给质量下的定义:质量就是适用性。这一定义强调了产品或服务必须以满足用户的需求为目的。可以看出,朱兰是站在用户

的角度给质量下的定义。从这个意义上讲,我们又可以将质量定义为质量是用户对一个产品(包括相关服务)满意程度的度量。

以上3个定义从不同的角度,精辟地阐述了"什么是质量",综合看来,"质量"不仅指最终的产品质量,也包括产品质量形成和实现的全过程;质量不仅要满足顾客的需要,还要满足社会和企业内部的需要;质量不仅指静态质量,而且还指由时间决定的动态质量。

(二)质量管理

质量管理就是管理和控制有关质量的各种活动,基本可以分为3个阶段:质量检验阶段、统计质量管理阶段和全面质量管理(total quality management,TQM)阶段。2000版ISO9000对质量管理的定义是指导和控制一个组织的与质量有关的相互协调的活动。它包括的主要活动是建立质量方针和目标作为其开展的宗旨和方向,通常包括质量方针和质量目标建立、质量策划、质量控制、质量保证和质量改进。为实现质量方针目标,应进行质量策划、质量控制、质量保证和质量改进。上述活动构成了质量的"闭环"。

质量管理是企业管理的重要组成部分,是企业管理中的重要职能。对于企业来说,质量保证和质量控制是重点。质量保证是企业对用户实行的质量承诺,即为了维护用户的利益,使用户满意并取得用户信誉的一系列有组织、有计划的活动及保证质量的组织体系。质量保证是现代企业质量管理的核心。质量控制则是对企业内部来说的,是指为保证某一产品或服务的质量所采取的作业技术或有关活动。更具体地说,质量控制是将实际的质量结果与标准进行对比,并对其差异采取措施的调节管理过程,它是质量保证的基础。

直观地讲,企业为满足用户对质量提出的越来越高的要求,必须开展一系列的技术活动和管理活动,包括直接和间接影响产品质量要素的控制活动,并对这些控制活动进行精心的计划、组织、协调、审核、检查,以实现质量计划目标,这些活动统称为质量管理。

(三)护理质量管理

1.护理质量

所谓护理质量,是护理工作者为患者提供护理技术和生活服务效果的程度,即护理效果的好坏反映护理质量的优劣。护理质量是护理工作"本性"的集中体现。护理质量反映在护理服务的作用和效果方面。它是通过护理服务的计划和实施过程中的作用、效果的取得经信息反馈形成的,是衡量护理人员素质、护理领导管理水平、护理业务技术水平和工作效果的重要标志。有关专家认为,医院护理质量包括以下几个方面:①是否确立了护理观念,即从患者整体需要去认识患者的健康问题,独立地组织护理活动,满足患者需要;②患者是否达到了接受检诊、评估、治疗、手术和自我康复的最佳状态;③护理诊断是否全面、准确,是否随时监测病情变化及心理状态的波动和变化;④能否及时、全面、正确地完成护理程序(基础护理和专科护理),且形成了完整的护理文件;⑤护理工作能否在评估、诊断、治疗、手术、健康指导、环境管理及卫生管理方面发挥协同作用。

2. 护理质量管理

护理质量管理是指按照护理质量形成的过程和规律,对构成护理质量的各要素进行计划、组织、协调和控制,以保证护理工作达到规定的标准和满足患者需要的活动过程。护理质量是医院质量的重要组成部分,是衡量医疗服务质量的重要标志之一,是反映整个医院质量水平的缩影。护理质量不仅取决于护理人员的素质和技术质量,更直接依赖于护理管理水平,尤其是护理质量管理的方法。科学有效、严谨完善的管理方法是保证护理质量的基础,是提高护理质量的重要措施。因此,护理质量管理就是根据护理工作的特点,应用质量管理的方法和工具,一切从患者出发,对护理工作过程和服务实施控制和改进。

护理质量管理要求医院护理系统中各级护理人员层层负责,用现代科学管理方法,建立完整的质量管理体系,满足以护理质量目标为中心的护理要求,提供保证质量的服务过程和工作过程。通过质量控制,阻断和改变某些不良环节,使护理人员始终处于对工作和对患者有利的、良好的、符合质量标准要求的状态,用最佳参数、最短时间、最高技术、最低成本,达到最优化的护理效果,使患者得到康复。

(四)护理质量管理进展

医院的发展在于管理,管理的核心是质量。我国的护理质量管理经历了由定性管理到定量管理,由经验管理到科学管理的发展过程。医院大部分的工作人员是护理人员,护理质量管理对医院质量管理起着至关重要的作用。

1.护理质量管理体制日益完善

1986 年国家卫生部颁布了《关于加强护理工作领导,理顺管理体制的意见》,护理工作得到重视,全国各大医院相继实行了院长领导下的护理部主任责任制,护理工作实现了垂直领导,逐步形成了护理部主任、科护士长、病区护士长、各级护理人员按层次逐级负责的三级护理质量控制体系,使护理质量得到及时反馈、及时改进。三级护理质量管理体系已成为医院管理体系的重要组成部分,在推行责任制护理,开展以提高护理质量为核心的标准化、规范化管理的过程中发挥了巨大作用。护理质量管理体系作为医院管理的重要组成部分,将随着医院工作的深入而完善。建立健全护理质量监控体系,使护理质控组织管理规范化,是保证护理质量的基础。1997 年国家卫生部在《关于进一步加强护理管理工作的通知》中再次强调配备护理副院长,以加强对护理质量的控制。

2.护理质量管理方法不断改进

随着护理学科的发展,护理理念在研究上也取得了一定的进展,系统化、行为科学理论与方法广泛地应用于护理质量管理。而国际上普遍采用的统计指标管理使护理质量管理向科学管理迈出了重要的一步。20 世纪 80 年代,目标管理法应用于护理管理中,使护理质量管理由事后控制转为事前控制、事中控制和事后评价的系统管理过程。1989 年国家卫生部颁发了《综合医院分级管理标准》(试行草案),其中包括护理标准,便是护理标准化管理法在护理工作中的具体应用。20 世纪 90 年代至今,许多医院相继实行了"全员性、全面性、全过程性"的全面质量管理,取得了很好的效果,与此同时越来越多的管理者不断探索新的护理质量管理方法来适应医学模式的转变,运用护理程序设计出相对固定的内容,经反复检查来保证护理质量,并运用护理程序来解决护理质量问题。例如,深圳市人民医院将 ISO9000:2000 族标准质量管理体系引入医院护理管理中,将护理质量管理从控制转向保证,建立和完善了质量保证体系,成为我国护理系统中首家通过国际质量认证公司认证的医院。全面质量管理、持续质量改进将是 21 世纪护理质量管理主要的方法。

3.护理质量评价内容日趋全面

护理质量经验管理对质量只进行简单的事后检查和评价,缺乏有效的监督和反馈机制,没有科学标准和量化指标。护理质量指标管理采用对护理工作指标进行统计分析来评价护理质量的优劣,尽管存在不足,但这已是向护理质量科学管理的目标迈出了重要的一步。1989年卫生部颁发了《综合医院分级管理标准》,给护理质量管理带来了质的飞跃,它将工作效率、指标纳入了护理质量评价体系,从护理质量、管理质量和工作效率3个方面考评护理质量指标,使护理质量评价更具有科学性;应用双重比较计分法,做到了质量评价定性与定量相结合,使之既从宏观上全面反映医院护理质量达标情况,又能从微观上具体反映临床科室护理质量达标程度及名次排列。随着护理观念的转变,护理质量评价内容及方法也更具有现实性和针对性,不仅对护理内容进行质量考评,还从工作任务、检查内容、评分标准上贯穿以患者为中心的思想,重视患者对护理工作的效果评价,在全员质量管理的基础上持续质量改进,以确保患者的需要和期望得到满足。可见,体现以患者为中心,达到患者满意的护理效果才是护理质量评价的归宿。

4.护理质量管理内涵进一步拓展

随着社会经济的发展和人民文化水平的提高,医疗护理的功能已不仅仅是提高患者的治疗效果,而且发展到了提高患者适应生活、适应社会、适应环境、适应工作的能力,提高患者的生活质量和生命质量。我国的护理是以患者为中心,以满足患者的需要、提高护理质量为宗旨,对患者提供全面的、系统的整体护理服务和管理。如今,反映整体护理效果的质量标准、方法正逐步拓展着护理质量管理的内涵。整体护理注重护理质量和护理的连续性。在整体护理过程中,护理质量是通过对患者满意度、健康教育合格率、临床护理质量达标率等主要技术管理指标的控制来保证行为指标落实的。在整体护理的形式上,丰富多彩的护理服务也应运而生,星级服务、以人为本、以患者的需要为基础推行护理服务承诺,不断总结和改进工作,促进护理内在质量的提高。以患者为中心,以护理程序为核心,在全面质量管理的基础上持续质量改进的护理质量管理的内涵将进一步得到拓展。

5. 护理质量管理进入快捷、准确的信息化管理时代

从 1987 年空军石家庄医院研制第一个护理信息系统——"空军一号",到目前我国护理信息管理系统已成功开发临床护理、护理管理、护理知识等多个信息系统,医嘱信息管理、护理病历采集、病房综合管理、ICU 管理,以及科技档案管理、岗位人员安排、护理工作量统计、护理质量评分等基本被囊括。护理资源实现共享,增强了时效性,缩短了反馈周期,且传播范围广,利于信息的反复使用和保存,减轻了护理人员的劳动强度,提高了护理人员的工作效率,不但达到了护理日常办公自动化,护理质量管理也形成了一整套行之有效的信息质控系统。与此同时,随着现代信息网络的建立,大量的声、像、文字、数据进行传输,实现了远程护理教育,全国各地乃至世界各地的护士可以实时进行学术讨论和会诊,患者也可以在网络上得到健康咨询和帮助。医院作为信息密集单位,各种信息交流也渗透护理管理的方方面面,如何利用计算机特别是网络技术,及时获得国内外先进的护理管理方法、经验,加强护理信息资源的开发和利用,从而最大限度地提高护理工作效率和护理管理效率,是现代医院护理管理必然的发展趋势和要求。

二、护理质量管理原则

2000 版 ISO9000 族标准是在 1994 版的基础上做调整,增加了国际质量管理专家总结出的质量管理八项原则。八项原则是在总结质量管理实践经验的基础上,用高度概括的语言表述最基本、最通用的一般规律,可以指导一个组织在长期内通过关注顾客及其他相关方的需求和期望而达到改进其总体业绩的目的。护理质量管理同样也遵循这八项原则。以下介绍这八项原则在护理质量管理中的应用。

(一)以患者为中心

医院依存于患者,医院应把满足患者当前和未来的要求并超越患者的期望的工作落到实处。疗效高、服务好、费用低是患者对医院的永恒要求。一切以患者为中心,全心全意为患者服务是护理工作的根本宗旨;满足患者需求,减少患者痛苦,是护理工作的最高目标。护理服务给予患者的已不仅仅是生活上的照顾和生理上的需求,而且是心理和个性的满足。护理工作者应做到一切从"顾客"的利益出发,以

患者为中心,最大限度地满足不同层次患者的要求。根据患者的需要和期望制定质量评价标准和质量控制措施,并在护理过程中达到这些护理质量要求并持续改进质量,把患者的满意度作为衡量护理质量管理工作是否做好的标准。

(二)发挥领导作用

领导作为决策者在质量管理中起着举足轻重的作用,作为一个领导者,应该提出目标,落实职能,提供资源,促进参与,检查绩效,组织实施改进。领导并不需要事必躬亲,但这几个方面必须亲自负责。关键是通过其领导作用及所采取的各项措施,创造一个能使全体员工充分参与的良好的内部环境,因为只有在这种环境下,才能确保质量管理体系得以有效运行。护理管理者(护理部主任、护士长等)应以现代质量管理思路为指南,规范护理服务,规范质量行为,落实整体护理,并将健康教育落到实处,对出院患者进行跟踪随访,开展新业务、新技术,对护理中存在的难题寻求解决办法等,这些都需要领导做出决策,决策之后还要领导去组织落实,发挥每一位护理人员的积极性和创造性。

(三)全员参与

员工是组织的根本,产品是员工劳动的结果,质量管理体系需要员工充分参与。任何组织中最重要的资源是该组织中的每一个成员,首先要使员工了解他们在组织中的作用及其工作的重要性,明白为了实现目标自己要做些什么,然后给予机会提高他们的知识、能力和经验,使他们对组织的成功负有使命感,渴望参与持续改进并努力做出贡献。领导的作用是提高护理质量的关键,但护理人员是护理管理的基础。每一位护理人员作为医院的代表与患者接触,其行为和业绩都直接影响医院的医疗服务质量。因此,要对他们进行培训和开发,让护理人员知道护理部的质量方针和质量目标、护理的宗旨和方向,知道为完成质量方针自己需要做些什么,知道本职工作的目标,也知道应该如何去完成,从而激发每一位护理人员的积极性,使其能全身心地投入护理工作中。

(四)过程方法

过程方法即系统识别和管理组织内部所采用的过程,特别是这些过程之间的相互作用。管理者应识别过程、管理过程、控制过程、改进过程,按照医疗护理业务流程编制质量体系的文件。医院护理管理者要识别患者从来院就诊、住院到康复出院的全部服务过程,这些过程对服务质量都是有影响的。通常一个过程的输出将是下一个过程的输入,为使每个过程有序地运行,应合理安排过程的顺序,明确过程的衔接关系,如手术前、手术中和手术后的护理衔接,护理部主任、总护士长、护士长、护士和护理员之间的衔接,管理者应明确资源、人员、时间、方法等方面的关系。护理管理者应对护理服务质量形成过程的全部影响因素进行管理及控制,以确保患者需求和期望得到满足。医院多年来以方便工作为主,重视抓中间过程,起点与终点处于朦胧之中。医院质量管理要领悟过程模式,把起点与终点都放在患者身上。

(五)管理的系统方法

所谓系统方法,实际上是包括系统分析、系统工程和系统管理三大环节。整个医院是个系统,由不同的部门和诸多的过程组成,它们是相互关联、相互影响的,"标准"强调系统作用,强调从医院整体考虑问题。在护理质量管理中采用系统方法,就是要把护理质量管理体系作为一个大系统,对组成护理质量管理体系的各个过程加以识别、理解和管理,如护理人员应明白从接诊患者、入院介绍、治疗处置、专科疾病护理到出院指导等各个过程的不同护理功能和相互协调关系,充分发挥和调控各个部门、每个过程和各种文件之间的体系效应,消除障碍和防止重复劳动,才能实现质量方针和质量目标。

(六)持续改进

持续改进从概念上不是指预防发生错误,而是在现有水平上不断提高产品质量、过程及体系的有效性和效率。持续改进是一种不间断的活动过程,没有终点,只有不断进取、不断创新,才能不断满足患者的需求。管理者通过识别质量特性—准备—调查原因—调查因果关系—采取预防或纠正措施—改进的确认—保持成果—持续质量改进,以不断达到患者的满足。因此,依据"标准",当发现护理问题时,不是仅仅处理这个问题,而是调查分析原因,然后采取纠正措施,并检验措施效果,实施持续质量改进。整体护理是通过护理程序,即对患者评估、诊断、计划、实施、评价和改进来进行的,既是整体护理模式,也是持续质量改进的模式。所以说,改进就是追求卓越,任何事情,第一次做就要做好,经过改进,一次比一次做得更好。

(七)基于事实的决策方法

所谓决策就是针对预定目标,在一定约束条件下,从诸多方案中选出最佳的一个付诸实施。基于事实的决策方法就是指组织的各级领导在做出决策时要有事实依据,这是减少决策不当和避免决策失误的重要原则。组织要确定所需的信息及其来源、传递途径和用途,要确保数据是真实的,对数据要进行分析而获得信息。护理管理者要对护理过程及服务进行测量和监控,如检查结果记录特别是不合格情况记录(护理差错事故报告表,患者压疮情况报告表,输液、输血反应报告表,患者和家属反馈表),通过分析而得到患者满意和(或)不满意情况,与患者要求的符合性,护理过程、护理服务的特性及变化趋势,供方产品过程体系相关信息等。通过利用这些数据分析,结合过去的经验和直觉判断,对护理质量管理体系进行评价、做出决策并采取行动。

(八)与供方互利的关系

供方向组织提供的产品将对组织向顾客提供的产品产生重要的影响,因此,处理好与供方的关系,关系到组织能否持续稳定地提供令顾客满意的产品。与供方建立互利关系,这对组织和供方双方都是有利的。这种"双赢"的思想,可以增强供需双方创造价值的能力,使成本和资源进一步优化,更灵活和快速一致地对变化的市场做出反应。护理服务过程所使用的产品包括有形产品及无形产品,有形产品如药品、器材、物品、设施、设备,无形产品如分包服务(清洁、后勤等)。应根据采购的产品对护理服务结果影响的程度进行评价和选择供方,规定选择、评价和重新评价的标准。对供方的产品(服务)的结果进行重新评价,作为对其质量控制的手段。当重新评价结果确认为不符合要求时,由供方提出改进要求,确定联合改进活动;对供方和合作者做出的努力和成就进行评价,并给予承认和奖励。组织和供方共同创造一个通畅和公开的沟通渠道,及时解决问题,避免因延误或争议造成损失。

三、护理质量管理原则在护士长护理管理中的应用

(一)以患者为关注焦点,最大限度地满足患者的需求

以患者为关注焦点是护理质量管理的核心思想,这和整体护理中"以患者为中心"的理念是一致的。医院依存于患者,失去患者也就失去了其存在和发展的基础,最大限度地满足患者当前和未来的要求并超越患者的期望,是护理服务管理过程中应当遵循的准则。因此,作为护士长要将这一理念贯彻到每一个护理人员,并通过工休会、问卷调查、随访电话、意见箱、个别交谈等方式来了解患者的需要,倡导人性化关怀、规范化服务、程序化工作,开展护理优质服务活动,尽最大的努力满足患者的要求。

(二)发挥领导作用,落实管理职能

护士长是病房护理质量管理中的核心,应以现代质量管理思路为指南,根据护理部护理质量总目标,制定本科室的质量管理目标,组织学习和应用质量管理体系文件和作业指导书。在护理服务过程中,护士长应充分调动护理人员的积极性,把各项工作落到实处,定期检查绩效,并对工作中出现的不合格项认真组织讨论、分析原因、提出改进措施,使之得以及时解决,减少和杜绝差错事故的发生。

(三)重视全员参与,充分发挥团队精神

任何组织中最重要的资源是该组织中的每一个成员。各级人员都是医院之本,只有全体员工充分参与,才能使他们的才干为医院带来效益,同时在参与过程中体现自身的价值并获得成就感。护士长要关心和团结病区中的每一位护士,让他们了解自己在团体中的作用,并能意识到自己所从事的活动和工作对质量管理体系的重要性,认识到自己的一言一行都代表了医院和科室,以增强其对科室的成功所负有的责任感和集体荣誉感。采用各种方式对护理人员进行培训,如组织业务学习和护理查房,选送外出进修和参加各种学习班,鼓励和支持参加自学成才考试,引进和开展护理新技术,调动和宣教参与社会公益性活动的自主意识,以此提高护理人员的业务能力和综合素质,充分调动其积极性,发挥聪明才智,更好地为实现质量目标做

出贡献。

(四)强调过程方法

将活动和相应的资源作为过程进行管理,可以更高效地得到期望的结果。基于"所有的工作都是通过过程来完成的"这一基本思路而制定的 ISO9000 族标准认为,一个组织的质量管理体系就是通过对各种过程进行管理来实现的。因此,护士长要根据质量管理体系文件,对患者从就诊、入院、住院、出院全过程的每一个护理服务环节实行有效的检查和监控,重视各班次之间、科与科之间、病房与其他部门之间的衔接,关注一切与护理服务质量有关的因素(如入院接待和出院服务的接口管理,物品、药物的管理,设备、设施的管理维修,护理服务标记和可追溯性管理,污染预防和环境保护的管理等),防止由于衔接不当而影响服务的效果,从而保证护理目标的实现。

(五)注重系统的管理方法

医院是一个系统,由相互关联、互相影响、缺一不可的各个部门和诸多的过程组成。患者在医院接受服务的过程中涉及医、护、技、后勤等部门,任何一个环节因素都可以影响患者的满意度。护士长在护理质量管理中要充分认识到这一点,从大局出发,理顺和协调好各方面的关系,紧紧围绕"一切以患者为中心,尽最大可能满足患者的需要"这一准则,加强协调和沟通,为达到医院的总目标而努力。

(六)坚持持续改进,不断完善

持续改进总体业绩是组织的一个永恒目标,包括了解现状,建立目标,寻找、评价和实施解决方法,测量、验证和分析结果,把更改纳入文件等活动,通过持续改进达到质量管理体系有效性和效率的提高。护士长作为质量管理者,要认识到质量的改进永远没有终点,出现问题不仅要处理,更重要的是要查找原因、制定改进措施并组织实施,要杜绝"质量检查月月查,存在问题都相当"的弊端,力求通过持续改进把护理服务不断做得更好。

(七)选择最佳的基于事实的决策方法

有效的决策方法是建立在数据和信息分析的基础上的,基于事实的决策方法就是指组织的各级领导在做出决策时要有事实依据,这是减少决策不当和避免决策失误的重要原则。护士长在护理质量管理过程中,应从上级的检查结果、患者的问卷调查、自查情况、各种记录报告等收集到的信息和数据中进行分析,选择最佳的决策方法并加以实施,以取得事半功倍的效果。

(八)维护与供方的互利关系

组织与供方是互相依存的,互利的关系可增强双方创造价值的能力。护士长应重视与供方的合作互利,对护理服务过程中所提供的药品、器械、设备设施、各种用物等根据物品对服务结果影响的好坏进行评价和选择,结果不理想时要及时与供方联系,提出改进要求。尤其是水电、保洁等后勤支持系统提供的服务,要考虑到供方的具体情况,相互尊重,在满足患者的期望的前提下,保持良好的互利合作关系。

(马岩)

第二节　护理质量评价

一、概述

(一)护理质量评价的相关概念

1.护理质量

不同角色,如患者、护理服务提供者、管理者、管理机构甚至一些护理专业学生,对护理质量的看法都是不同的。患者通常根据护理服务的便利性和对服务的期望来定义护理质量;护理服务提供者则根据护理过程和结果来定义护理质量;管理者是把没有投诉及成本效益作为评价护理质量的标准。护理质量是指护理人员为患者提供护理技术服务和基础护理服务的效果及满足患者对护理服务一切合理需要的综合。

2.护理质量评价

护理质量评价是指依据相关的护理管理标准,通过对护理活动有组织地调查分析,对护理质量做出客观的评判。护理质量评价是指通过确定和描述护理服务结构特征、检查护理行为和程序来测量服务的效果,是护理品质保证的重要措施。

3.指标体系

指标体系由指标名称和指标数值组合而成。指标名称是对事物某些特征的概括与界定,这些特征可以测量并能反映事物的内在性质和发展规律。指标数值是根据指标名称界定的范围,收集有关数据并运用选定的运算方法进行计算而取得的数值。

4.护理质量评价指标

护理质量评价指标是对护理质量的数量化测定,是评价临床护理质量及其护理活动的工具。

(二)护理质量评价模式

评价护理质量是最困难也是最复杂的,因为影响患者及护理人员的因素很多,至今仍然没有一项研究能系统地将所有变量列入。常见护理质量评价模式如下。

1.Phaneuf评价模式

此模式是一种回溯性的评价方法,评价内容包括7项:执行医师处方、观察患者症状和反应、观察患者、指导除医师以外参与护理的人、报告和记录、执行护理程序和技术、对患者的指导和教育。

2.WRM PNC护理质量评价模式

WRM PNC是指威斯康星当地医学组护理委员会(the Wisconsin Regional Medical Program Nursing Committee)于1973年提出的评价护理质量的方法,包括观察内容、过程、使用资源、效率与结果等方面。该模式在国外具有较大的影响力。

3.Rush Medicus模式

这是一种以患者为中心的评价方法,建立在以患者需要为经、护理过程为纬的基础上。其中护理过程是指护理人员在执行护理活动时给予患者的护理,包括评估患者的问题及需要、制定护理计划、执行计划及评价护理结果。它包含6个目标:拟订护理计划、确保患者生理需要、确保患者心理及社会需要、执行护理目标的评价、遵守病房常规以保护患者、行政管理部门对护理业务的支援。

4. ANA 护理质量保证模式

这是目前美国护理学会(American Nurses Association, ANA)提出的护理质量保证模式。这个模式的价值观建立在医院的宗旨、社会的期望、护理人员的哲学观和患者的看法基础上。照护标准及准则的建立以结构、过程和结果来衡量。

5. QUACERS 模式

QUACERS 模式主要是针对患者的护理效果、成本效益、患者及工作人员的安全、工作人员需求的满足这4个方面进行评价。

二、护理质量评价指标

1989 年国家卫生部颁发的《综合医院分级管理标准(试行草案)》中的护理标准是我国第一套全国统一性的护理质量标准。随着医学模式的改变及护理服务内涵的延伸,该标准已难以满足新形势下护理质量评价的需求。为适应形势的发展,卫生部于 2005 年颁布了《医院管理评价指南(试行)》,其中包含"护理质量管理与持续改进",更多地体现了质量、安全,以及"以患者为中心"的理念,对科学、合理地评价现阶段医院的护理质量具有非常重要的意义。北京市卫生局在医院评审工作启动后,委托中华医学会医院管理分会制定了《北京地区医院评审标准》,其中包含了护理质量评价指标及评价方法,该标准对各地区制定护理质量评价指标起到了重要的指导作用。

(一)要素质量评价

要素质量是指构成护理工作质量的基本要素,这些要素通过管理结合成为基础质量结构。要素质量评价主要着眼于评价执行护理的基本条件方面,可评价机构和护理人员配置、知识技术及人员培训情况、管理制度、物资和设备的质量等。具体指标如护理人员占全院卫生技术人员的构成比、医护比、床护比、护理人员年培训率、护理物资设备占全院医疗设备总值的构成比等。

(二)环节质量评价

环节质量管理注重在护理工作的过程中实施控制,将偏差控制在萌芽状态,属前馈控制。目前,国内医院进行护理环节质量评价最常用的指标主要包括两类:患者护理质量指标,护理环境和人员管理指标。具体指标如消毒隔离合格率、护理病历书写合格率、抢救物品的合格率等,部分医院还增加了一些反映护理观察和诊疗处置及时程度的指标,如特级和一级护理合格率。

(三)终末质量评价

终末质量评价是对患者最终的护理效果的评价,属于传统的事后评价或后馈控制。这些指标的主要特点是从患者角度进行评价。常用指标包括年度压疮发生数、年度护理事故发生次数、年度严重护理差错发生率、年度护理差错发生率、抢救成功率、出院患者对护理工作满意度、患者投诉数、护患纠纷发生次数等。有研究者认为,护理效果的评价应从对患者产生的结果和对医院的影响两方面进行分析,前者包括临床护理效果、患者满意率和健康教育效果;后者包括对医院质量、医院形象和医院经济效益等方面的影响。

为了全面反映护理服务的质量要求,一般采用要素质量、环节质量和终末质量相结合的评价。三者的关系应是着眼于要素质量,以统筹质量控制的全局;具体抓环节质量,以有效实施护理措施;以终末质量评价进行反馈控制。

三、护理质量评价方法

护理质量评价是一项系统工程。评价主体由患者、工作人员、科室、护理部、医院及院外评审机构构成系统;评价客体由护理项目、护理病例、护士、科室和医院构成系统;评价过程按收集资料、资料与标准进行比较、做出判断的系统过程实施。

(一)建立护理质量管理网络,提高评价活动的科学性

质量管理和评价要有组织保证,落实到人。在我国,医院一般是在护理部下设立质量督导科(组)或质量管理委员会。质量督导科(组)是常设机构,配备1~3名高年资护理人员;实行护理部—总护士长—护士长三级质控组织和护理问题专家小组,实行护理会诊制度与护理病例讨论制度;分项或分片(如大内科、大外科、专科、门急诊等)检查评价,并采用定期自查、互查互评或上级检查方式进行。院外评价经

常由上级卫生行政部门组成,并联合各医院评价组织对医院工作进行评价(如 JCI 评审、等级医院评审等),其中护理评审组负责评审护理工作质量。

(二)加强质量管理,合理选择评价工具

医院管理水平的提高和医疗质量的持续改进必须应用多元质量管理工具进行追踪与分析,主要包括追踪方法学、品管圈、根本原因分析、失效模式分析和标杆管理等,并注意收集各种资料信息进行整理、比较、筛选、分析,从各个环节找出影响质量的不同因素。以"PDCA 循环"[质量管理的四个步骤,即 Plan(计划)、Do(执行)、Check(检查)、Action(处理),后面详述]及"全面质量管理"为基石,在评价前期、评价期和评价后期分期突显各自的侧重点,3 期之间环环紧扣又连续不断地移行上升,以引导和实现医院管理科学规范化和医疗质量的持续改进。

(三)选择数理统计分析方法构建指标体系

评价结果易受检查人员主观因素的影响,通过合理设计和正确的统计处理,可提高评价结果的确定性。评价指标的筛选可采用:①专家咨询法;②基本统计量法;③聚类分类法,即将评价指标分类,选出具有代表性的指标,以减少评价信息的交叉重复;④主成分分析法,即将多个相关评价指标合成转化为数个相互独立的主成分,并保留大部分信息;⑤变异系数法,筛除迟钝和过于敏感指标。

近年来,护理研究者对评价指标的筛选、指标权重确定的方法做了进一步探讨和研究,丰富了指标体系的构建方法。于秀荣和孙琳运用对比排序法确定了专科护理质量评价指标的权重,杨翔宇运用专家咨询法对医院感染评价指标进行筛选并确定指标权重,王建荣等运用层次分析法设立了医院护理过程质量综合评价指标的权重值,侯小妮采用界值法完成了综合医院护理质量评价指标体系的筛选。目前,主要的质量评价指标方法还包括秩和比法、指数法、TOPSIS 法、模糊综合评判法、密切值法和相对差距和法等。

(四)评价的时间和常用的评价方式

评价的时间可以定期,也可以不定期。定期评价可按月、季度、6～12 个月进行,由护理部统一组织、全面检查、评价。不定期评价主要是各级护理人员、质量管

理人员深入实际,随时按质量管理的标准进行检查、评价。

常用的评价方式有同级评价、上级评价、下级评价、服务对象评价(满意度)和随机抽样评价等。

四、护理质量持续改进

(一)护理质量持续改进概念

1.持续质量改进

持续质量改进(continuous quality improvement,CQI)的观点是美国知名学者爱德华兹·戴明(Edwards Deming)倡导的全面质量管理演变而来,最初应用于工业。持续质量改进是通过过程管理不断改进工作,使产品不断满足消费者的需要。它是在全面质量管理基础上发展起来的,是更注重过程管理和环节质量控制的一种新的质量管理理论。持续质量改进具有先进的系统管理思想,应用于医疗有利于建立有效的质量管理体系,目的是使患者及其家属满意。质量改进的必然效果是降低成本,减少浪费。质量改进是一种持续性研究,不断探索更有效的管理方法,使质量达到更优、更高的标准。

2.护理质量持续改进

2007 年美国 Hastings 中心将护理质量改进定义为临床护理和护理管理者进行改革的机遇和责任,是护理专业职能的重要组成部分。随着学者们对护理质量改进研究的逐步深入,近年来护理学专家们更关注的是护理质量持续改进这一研究领域。

尽管很多文献在护理质量改进中经常用到这一术语,但是目前尚没有明确的、统一的界定,狭义的护理质量持续改进是 1999 年由美国医疗机构评审联合委员会(Joint Commission on Accreditation of Health Care Organizations,JCAHO)定义的"实现一个新水准运作的程序,而且质量是超前水平的";广义的护理质量持续改进,其本质是为满足或超过患者的期望值所提供的一个与高品质护理服务相关的质量改进过程。

(二)护理质量持续改进原则

1.以患者为中心点,全面了解患者的需求和期望

将护理工作及所需资源作为过程进行管理,分析某一项护理工作所需过程,控制护理工作的关键内容,采取措施对护理工作的关键内容进行有效控制,对关键内容实施的结果进行分析,才能充分体现患者的需求和期望。

2.建立规章制度,提高对护理风险的识别能力

建立规章制度包括规范护理操作流程,明确操作标准和步骤,配套考核标准,抓核心制度,加强考核,纠正不足,加强重要操作的准入管理。只有关注患者安全及满意度,实施护理质量持续改进才是提高护理质量的有效方法。

3.全员参与,发挥才干,共同打造高质量的护理品质

建立规章制度,完善工作流程,制定防范措施并不断修改完善,狠抓落实。加强交接与沟通,培养护士自尊、自爱、自强、自立的精神,建立护理安全管理组织,进行差错的管理与控制,做到事事有人干,问题有人管,实现护理质量的持续改进。

(三)护理质量持续改进模式

CQI有许多具体的模式:强调循环改进、循序上升的PDCA,突出研究过程的具体细节的FOCUS - PDCA,找出行业优秀参照并不断使自身趋向行业翘楚的标杆管理等,都是能够使质量得到持续改进的好的管理方法,简单介绍如下。

1.PDCA

PDCA循环是由美国著名的质量管理专家戴明于20世纪50年代初提出的,因此又称"戴明环"。PDCA循环主要包括4个步骤,即:计划(P,plan)、实施(D,do)、检查(C,check)、处理(A,action)。4个步骤循环进行,使质量得到连续的提高。朱琳琳等应用PDCA循环对喂服药物进行适当管理和初步干预的试验中,发现给有鼻导管的患者喂胃药时,喂送药物的方式与护士和医务人员的健康知识水平相关,不同的药物需经过不同的处理方式进行喂服,如有的胶囊需要展开,有的药物需要碾碎等,在经过为期3个月的PDCA循环干预进行持续质量改进,增强护士及相关药剂师等人员的知识水平,护士通过正确途径向带有鼻导管患者喂送药物的比例大幅度提高,使得对患者的护理达到更专业化的水准。Gold 等在加强对哮喘儿童的干预措施,提高对哮喘儿童的护理质量的研究中,运用 PDCA 质量改进框架和鱼骨分析方法,建立电子病历和进行药物咨询,经过 16 个月的持续质量改进,使哮喘儿童初级卫生预防保健得到了提高和改善。Vogel 等将结直肠手术的发病率及死亡率会议与 PDCA 相结合,通过收集结直肠术吻合术失败率数据,在发病率及死亡率会议中讨论并制定未来工作的目标,在会议讨论中研究出改善的策略,并在下个阶段实施,评价后继续制定新的目标,依此循环。在 PDCA 实施期间,大肠癌手术患者吻合失败率明显降低(由 5.7% 下降至 2.8% ,$P = 0.05$),提高了结直肠癌手术患者的护理质量。所以,PDCA 管理工具在临床护理实践中是有效的。

2. FOCUS – PDCA

FOCUS – PDCA 程序是由美国医院组织于 20 世纪 90 年代提出的一种持续质量改进的模式。它是在 PDCA 基础上的进一步延伸,更详尽地分析程序中的各个环节,以达到质量持续改进的目的。该程序主要包括发现、组织、确定、了解、选择、计划、实施、检验和执行 9 个步骤,对所发现的问题进行循环检验改进。这一模式在各国的护理领域中有着广泛的应用。Hasan 等用 FOCUS – PDCA 程序提升手术患者满意度,通过护理人员的培训、护理标准的设定、培训负责质量控制的护士等方式,使患者满意度有所提高,并根据培训人员和患者提供的反馈,定时修正方案。经 t 检验,干预前后患者满意度差异有统计学意义,即经过 FOCUS – PDCA 程序改进,患者满意度有所提高。Martfaez – Sanchez 等用 FOCUS – PDCA 程序详细制定了在院内发生的急性中风和卒中的护理路径,使得院内的救护更加有效率和有条理,提高了患者和家属的满意度。李希西等应用 FOCUS – PDCA 标准化管理程序,针对 ICU 住院患者导管相关性血流感染(catheter – related bloodstream infection, CRBSI)发生的风险环节和因素进行研究和改善,通过组织专业培训、规范操作流程等措施降低风险,并应用核查表进行全程质量监控。经过质量改进,CRBSI 的发生率明显降低,患者的安全得到了保障。PDCA 与 FOUCS – PDCA 模式可以与评审中的多项标准相结合,通过循环质量持续改进,达到护理质量与安全的持续改进。

3.标杆管理

标杆管理又称基准管理或参照管理,于20世纪80年代在工业行业中广泛应用与传播。随着医疗体系的不断健全,标杆管理也逐渐应用到医疗护理领域,并且起到了越来越重要的作用。标杆管理更注重持续性改进,强调持续不断地标杆,持续不断地改善。在护理领域中,标杆管理是护理管理者将自己的护理服务工作流程管理模式等与行业内外的领袖组织做比较,从中找到最佳实践方法,满足并超越客户预期需求的一个动态过程。

Desmedt等在对医院短期护理护士工作环境质量的研究中,运用标杆管理的方法,以国际磁吸医院的研究报告为基准,衡量瑞士的35家急诊护理医院的护士工作环境,其中有25%的医院能够达到磁吸医院的标准。磁吸医院是指由于医疗护理的难度和复杂度提升,医疗护理人才短缺,造成国际各个医院医疗护理人才流失,为了能够使优秀的医疗护理人才留在医院,医院的各种设施和管理模式都须具有磁力,才能吸引医疗护理人才,使其能留任继续工作。到2001年,美国已经有超过100家医院被认证为磁吸医院。通过确定以磁吸医院的护士工作环境为行业基准,积极改善本国医院急诊护理的工作环境,提高了护士的工作效率和患者的满意度。

我国的护理专家们也都积极探索标杆管理这一管理模式,司今等应用标杆管理提升科室护士的综合能力,其以"中国国际航空公司"优质服务作为标杆,定期选派护士进行礼仪培训,提高了患者满意度,同时也增加了护士的岗位竞争意识。在评审标准中,有单独针对特殊护理单元质量管理与监测的标准,因为特殊护理单元是医院小部分具有特殊护理职能的护理单元,在符合全院的护理管理目标的同时也应当有自身的目标,这时可以应用标杆管理,向行业中的翘楚看齐,使特殊护理单元部分的工作精益求精。总之,在护理管理中,全过程质量管理原则、持续质量改进原则以及护理质量零缺陷观点将是我们进行护理质量管理的重要管理模式。

(四)护理质量持续改进应用

从应用范围来看,护理质量持续改进多用于对临床护理实践的指导,发现问题,分析原因,进而采取相应的措施,以期达到护理质量持续改进的目的。

1.加强培训,强化质量意识

强化护理人员的质量意识是提高护理质量的关键。调动护理人员质量管理的积极性,发挥质量管理的主动性,自觉将质量意识贯穿到护理工作中,是护理质量管理的最佳手段。因此,必须改革单纯依靠奖惩的管理模式,重视对护理人员的质量教育,加大教育的深度和广度,提高认识,使其全面掌握质量管理的知识。尤其是对新入职的护理人员要专门进行质量管理教育,使其了解各项规章制度,打好质量管理基础,实现质量管理由被动管理向主动管理转变。

2.健全规章制度,严格管理

严格遵守各项规章制度,是不断提高护理质量、确保护理安全的根本保障。护理部结合医院实际情况及护理人员现状,制定各项护理规章制度,并严格遵照落实。

(1)狠抓护理质量和护理安全核心制度是关键。

(2)制定并实施护理质量管理实施办法、护理人员岗位职责考评实施办法等一系列管理规定。

(3)坚持依法行医,明确规定各科室必须由具有执业资格的护士从事护理一线工作,以确保护理质量和护理安全。

3.加强培训考核,强化素质

(1)护士长培训:通过开展护士长管理学习班、经验交流会等,不断提高管理意识和管理水平,使他们具有良好的管理素质并不断完善。

(2)护理骨干培训:护理骨干是科室主力军,抓好护理骨干培训尤为重要。应该有计划地选派护理骨干到上级医院进修学习,定期组织护理技术和护理教学比赛活动,不断提高护理骨干的基础理论、技术操作和护理教学水平。同时,从护理骨干中选拔临床带教老师,注重以教促学、教学相长,从而培养一支代表不同学科特点、富有临床护理经验、技术操作娴熟、理论与现场教学能力较强的专业化护理骨干队伍,在实际工作中发挥其重要作用。

(3)护士"三基三严"培训:护理部制定"三基三严"培训和考核方案,做到周有计划,月有重点,季有考核。通过系统的护理基础理论、操作技能的培训与考核,护理人员的质量意识、业务能力和技能水平能够得到显著提高。

(4)抓好医风医德教育及礼仪培训:为进一步提高护理人员礼仪规范,护理部通过邀请礼仪专家讲座与现场指导、观看教学录像、进行护理礼仪展示及评比等方式,培育护理人员全新的护理理念及仪容仪态、电话礼仪、语言的规范,能够缩短护患之间的距离,使护患关系融洽。

4.抓好环节质量控制

护理工作具有较强的连续性、动态性和可见性,质量问题大多是在护理过程中出现,因此,抓好环节质量的管理尤为重要。护理部狠抓护理环节质量控制,不定期深入科室督导、抽查,注重以下因素:①关键时间,即对集中治疗的上午、节假日、夜班时重点控制时间;②重点部门,急诊科、ICU、手术室、供应室等,科室增加考试频率;③强调4种查房:护理部行政查房、护理质量查房、护理教学查房、夜查房。

5.分析总结,奖优罚劣

护理部定期组织召开护士长例会,对上期的护理质量进行终末评估,通报全院主要护理质量指标完成情况,对全院护理质量进行整体评估,分析住院患者与出院患者对护理人员满意度调查结果,指出近期护理工作中存在的典型质量缺陷,并依据奖优罚劣的原则,每次对护理质量优胜者给予奖励,末位给予处罚。同时,按照PDCA循环(戴明环)原则,制定相应的改进措施,进入新一轮的护理质量持续改进过程。

6.效果评价

通过实施持续改进方法,能够增强全员参与质量管理的意识,发挥护士的主动性,使护理质量得到提高。同时,转变护理人员的服务理念,强化"以患者为中心"的服务思想,变被动服务为主动服务,各项护理质量能够较好地落实,护士能经常主动深入病房与患者沟通,及时发现问题、解决问题,和谐护患关系,提高患者满意度。

五、国外护理质量评价体系对我国护理质量管理的启示

(一)国外护理质量评价与管理的方法

1.国外护理质量评价与管理的基本方法

当前护理管理者不断借鉴和应用现代企业质量管理的方法和工具改进和取代

传统的经验性管理,使得护理质量管理从方法学上科学化、规范化、精细化。在众多的质量管理方法中,PDCA循环是全面质量管理必须遵循的科学程序,适用于一切循序渐进的管理工作,被称为质量管理的基本方法,在质量管理中得到了广泛应用。另外,PDCA循环是绩效管理的"轨道",使组织保持清晰明确的战略目标,以发挥绩效管理的作用。PDCA循环中不包含人的创造性内容,易导致惯性思维。由于在质量管理实践中,必须时刻捕捉敏感问题,提高创新能力,因此,许多新的管理方法在PDCA循环基础上衍生并发展,如目前广泛运用的品管圈(quality control circle,QCC)即是对PDCA循环的重要延续和补充,弥补了PDCA循环中创造性内容的缺失,指出管理工具的产生和发展应以管理实践需求为导向,旨在科学、有效地解决质量问题。在质量管理实践中,管理工具的选择和使用也应遵循此原则,采用科学、适用的方法与工具可使护理质量管理收到事半功倍的效果。

2.国外护理质量评价与管理的激励机制

21世纪初期,为解决原有的项目制支付方式对医疗护理服务在经济驱动下诱导服务的弊端,按绩效支付(pay for performance,P4P)的方式开始在美国盛行,对原有支付方式进行了根本性颠覆。按绩效支付方式旨在通过规制和激励,将提升医疗护理服务质量、减少不良事件、保障患者安全与医疗保险的支付结合起来,按照医疗机构提供的服务质量水平决定支付保险费用的等级,质量更好的机构将达到更高的保险支付水平。新的支付方式对医疗护理服务质量、费用、供方行为产生了巨大影响,也提出了新的要求。医疗机构均按绩效支付规定,努力提高自身的医疗护理服务质量,以获取更多的保险补偿,使医院组织绩效获得进一步发展,在效益、效率、质量、投入产出及发展能力等方面得到均衡发展,同时,与绩效评价结果相匹配的机构内的奖金制度也给医护人员带来一定的经济激励,使得组织绩效、个人绩效均与医疗机构的医疗护理服务质量息息相关。

(二)对我国护理质量管理的启示

国外护理质量管理实践提示,护理质量管理并不是一个孤立的主题,脱离护理实践总体发展状况而单纯谈护理质量管理不切实际。我国护理质量管理的发展路径,可借鉴国外经验,完善质量管理相关理论、方法、理念及实践,还要做好与质量的标准化、岗位管理与绩效管理、信息化建设等其他要素的衔接与整合。各个要素协调发展，才能由点及面地实现我国护理质量管理水平的根本性转变与提升。

1.护理质量评价与管理应以护理专业标准为依据

标准化活动已渗透到人类社会实践活动的各个领域，成为人类社会实践活动的必要内容。护理标准化是通过制定、发布和实施护理实践标准使其达到统一，获得最佳秩序和效益。美国《护理实践范围与标准》指出，护理专业标准是护理服务的证据。护理专业标准是规范职业发展的必要条件，也是提高护理质量的基础。我国统一且权威的护理专业标准较少，多以护理技术操作规范为主，虽然对护理实践起到了一定的指导作用，但护理专业标准体系尚不健全，数量和质量上都有待完善与提高，成为制约我国护理实践发展的一大瓶颈。2013年《护理分级》与《静脉治疗护理技术操作规范》行业标准的发布，是我国护理专业标准发展的第一步。加强标准专业性和权威性，建立完善的护理专业标准体系，加强标准的宣传与推广，是未来我国护理工作的重要内容。护理专业标准的逐步制定与推广将对护理质量评价与管理形成巨大的助力。

2.护理质量评价与管理应以护理岗位管理为基础

护理质量的行为主体是护理人员，人力资源是护理质量重要的结构性要素。护理人力资源合理配置和科学管理，并结合绩效杠杆，可明显提高护理工作综合管理质量和水平，激发人员积极性，改善护理质量。长久以来，我国护理人力资源管理，尤其是岗位管理的实践莫衷一是，未达到应有效果。2012年卫生部印发《关于实施医院护士岗位管理的指导意见》，提出"科学设置护理岗位，合理配置护士数量，完善绩效考核制度"的工作任务。因此，未来我国护理质量管理发展进程中，可尝试以护理岗位管理为切入点，建立岗位人员准入、考核标准，通过科学的岗位设置，实现人员动态管理，优化护理流程，最终提高护理质量，提高患者满意度和安全感。

3.护理质量评价与管理应以绩效管理为激励手段

绩效是组织或个人在一定时期或条件下的投入和产出。对于护理组织而言，它是投入护理人力、物力、时间等资源，产出包括工作数量、质量及效率等方面的护理工作完成情况。绩效管理的目的是保证投入的前提下争取最大化的产出，即保证护理人员完成既定工作任务,尽可能地提高护理质量和工作效率。绩效管理中的激励因素,如对护理人员的职业教育、培训、职业生涯规划,对于护理质量而言也是促进性因素。因此,完善绩效管理将对提升护理质量起到激励作用。此外,绩效管理是对岗位管理的衔接,二者结合才能保证责、权、利的统一。

4. 护理质量评价与管理应以指标体系为切入点

美国医疗机构评审联合委员会(JCAHO)指出,护理质量评价指标是对护理质量的数量化测定,是评价临床护理质量及护理活动的工具,指标应具备易测性、数据可及性、有效性、特异性、客观性和灵敏性等几大特征。目前,我国护理质量评价指标的研究已初具规模,但评价对象多以护士为主,偏重技术考核,对患者关注少,不同地区、不同等级的医疗机构所用的评价指标差异大。

现阶段要解决护理质量评价指标上存在的问题,需要不同层面的管理机构采取不同措施。对于卫生行政管理部门,首先要实现全国统一性护理评价指标从无到有的质变,评价指标的选取宜精简,可从结果性指标尤其是护理质量敏感指标中选取,先以个别指标为切入点,待初步建立评价机制后,逐步引入其他发展成熟的指标,以评促建,循序渐进地改善全国护理质量;对于医疗机构而言,评价指标的意义更集中于发现质量问题,改善服务质量,因此要全面考虑结构、过程、结果三维指标,根据不同类别指标的评价结果,采取改进措施。无论对于管理者、护理人员还是对于患者,评价指标的作用都是提高质量,改善患者健康结局。

5. 护理质量评价与管理应以信息化为支撑

信息技术飞速发展促进了全球医疗信息化的建设步伐,护理信息作为医疗信息的重要组成部分也越来越被重视。国外护理信息系统,如护士工作站平台系统、电子病历管理系统、静脉药物配置中心、护理后勤支持系统等信息化手段,在过程质量监测中起到了重要作用,优化了护理流程,确保了有效护理时间,显著提升了护理管理效率。我国的护理质量管理同样需要依托信息化,以信息化降低管理成本、提高数据收集及时性与准确性,将评价指标纳入信息化平台,建立数据为基础的质量反馈模式,实现横向渗透管理,优化护理质量管理流程,建立健全护理质量监督、检查、追踪、持续改进机制。此外,护理程序的信息化建设有助于实践整体护理理念,使护士根据患者情况准确分析护理问题,遵照护理程序提供连续完整的优质护理服务。

综上所述,以患者为中心、改善患者健康结局将是我国护理质量管理的主旋律。护理质量管理的发展,需要以完善的理论体系为基础,准确把握质量内涵,逐步建立并完善评价指标体系,以信息化技术为手段,建立以患者满意为导向的新型护理质量评价与管理模式。护理质量是医疗机构护理工作的永恒主题,也是护理工作整体状况的衡量标准。包括管理者在内的护理工作者,应以提高护理质量为己任,通过科学的方法不断提高护理质量。

(李学文)

第三节 护理质量管理的方法及进展

护理质量管理要实现人、物、管理的最优化、最有效,必须建立科学的质量监控机制,应用科学的质控管理工具,集中有限的人力和物力解决真正影响护理质量的关键问题。

一、护理质量管理的方法

(一)护理指标法

护理指标法是选择一些常用的护理工作指标,预先规定其标准,将实际完成情况与标准对照,利用统计指标来评价护理质量的优劣。常用指标有基础护理合格率,特护、一级护理合格率,护理技术操作合格率,护理表格书写合格率,护理差错、事故发生率等。

本方法的优点是指标具体,内容固定;数据易得,评价易行。缺点是事后评价,忽视了护理过程中的质量控制;所选指标有限,不能真实反映护理质量的全面情况;缺少资源消耗的费用指标,难以评价护理技术经济效果。这种方法尽管存在缺陷,但因其简单易行、定量评价的特点,仍然被视为质量管理的重要方法之一,是向护理质量科学管理迈出的重要一步,同时也是护理质量管理由经验管理通向现代化管理的桥梁。

(二)系统化管理法

系统化管理法于20世纪60年代首先在国外实行,20世纪80年代传入我国,是伴随责任制护理的发展,为适应整体护理的需要而形成的一种具有科学性、先进性的护理模式和管理方法。它是以整体护理模式为指导,以患者为中心,以护理程序为核心,以满足患者需要、提高护理质量为宗旨,对患者提供全面的、系统的整体护理服务和管理。基本做法是配置责任护士,由责任护士按照护理程序对所分管患者进行连续的、系统的身心整体护理;护士长则对实施护理行为的全过程(包括护理计划的制订、实施与评价等)进行科学的监督和管理;医院对支持、保证护理行为的各方面(包括人力、资金、设备、教育等环节)进行系统的运作和组织。

这种方法的优点是强调以患者为中心,加强身心整体护理,能够提高护理质量;改变护理人员的工作作风,增强护士责任心,使其主动解决患者问题,护患关系融洽;护士有独立自主的护理能力,有利于发挥其聪明才智和提高业务技术水平;转变了护士长的管理职能,使护士长从处理日常事务中解脱出来,从"管家婆"变为"管理者",其工作重心转移到加强组织协调、护理查房、科研教育和质量控制与评价上来,从而使护理质量有了可靠保证和发展后劲。

系统化管理法是护理质量管理的新发展,是护理工作发展的必然要求。其缺点主要是对护士及护士长素质要求高,否则会影响护理质量;经费消耗大,需要人力多。

(三)标准化管理法

标准化管理法源于20世纪20年代美国外科协会发起的标准化运动,20世纪60年代在西方国家得以广泛应用,并不断发展和完善。我国从20世纪80年代应用于医院管理中,在吸收借鉴外国经验的基础上,形成了具有中国特色的医院标准化管理体系和管理模式,制定了全国统一的医院分级管理标准。1989年卫生部颁发的《综合医院分级管理标准》(试行草案),其中包括护理标准,便是标准化管理法在护理工作中的具体应用。

这一方法的特点是以标准为准绳,标准具体、明确,具有一定的先进性、统一性;

可重复,便于跨区进行检查、评比。缺点是条目繁琐、统计费时,管理人员消耗大。

(四)全面质量管理/持续质量改进(TQM/CQI)

20 世纪初,美国马萨诸塞州的外科医师 Codman 博士通过临床医疗专家对结果及诱导结果的过程评价,表述了他对医疗质量评价体系的观点。医疗护理工作的持续质量改进是对过程与结果进行螺旋上升式的不断循环评价。医疗护理干预的设计与实施的目的是改进护理过程,并重新评价以判断对护理质量的影响。TQM/CQI 已经成为一种管理理念。TQM/CQI 不是强调临床工作者的个人表现,而是强调通过坚持不懈的努力以改进整个医疗组织,包括护理过程的有效组织、最佳的团队工作、员工责任感,以及医院(医疗组织)内质量观的教化。TQM/CQI 的基本点即"理解过程、设计过程,简化患者所见的过程"。通过对临床工作及其反馈、具体的质量改进计划,以及循环的、系统的监测,达到过程更加简化、"患者界面"更加友好的目标。

TQM/CQI 理念认为,为改革而建立必要的机构将显著改变临床工作表现,即所谓"真正的改进来源于改变体系,而不是来源于体系内的改变"。持续质量改进是质量持续发展、提高、增强,满足要求能力的循环活动,是质量管理从"质量控制、质量保证"向"质量改进及质量持续改进"的过渡。品控圈(QCC)是全面质量管理中的具体操作方法之一,通常按 8 个步骤进行(即组圈、选定主题、现况分析、制定活动目标、检查对策、实施对策、确认成效及标准化),如今已广泛应用于病房管理、专科护理、健康教育等护理质量管理的各个层面,实现了护理质量管理以物为中心的传统管理模式向以人为中心的现代管理模式的转化,体现并强调了全员、全过程、全部门质量控制的全面质量管理理念,对促进护理人才队伍发展也有重要实践意义。

PDCA 循环是持续质量改进的基本模式,在应用 PDCA 循环进行持续护理质量改进的循环管理中,PDCA 是一个循环而不是一个终结,它是一个不断发现问题、不断改进质量、不断提高质量的过程。改善护理质量及护理管理质量,工作的切入点应该是将新的管理理念融入医疗体系的重建之中,强化护理管理者在工作中应注意的工作方法、思想方法、领导作风和处理内外各种关系的正确态度和科学性,以推行医疗护理服务技术管理和质量控制规范化、制度化,实现全方位的质量控制和护理安全管理。

(五)国际质量规范化管理

近年来,国内医疗护理服务行业正在逐步实行 ISO9000 质量体系和医疗卫生机构认证联合委员会(Joint Commission International,JCI)评审标准,一部分医院已通过 ISO9000 质量体系认证或 JCI 认证计划,标志着国内医院护理质量管理已进入国际标准化管理阶段。

1.ISO9000 质量体系

ISO9000 质量体系是运用当代质量管理的科学理论和先进方法,按照 ISO9000 族标准来建立和健全质量管理体系。其显著特征是关注服务对象、强调前馈控制、不断持续改进;基本原则是充分发挥医院的组织作用和管理职能,使影响护理质量的各个因素和质量形成过程的各个环节都处于受控状态,减少和消除质量缺陷,预防质量问题的发生。有学者报道,护理领域中,ISO9000 族标准已成功应用于急救管理、感染控制、技术管理、临床教学等质量管理的各个范畴,促进了临床护理和护理教学质量的不断改进。ISO9000 族标准提出的质量管理的八大原则前已讲述,其中"以顾客为中心"的原则,即顾客满意原则位于八大原则之首。患者满意是护理服务的最终目标,是衡量护理质量的根本标准。护理必须坚持"以患者为中心"的原则,树立"质量第一"的观念,把满足患者的需要作为护理质量管理的重点。护理服务的各个方面、各个环节、各种措施,均应以患者需要为指针。患者满意度评价成为护理质量评价的重要内容,以全面质量管理为基础的护理质量国际标准化、规范化管理成为护理质量管理的重要方法。

2.JCI 标准

JCI 标准是目前世界上唯一的在医疗服务领域建立的国际统一标准。JCI 的基本理念是质量管理和持续质量改进,强调"以患者为中心",保障患者的权利和安全,为新形势下广大医务人员自我保护和规避医疗风险提供了最大可能;基本宗旨是通过医疗机构评审,促进医疗质量的持续改进和医疗机构绩效的提高,以促进全球卫生保健质量与患者安全的改善。据统计,美国约 84% 的医疗机构接受 JCI 国际医院评审。在国内,浙江邵逸夫医院、广东祈福医院、和睦家医院、泰达国际心血管医院也相继引进了 JCI 标准。浙江邵逸夫医院在国内最先引进 JCI 标准,成立 JCI 工作领导小组,建立院长直接领导下的质量改进委员会,在 JCI 标准的指导下完善和定期修改制度和工作流程,强调各部门和全体员工的共同参与及合作,注重定期评价质量体系,极大地推进了医疗及护理质量管理工作。

(六)循证护理

循证医学的目的是帮助医疗护理执业人员、患者,以及决策者根据最佳医学证据做出决策。循证十分必要,一方面科学观点日新月异,临床工作者可以依据或参考国际性的荟萃分析团体(如 Cochrane 协作网)对数据的系统评价做出临床判断;另一方面,通过对临床工作的评判性分析,循证医学过程也是继续学习、改善医疗护理服务的过程。

循证护理(evigence - basednursing,EBN)是 20 世纪末随着循证医学的发展而产生的护理理念,是指遵循科学依据的护理,而这种科学依据应当是当前最佳的证据。EBN 是解决护理实践中问题的方法和手段,实施循证护理时包括 4 个连续的过程:循证问题、循证支持、循证观察、循证应用,这 4 个过程是循环不断的,从而达到持续改进护理质量的目的。开展循证护理可提供可靠的科学信息,促进护理决策科学化,提高临床护理质量;另一方面,循证思想的应用也将促进循证管理的产生,加快管理的科学化进程,在护理质量管理中,引入循证护理的原则与方法,在调查、借鉴、总结、充分获取证据的基础上,做出科学的、可操作的、效果显著的方案。

循证护理实践策略包括 3 个层次:①学会如何实践循证护理;②检索和应用他人从事循证护理的研究结论:查阅或参考已经由专家评价过的文献资料,如 Cochrane 协作网发表的荟萃分析、Pubmed 核心期刊的随机对照试验的结论,以获取科学、可靠的信息;③采用他人制定的循证护理方法。

(七)临床路径

临床路径(clinical pathway, CP)是由各相关部门的医务人员共同制定的医疗护理服务程序,该程序针对疾病或手术制定出有顺序的、有时间性的和最适当的临床服务计划,以加快患者的康复,减少资源浪费,使服务对象获得最佳的持续改进的照顾品质。20 世纪 90 年代,CP 迅速在美国等国家推行,随后在中国台湾、香港等地也相继应用。CP 在护理质量管理中的意义:①它是一种新的医疗护理服务模式,能优化患者住院流程,实现医疗护理活动的程序化和标准化,使患者得到最佳的医疗护理照顾。②护理质量的提高是通过制定评价标准,进行正确评价、发现问题、品质改良等几个步骤来实现的。因此,可将 CP 引入护理质量管理,对护理服务过程的内容、效果、满意度进行登记、分析、评价,不断提升护理质量。研究指出,CP 以其高品质、高效率、低费用的服务宗旨,以及以患者为中心的成效管理模式,正在引起各国医院管理层的高度关注。

二、护理质量管理方法的研究进展

TQM 是改进质量的一种有效方式,TQM 基于的准则是在理解质量管理的过程和系统的基础上,不断地根据获取的信息对质量管理进行修正,实现真正的质量改进。六西格玛管理方式和持续质量改进是目前国内外研究较多的管理模式。

(一)六西格玛管理

六西格玛管理是以全面质量管理为基础的一种管理方式,广泛应用于制造业,近些年应用于医疗护理领域取得了一定的效果。在统计学中,西格玛表示标准差,即与平均值的偏差程度。在质量管理中,六西格玛表示质量水平,意味着在管理过程中尽量减少不足,追求零缺陷,从而达到最满意的效果。六西格玛的内涵是清除缺陷,提供高质量的产品或服务,提高顾客忠诚度和满意度。在临床护理质量管理中的应用具体表现为六西格玛使用五段程序控制,包括界定—测量—分析—改进—控制(DMAIC)5 个步骤。Drenck-pohl 等利用六西格玛质量改进方法提高新生儿母乳喂养的方式和效果,减少了由于母乳喂养引发新生儿各种并发症的概率,降低了新生儿患病的风险。评审标准中要求,将优质护理服务落实到位,提高患者与医护人员满意度。应用六西格玛管理方法,可以减少临床护理服务的缺陷,提高满意度。

(二)持续质量改进

持续质量改进即 CQI 在商业上是通过不断提高产品质量来满足顾客的需求和

期望,后来,管理者将 CQI 应用于医疗健康照护上,主要作用于通过护理而得到控制的临床症状、患者满意度、医疗差错频率等。经过多年的发展,CQI 已经广泛应用于医疗护理的各个管理领域,主要包括对于疾病的照护控制、医疗护理人员的教育、医院的感染控制等。Curley 等早在 1993 年 8 月组建了由医疗中心的工作人员和护理人员组成的质量改进小组,进行了一项为期 6 个月的试验:将 1102 名住院患者随机分成试验组和对照组,通过对试验组的住院患者各个方面的持续质量改进,试验组与对照组的患者相比,平均住院时间减少,患者的满意度也有所提高。这是早期通过建立持续质量改进小组进行质量改进并取得成功的例子。CQI 前已讲述,在此不再赘述。

(三)思考与展望

护理质量一直是临床护理关注的重点,它将临床护理的专业性和患者的安全结合在一起,所以,提升和维护护理质量是医院质量控制的重要组成部分。护理质量持续改进的目的是使护理人员通过专业行为,最大限度提高服务对象的满意度,改进护理质量,保证患者的安全。质量持续改进与全面质量管理相辅相成,只有抓住质量管理中的每一个漏洞,才能使护理质量有切实的保证。

(张晓辉　许佳俊　关馨瑶)

第四节　护理质量管理持续改进新进展

护理质量管理是一门管理科学。护理质量管理仅依靠经验管理是不够的,必须改进现代质量管理理论和方法,使其达到系统、规范、科学。这给护理质量管理者提出了更高的要求,探讨现代护理模式下的护理质量管理持续改进的最佳方法,成为每一位护理管理者面临的重要课题。

一、问题管理模式

(一)基本概念

问题管理模式是在管理中运用不断提出问题的方法,进而循序渐进地分析、解决问题的管理模式,此前被广泛应用于企业管理中。问题管理的哲学基础,就是从现实通向完美的路是由问题铺就的,每解决一个问题,就离完美更近一步。这种管理方式将挖掘问题、归结问题、处理问题作为切入点,它能将繁琐低效的管理变得简单有效,并能够让全员参与到护理质量管理的各个环节中去。

(二)问题管理模式的特征

第一,它拓展了全体员工的思维深度,激活员工对工作现状不闻不问的消极态度;第二,它把由经理人士和其他管理人员执行的管理延伸到全员管理;第三,它倡导一种危机意识,即员工不仅要完成自己的岗位职责,而且要对自身岗位提出问题,还可以对整个单位的经营管理与服务提出问题;第四,它将问题的发现变成一种经常性的活动和制度;第五,将管理工作建立在问题解决核心上,而不是原来的仅仅依靠组织体系传达,从而使管理的层次扁平化;第六,问题管理模式强化了所有领导和员工的权责意识,培养了责任心;第七,问题管理模式能促使人们超越自我,给组织带来活力,又极大地降低了组织风险等。

(三)问题管理模式的方式、步骤

开展问题管理模式是管理理念上的重大转型。首先在观念上,确立问题是可以管理的,管理人员可以在很大程度上对护理质量问题加以控制、引导和化解,使问题不致于恶化为危机。更为重要的是,要把这一观念转变为具体行动并体现到日常的工作细节上,渗透到每一个病区、每一个护士的工作中,只有这样,才能有效避免危机的发生。

1.发现问题

建立一套完整而科学的问题管理机制,制定问题管理制度,引导和督促质量检查小组、护士长与临床护士一起查找护理质量问题,及时发现问题,并建立问题预警系统。

2.回溯分析

按照护理部各项制度、护理操作规范、护理管理工作流程,对发现的质量问题进行回溯分析,透过现象看本质,找到问题产生的根源,为最后解决问题、改进绩效提供依据。

3. 解决问题

针对找到的质量问题根源,各级护理工作者对属于自己职权范围以内的问题,应立即采取措施,予以解决;对不属于自己职权范围内的问题、需要与其他部门协作解决的问题或暂时无法解决的问题,都应拿出处理意见和建议,为最终的解决方案提供线索。

4. 绩效改进

通过发现问题、回溯分析、解决问题,护理部应及时制定和完善新的工作标准,并且监控每个病区、每个岗位及时执行,按新的管理制度进行管理,按新的工作标准进行考核,真正实现解决一个问题,就前进一步;越往前走,工作标准就越高,绩效就越好的良性循环。

(四)完善问题管理机制

与问题管理模式相配合的,还应该有完整的实施组织与机制。

1. 建立质量问题管理组织,使之形成制度体系

(1)成立质量问题管理组织:由该组织负责问题管理模式实施的工作,包括由护理部主任、各科护士长负责质量问题的汇总、初审、业务指导,以及检查、监督工作。病区护士长则是问题管理的具体实施者,全面负责本科室质量问题的管理。

(2)明确问题管理的责任目标:把发现质量问题作为各级护理管理者必须完成的任务加以明确,规定每个护理管理人员都必须以发现质量问题作为管理的出发点,各科护士长每月都必须发现并处理一定数量的问题。护士长必须对本科室发现的质量问题进行跟踪解决,设立问题库,定期在科内会议上、护士长会议上、科委会上、质量讲评会上进行讨论与分析。

2. 建立质量问题的网络化管理体系

(1)制定"质量问题与解决方案"档案,作为初期发现并解决质量问题的宣教资料。

(2)建立"质量问题回馈与解析"档案,主要是对前期问题的回访、追踪、改进等内容的延伸资料。

3. 制定发现和解决问题的管理、监督、检查、考核办法

(1)制定质量问题管理的规定:规定要对全体护理管理人员提出共性要求和对具体岗位提出特殊要求。共性要求包括,对提高护理质量要有建设性的意见与建议,借鉴国内外现代化管理经验确定质量问题管理的技术和手段等。除共性要求外,还应针对不同科室、具体岗位提出适应本科室、岗位要求的特殊要求。

(2)通过护理部组织的质量问题诊断例会及各科科内会议等形式来发现和解决问题:每周召开科委会,对各科体系方面的问题进行诊断,分析、确定解决问题的方法;定期召开质量检查小组会议,及时发现和解决每一层面的质量问题。

(3)规范质量问题管理模式工作程序:各级护理管理人员找到问题产生的根源后,对属于自己处理权限内的问题,要立即采取措施,予以解决;对不属于自己权限内的、需要与其他部门协作解决的或一时无法解决的问题,要拿出相应的处理意见、建议,并按时填写《护理管理人员处理质量问题登记表》,送交上一级管理者确认审批。护理部对此可分系统按月、季进行统计考核,由护理部进行汇总总结,对实施中确有成效的措施,应及时将其纳入有关管理制度和标准。

(4)定期评比奖惩:对各级护理管理人员中找问题准、多,实施效果好或应付敷衍了事的,护理部根据汇总情况进行评定、奖惩,并作为考评管理人员的依据之一。

4. 建立预警系统,消除问题隐患

(1)满意度预警:以患者满意度为主,建立满意度预警。采取的形式包括发放患者满意度调查表、深入病房了解等,对患者满意度做出评价。调查、了解的对象包括所有的住院患者以及门诊就诊患者。

(2)患者的评价方式:满意、较满意、一般、不满意、意见及建议。通过以上方法,发现存在的问题和缺陷,并作为护理部工作改进和对管理人员考核的一个依据,以此降低护理工作的投诉率。

(3)病区质量预警:以护士长工作为主,以基础护理、消毒隔离、护理书写等项目为辅,建立病区质量预警。实行病区动态管理,了解病区内出现的各种问题,特别是隐患问题,及时予以解决,还应设定病区管理问题库,将经常出现的问题、对病区管理方面有建设性启示的问题、可能会造成严重后果的问题等储存、汇总、分析、讨论。

（4）培训预警：以继续教育为主，建立培训预警。对于护士在业务学习、业务查房、月考核等方面发现的问题，立即予以解决。对于常见的问题，能够在护士长管理及个人考核上加以调整，以避免重复出现类似问题。护士长对病区中每位护士在继续教育方面的情况都应熟悉，也应每月按时对护士进行理论、操作方面的考核，以此来保证护士的基础护理、基本操作技能的质量。

5. 建立、健全相关配套制度，完善问题管理机制

（1）优化目标管理：将护理部的各项质量检查目标层层分解落实到各个病区、各个岗位，并通过层层签订责任书，以合同的形式固定下来。各病区都按 PDCA 循环方式对其责任目标实施管理。

（2）建立标准化考核管理体系：制定病区、岗位工作标准和考核细则，组成各质量检查小组，每月进行检查，及时通报出现问题的病区，并跟踪其整改的措施及效果。对于重复出现的问题实行双重处罚，防止问题的反复出现，使得管理失效。

二、护士长现场管理控制在质量持续改进中的作用

护理质量是医院质量管理中重要的子系统，护士长作为护理质量的关注者与直接责任者，对护理质量的管理与持续改进起着至关重要的作用。质量持续改进是以全面质量管理思想为指导，重视过程管理，突出环节质控，提高终末质量的一种新的质量管理理论。现场管理则是强调用科学的管理制度、标准和方法，为一线护士提供现场的指导、指引、培训、监督、检查，规范护理行为，提高护理质量。

随着医疗模式的转化，新的身心整体护理模式对护理质量提出更高的要求。护士长作为基层管理者，面对纷繁复杂的人群和高要求的过程与结果，只有通过重视与强化现场控制，关注质量督导的全过程，随机应变，才能尽可能保证护理质量与安全，有效地控制偏差积累，提升护理管理执行力，满足患者需求，使护理管理质量始终处于一个不断改进、不断创新的过程。

（马岩）

第三章 护理信息管理

第一节 概 述

信息管理是对信息资源及其相关资源(如信息设备、信息设施、信息技术、信息投资和信息人员等)进行规划、预算、组织、指挥和控制的过程。护理信息管理是指在护理活动过程中收集、整理、加工、处理有关的数据、消息或情报。信息管理过程始于信息人员对用户的信息需求的分析,经过对信息源的分析、信息采集与转换、信息组织、信息存储、信息检索、信息开发和信息传递等环节,最终满足用户的信息需求。信息管理的核心是信息资源的开发和利用。

一、护理信息在护理管理中的作用

(一)护理信息的内容

护理信息内容可分为三大类,即护理业务及各项为诊疗服务的业务信息、护理管理信息、护理科学技术信息等,这三类护理信息相互交错,互为依据,相互制约。

1.护理业务信息

护理业务信息主要是患者的临床护理信息,具体内容包括如下。

(1)护理检查、诊断和护理计划。

(2)各种对患者的护理观察记录。

(3)整体护理执行情况记录。

（4）医嘱执行情况记录。

（5）护理值班、交接班病情观察记录。

（6）护理方式、患者心理、护理并发症记录。

（7）对患者进行咨询指导和预防知识教育情况记录。

（8）病房护理评价记录。

（9）护理操作常规和技术规范。

（10）护理质量、差错事故情况记录、讨论情况登记、上报材料等。

2.护理管理信息

护理管理信息主要是护理人员编制、人才梯队、护理业务与技术、临床教学科研、护理设备、护理经费及管理决策等有关的信息。具体内容包括如下。

（1）护理组织体制。

（2）护理人员编配及其结构状况。

（3）护理人事变动情况。

（4）护理操作常规和技术规范的执行情况。

（5）护理规章制度和标准化护理情况。

（6）护理工作状态。

（7）护理质量控制、差错事故管理和防范。

（8）护理业务技术考核情况。

（9）护理人员业务技术培训计划。

3.护理科学技术信息

护理科学技术信息主要指各种护理资料，包括护理情报、科技情报、护理期刊、护理书籍等。

（二）护理信息在护理管理中的作用

1.信息是医院护理管理系统的基本构成要素及中介

信息的传递和处理，信息协调地流通、有序地交换、有组织地利用，是医院护理管理的基础，是医院护理管理的资源、医院护理管理的内容，也是医院护理管理必不可少的手段；离开了信息管理这个中介，就不会有医院护理管理系统，也不存在医院护理管理活动。

2.信息是护理工作计划和决策的依据

正确的决策有赖于足够的可靠的信息,信息又是通过决策来体现其自身的价值的。重视信息、掌握信息、运用信息,既是保证护理管理各环节运行的基本前提和依据,也是保证护理管理活动达到预期目标的重要因素。

3.信息是对工作过程有效控制的工具

在执行计划的过程中,为保证目标的实现,必须对护理活动进行控制。控制的重要手段是反馈,反馈就是信息的回输。管理者根据反馈回的信息,判断计划是否稳定于惯性状态,发现偏差及时纠正,保证护理活动达到预期的目标。

4.信息是沟通、协调医院各部门的桥梁

信息沟通是管理工作的基础,通过沟通,把各方面的各层次的思想、行动、感情等紧紧联系在一起,融为一体,使工作协调,促使事业发展与人际关系和谐。所以,正确、及时有效的信息传递是沟通、协调医院各部门的桥梁。

(三)护理信息化

护理信息化是卫生信息化的一个组成部分。卫生信息化是指在国家统一计划和组织的推动下,在卫生组织中广泛运用现代信息技术(计算机、多媒体、网络、通信等),充分利用各种卫生信息资源,促进医疗卫生技术的开发、推广与应用,加速卫生服务现代化的过程。

二、护理信息的特点

护理信息除具有信息的一般特点外,还有其专业本身的特点。

1.生物医学属性

护理信息主要是与患者健康有关的信息,因此具有生物医学属性的特点。在人体这个复杂的系统中,由于健康和疾病处于动态变化状态下,护理信息又具有动态性和连续性。如脉搏汇集着大量的信息,既反映人体心脏的功能、血管的弹性,还反映血容量等信息。

2. 相关性

护理信息和多方面有关,涉及的部门和人员很多,各方面的密切配合很重要。护理信息包括护理系统内部信息和护理系统外部信息。护理系统内部信息,如护理工作信息、患者病情信息、护理技术信息等;护理系统外部信息,如医师要求护士共同治疗患者、医院各医技部门及科室要求护理配合及参与等信息。这些信息往往是相互交错、相互影响的。

3. 准确性

信息必须及时获取、准确判断、做出迅速的反应。医院护理信息的收集需要许多部门和人员的配合,加之护理人员分布广泛,给信息的收集和传递造成了一定的困难。护理信息中的一部分可以用客观数据来表达,如患者出入院人数、护理人员出勤率、患者的血压及脉搏的变化、患者的平均住院日等,而一部分则是来自主观的反应,如病情观察时患者的神志、意识的变化,心理状态信息。它们直读性差,需要护理人员准确地观察、敏锐地判断和综合地分析信息,否则,在患者病情危重、危及生命时,如信息判断、处理失误,会造成不可挽回的损失。

4. 大量性和分散性

护理信息涉及面广,信息量大,种类繁多且分散,有来自临床的护理信息,来自护理管理的信息,来自医师医疗文件的信息;有数据信息、图像信息、声音信息、有形和无形信息等。对这些信息进行正确的判断和处理,直接关系到护理质量和管理效率的提高。

三、护理信息收集的原则及方法

(一)护理信息的分类

1. 护理科技信息

护理科技信息包括国内外护理新进展、新技术,护理科研成果、论文、著作、译文、学术活动情报,护理专业考察报告,护理专利,新仪器、新设备,卫生宣教资料、护士的技术档案资料、护理技术资料等。

2.护理业务信息

护理业务信息主要有临床直接观察的护理信息,个案病例护理信息,病房护理工作基本信息(如医嘱信息、护理文件书写资料等),院内护理质量指标及原始材料,患者出入院、护理工作种类卡片,各种护理工作量统计表,各种日报表、月报表、季和年报表,各种护士排班表、护士考勤表等。

3.护理教育信息

护理教育信息主要包括教学计划、实习、见习安排、教学会议记录、进修生管理资料、继续教育计划、培训内容、业务学习资料、历次各级护士考试成绩等。

4.护理管理信息

护理管理信息包括护士的基本档案、三级医院评定标准、各级护理人员职责、院内外各种护理规章制度、各级护理技术人员工作的质量标准、各级护理管理人员的职责、各种护理模式的管理制度及各班护理人员的工作质量标准、护士长管理的资料信息等有关管理内容。

(二)护理信息收集的原则

护理信息收集的好坏直接关系到护理信息质量的高低。护理信息收集时要符合以下原则。

1.准确性原则

护理信息来源广泛,信息量大,内容复杂,有数据信息、图像信息、声音信息等,这些信息经常相互交叉、相互影响。因为护理信息直接关系着患者的生命和健康,所以必须准确、完整和可靠。

2.全面性原则

收集护理信息要全面,需要从患者、护理人员角度,从治疗、护理、科研、教学和管理等渠道,以及各种药品、设备和装置收集不同类别的信息,还要收集患者的生理、心理、社会、家庭等各方面的信息,做到全面收集信息。

3.时效性原则

因护理信息主要与人的健康和疾病有关,处于动态变化之中,故采集护理信息要注意时效性。护理信息的产生、采集、处理的时效性很重要:在日常护理工作中,护理突发事件难以预料且选择性小(如患者病情的变化等可随时发生),所以对这些信息必须及时获取、准确判断并迅速做出反应。

4.可靠性原则

护理信息的获取有难度,不易精确,大量信息来自患者的主观感受,如疼痛、恶心及一些心理状态等。护理人员应具有丰富的经验、敏锐的观察力和较强的分析判断能力,使得到的信息可靠。

(三)护理信息收集的方法

1.人工处理

人工处理是指信息的收集、加工、传递、存储都是以人工书写、口头传递等方法进行。

(1)口头方式:抢救患者时的口头医嘱和晨交班等。以口头方式传递信息,是较常用的护理信息传递方式。它的特点是简单易行。口头传递信息虽然快,但容易发生错误,且错误的责任有时难以追查。

(2)文书传递:文书传递是护理信息最常用的传递方式,如交班报告、护理记录、规章制度等,是比较传统的方式。优点是保留时间长,有据可查;缺点是信息的保存和查阅有诸多不便,资料重复收集和资料浪费现象普遍。

(3)简单的计算工具:利用计算器处理护理信息中的数据,常用于统计工作量、计算质量、评价成绩等,其局限在于无法将结果进行科学的分析,因此它已滞后于现代护理管理的发展。

2.计算机处理

利用计算机处理信息,运算速度快,计算精确度高,且有大容量记忆功能和逻辑判断能力,是一种先进的信息收集与管理方式。利用计算机进行信息管理可显著地节省护理人力并减轻护理工作负荷,改变以往护士手工抄写、处理文书的传统方法,使工作效率和护理工作质量显著地提高。目前,在护理信息管理中应用计算机管理系统的主要方面包括:①临床护理信息系统,主要用于处理医嘱、制订标准护理计划等;②护理管理信息系统,主要用于护理质量管理,如护士注册处理系统;③护理知识库信息系统,主要用于护理论文检索和护理诊断查询。

(王正瑶)

第二节　护理信息管理方法

一、护理信息管理的发展趋势

(一)网络化趋势

网络技术尤其是 Internet 的发展,不仅为护理信息管理带来外在技术形式的变化,更触发管理模式、思想上的根本变革。信息管理的网络化具有极为丰富的内涵,涉及护理管理过程、管理方法、管理范围、组织结构等方方面面,具体说来包括:①组织结构由等级式的金字塔结构走向扁平化的网络结构;②信息管理的对象范围由封闭走向开放;③护理活动(包括管理过程)由完全的序列活动走向合理的并行活动。

(二)智能化趋势

信息管理得到护理界普遍认可以来,智能化一直是其发展目标。智能化最初涉及护理领域中对物流控制的传统体力劳动自动化,逐步发展到对信息流控制的简单脑力劳动的代替,再到对信息、知识流控制的复杂脑力劳动的支持。随着信息管理的深入发展,智能化的内涵逐渐深化,重心也在不断改变,这种进化不断深入地将经验决策、管理转化为由智能化信息管理支持的科学决策,提高信息利用的深度。智能化信息管理的发展将以主动性、自适应性、自组织性、柔性为特征,建立更强有力、更多样化的护理信息管理的模型、智能决策支持系统的理论基础和框架。

(三)价值化趋势

价值化是护理信息管理的又一大趋势。价值化的信息管理使得护理组织的价值观结构日趋合理,突出了业务需要,获取并影响关键信息流,从而可以更为详细地评估和定义护理组织的发展需求。在价值化的指导下,护理组织最终可获得整体的、协同的、可持续的发展动力。

(四)人本化趋势

随着信息管理的深入发展,人们逐渐对信息技术不等于信息管理本身这一点取得共识,因此,信息管理的人本化趋势成为越来越明显的趋势。随着计算机技术及信息技术的发展和普及,信息技术对护理组织的影响会越来越大。信息技术不但直接影响着护理组织的结构、战略、业务处理过程及组织成员、组织文化,而且充当组织相关人员适应护理组织环境变化的媒介。

二、护理信息管理的类别

(一)护理行政信息管理

病区护士长可利用计算机进行排班、查阅出勤情况、考核护理人员工作质量,同时可以了解患者情况、医药费用、患者动态。护士长要制定相应的护理信息管理制度及护理信息使用制度,维护护理信息的真实性、可靠性;同时还要对护理人员进行计算机的应用与管理培训,防止数据的丢失或损坏,如必要材料的备份、定期对系统进行维修与保养等。

(二)护理业务信息管理

护理业务信息系统的内容有护理计划、患者病情、医疗计划、医嘱、患者饮食等,项目繁多,内容复杂,护理人员在输入护理信息时,一定要认真负责,按照统一规范的方法输入。要有专人负责定期对各系统进行整理,保证护理信息收集内容全面、格式正确。

(三)护理质量信息管理

将护理质量评分标准输入计算机,建立数据库,将护士长、科护士长、医院护理质量控制小组、护理部各项检查、护理工作报表等数据输入计算机,使信息得到准确、及时的存储。利用计算机将储存的信息进行运算、统计、分析后,可将各病室护理工作质量以报告的形式输出,准确地评价护理工作质量,便于护理管理,持续提高护理质量。

(四)护理科研信息管理

护理人员通过计算机建立各种信息库,如将特殊病例、科研数据、科研成果、新业务技术等输入计算机并储存,设立密码,以防止他人窃取或删除;利用计算机管理护理人员的科技档案,如对个人学习经历、学习成绩、论文及著作、发明、专利、科研成果等进行记录和统计,了解护理的科研状态和护理人员的科研能力,为晋升、深造、选派科研人才提供有力的依据。

(五)供应室信息管理

供应室是医院无菌器材的供应中心,主要承担清洁、消毒、保管和发放工作。利用计算机进行信息管理,可将物品的种类、数目、价格、发放情况、回收情况、使用后损坏情况输入,并提供有效的、可靠的管理信息。

(六)重症监护病房信息管理

监护病房收住大型手术后及严重创伤的患者,患者病情变化大、变化快,需要建立一个能对人体重要的生理、生化指标有选择性地、经常性地、连续性地进行监护的系统。这个系统必须具有信息储存、显示、分析和控制功能,通过以计算机为核心的监护系统,将主要的生化信息指标自动储存、显示、分析,及时发现病情变化并做出应急处理,同时也降低了护士的疲劳性观察,减少手工操作及主观判断造成的误差。

三、护理信息资源管理系统

护理信息资源管理系统,主要包括两方面的内容。

(一)信息资源管理的组织系统

从信息资源管理组织系统的角度看,信息传递和沟通涉及组织的每个成员:不仅是最高管理层发出信息,其他人接收信息;还是下级发出信息,上级管理层听取信息。组织的每个成员既是信息的发送者,又是信息的接收者。由于信息沟通对组织活动有着非常重要的作用,每个组织成员都要参与信息沟通的过程,因此,在组织中必须建立信息管理组织系统,以保证有效地沟通和传递信息。信息资源管理的组织系统来源于以下两个方面。

1.正规的组织系统

正规的组织系统是指按组织结构和管理层次来传递信息进行沟通的系统。在这种情况下,社会组织系统即为信息组织系统。这是社会组织内部信息沟通的基本渠道。如各部门之间的信息传递,各管理层次之间的指令下达和落实反馈等。

2.非正规的组织系统

非正规的组织系统是指不受正式的组织机构约束的组织成员个人间的信息沟通系统。非正规的组织系统不仅是正规组织系统的补充,而且大多数的信息沟通都是依赖非正规系统完成的。如果缺少非正式的沟通联系,信息组织系统就无法正常运转。

(二)信息资源管理的技术系统

"处理"概括了一切将数据加工成信息的具体数据操作技术,所以,信息资源管理技术系统即信息的一系列处理活动,信息处理由一些基本活动所组成。

(1)登录:又称数据采集,它意味着把客观事实用某种方式放入一个数据处理系统中。被登录的数据是准备用来处理成信息的对象。

(2)分类:就是区分类别。把具有同样特性的数据,放在同一类里或同一组里。反过来,如果知道某个类别本身的一些情况,那么也可以赋予这一类的数据以同样的特性。

(3)排序:把某些数据项按照所需的顺序进行有序的排列。经过排序处理后的数据具有一定的含义,所以排序本身也就是把数据转换成信息的一种处理。

(4)计算:对数据进行算术运算的处理。被登录的数据项与别的数据项可以进行加、减、乘、除和其他运算。

(5)摘要(抽出):把数据精简,并赋予新的含义。

(6)比较:用已知的量度对一些数据进行对比分析和逻辑判断。

(7)通信:把数据转换成信息,经过一系列处理活动后,把这些生成的信息及时送到需要者的手中。这种处理过程就是通信。

(8)存储:把信息保存起来,以便继续使用或以后使用,最终保证信息系统周而复始地循环下去。

(9)检索:寻找或查询数据。当用户提出具体需求时,对存储的数据进行搜索,从中寻找出满足用户要求的数据,这个过程就是检索。

四、护理信息管理工作流程

信息管理基本工作流程主要包括信息的收集、加工、传输、存储、检索和反馈等六个环节,依序构成了信息管理的全过程。

(一)收集

按预先设定的指标收集原始数据和记录,如护理部、病区及其他各临床科室的人、财、物,对业务管理范围内的各项信息进行收集。这一步通常比较简单,但十分重要,被收集的原始信息的全面性、真实性和可靠性不仅影响信息处理的其他方面,更影响信息本身的价值。

(二)加工

这是信息处理的重要步骤。它是指对被收集的资料进行校对、分类、排序、计算、比较、选择和分析等工作,如各项护理技术质量控制过程、患者从入院到出院全过程等信息的加工。经加工处理过的信息,更易被需要者利用。

(三)传输

传输是指将资料分析结果按表格形式或报告形式分送有关部门或管理者,护理信息经传输处理,就可以与外界和医院内部各部门之间进行信息的传递。

(四)存储

存储就是将经处理的信息分门别类地由专人或专门部门按一定的方式储存起来,以供日后查用,如护士技术档案、患者特护记录等信息的储存。

(五)检索

为便于查找储存的大量信息资料,应科学地建立起一套信息检索方法,如病案索引、文献资料索引等。

(六)反馈

将各种处理好的信息通过一定的方式送到需要者手中,如护理管理者或相应部门根据输送信息的情况,采取有关措施对信息来源做出奖惩反应。

当前医院护理信息管理的各种流程大多通过计算机网络系统完成。医院护理信息管理中应用计算机技术使护理管理工作逐步过渡已成为一种趋势。计算机信息管理方式在手工护理信息管理基础上发展起来。它是在信息管理理论和技术规范的指导下,依据护理管理制度和管理流程,采用计算机技术建立的一套护理信息管理系统。它能将护理信息管理工作流程中产生的大量信息及时地输入护理信息管理系统,快速准确地进行存储、分析、处理和按管理者的需要输出结果等,能真正实现护理工作的动态控制,也能为医院领导决策提供科学的依据。无论在信息处理的数量、质量,还是在实时性、动态性和可靠性等许多方面,这种方式与手工管理方式相比都具有无可比拟的优越性,因而它已经成为当前护理信息管理的一种趋势。

五、护理人员使用信息的管理

(一)提高护理人员对信息管理的认识

各级护理人员,尤其是护理部的工作人员要重视护理信息管理的重要性,自觉参与护理信息的收集、整理、分析、利用等。加强信息管理制度,实行护士长、科护士长、护理部主任分级负责,减少信息传递中的不必要环节,防止数据丢失。

(二)普及计算机知识

加强护士能力的培养,掌握计算机文字处理系统和数据使用等计算机基本知识,保证信息的完整、真实、及时,并对信息进行适当的保密。

(三)保证信息渠道的通畅

各级护理人员应对信息及时传递、反馈,经常检查和督促信息管理工作,对违反信息管理制度和漏报或迟报信息、影响正常医疗护理工作或造成患者受损的情况,应追究责任,并给予责任人严肃处理。

(四)改善护理人员的素质

组织护士学习新技术和新方法,提高护理人员利用先进信息技术为临床护理和护理管理服务的能力。

(张思跃)

第三节　护理信息系统

随着信息和网络高速的发展,医院信息系统(hospital information system,HIS)已是大中型医院医疗、教学、科研管理中不可缺少的现代化工具。它是应用计算机(网络),在医院里建立的一个对医院实施信息管理的系统。它包括三个最基本的组成部分,即信息管理、信号检测与分析、物资管理(储存和传输自动控制)。HIS是计算机技术、通信技术和管理科学在医院信息管理中的应用,是计算机对医院管理、临床医学、医院信息管理长期影响、渗透及相互结合的产物。HIS从面向管理到面向医疗服务的演变过程已经开始,20世纪90年代中期以来,随着高性能计算机系统和高速网络的出现,这种进展将更加迅速,也彻底改变了以往旧的手工管理模式,正向以患者为中心、以患者医疗信息为核心、以医疗指令为信息源的新的医院管理模式转变,真正体现出以电子病历和临床医嘱通信为基础的信息交换,从而提高医院信息化科学管理水平。

护理信息是医院信息的重要内容。由科学技术信息、护理业务及包括各项为诊疗服务的业务信息、护理管理信息在内的三类护理信息相结合形成的护理信息系统,其完善程度是护理科学技术水平和科学管理水平高低的决定因素。

护理信息系统(nursing information system,NIS)是医院信息系统的一个重要组成部分,是运用信息科学理论和计算机技术建立的处理护理有关信息的软件系统,是一个可以迅速收集、储存、处理、检索、显示所需的动态资料,并进行人机对话的计算机系统,其要素由信息、用户、计算机、模型、现代管理理论等组成。它把零散的信息变成系统信息并为管理决策服务。护理信息系统的主要任务是信息管理。它的处理对象是护理工作流程中的"信息",它的目标是实现护理管理的科学化,应用计算机技术提高护理学术水平和工作效率。系统的适用性、可靠性、科学性、先进性、法律效应性是医院信息管理系统开发的前提。

护理信息系统的开发和应用是护理发展的必然趋势。护理管理计算机化强调护理的人性化,是护士增加直接护理时间的捷径,是提高护理质量的保证。护理信息系统可显著节省护士人力并减轻护理工作的负荷,改变了以往护士手工抄写、处理文书的繁琐方法,使工作效率、护理工作质量有了显著提高,也使护理工作更加科学化、系统化、规范化和信息化。

二、构建护理信息化体系

护理信息化体系就是护理信息管理平台,主要体系包括护士工作站平台系统、护理专家系统、电子病历系统、静脉药物调配中心、护理后勤支持系统、远程护理系统、信息辅助管理体系等。

(一)护士工作站平台系统

护士工作站平台系统是医院医疗信息系统的核心子系统之一,包括医嘱系统、护士日常业务工作、病区管理、查询系统、日常物品耗材领取系统。

(1)护士站每台计算机均配备有医嘱系统,可直接输入医嘱,包括用药或治疗、检验或检查、手术费、医药费等。

(2)护士从医嘱系统界面可直视患者入院、转床、转科、出院情况。

(3)计算机软件系统将护士录入的医嘱自动分类,并生成相应规格的医嘱单、治疗单、饮食单、口服药单、检查项目单、费用明细单等,为了保证医嘱的正确性,系统提供医嘱复核功能,所有医嘱可直接打印,减少了护士的重复劳动。

(4)护理部日常业务工作主要依靠护士工作站平台来完成,科室每日所需物资、耗材、器械、药品等日常用物的申领均通过护士工作站平台系统即可完成,并经网络直接将数据传输至药剂科、物流中心、日用仓等相关部门,有效地节省了人力。

(5)以护士工作站平台系统为依托,日常病区所用各类物品、耗材均由计算机系统记录、汇总,给临床提供方便、快捷、准确的数据,护士长利用系统的查询功能能更好地进行病区各项管理(日工作报表、月科室护理质量自查上报、月科室护士技术档案、压疮上报、缺陷上报等)。

(二)护理专家系统

目前医院信息管理系统最令人瞩目的成果之一是护理专家系统。所谓专家系统就是利用储存在计算机内某一特定领域的专家知识来解决现实问题。随着医疗技术的飞速发展,护理要与医疗的发展同步,就必须提高配合医疗开展新业务、新技术的水平和素质。因此,开发护理专家系统,可以利用专家长期积累的丰富经验和知识,解决临床科室的重症疑难问题,提高护理工作质量,促进护理学科的发展。护理专家系统具有广阔的应用前景。

(三)电子病历系统

医院全面推行的电子病历系统(electronic medical record,EMR),分为临床病历录入系统、电子病历质控系统、电子病历管理系统、影像归档和通信系统。

1.临床病历录入系统

该系统包括:①患者的姓名、性别、入院、出院、转科等基本信息管理;②患者的各种病程记录;③患者的各种检查记录;④患者的各种护理记录(体温单、特殊护理记录单、护理记录单等)。护理人员利用电子病历系统可以检索、浏览、存储病历,利用模板快速、简洁地书写护理文书。

2.电子病历质控系统

该系统已成为医院高效管理病历的关键。质控部利用电子病历系统可以随时查询到各护理单元的信息,如住院患者总数、重症监护室患者人数、一级患者数、手术患者数、患者病情及病程记录、检验资料查询、护理记录等,通过对患者的综合信息的掌控来进行全院护理文书质量的实时监控。

3.电子病历管理系统

该系统能对患者的病历信息进行长期保存,在需要时能及时调出。病案室对电子病历档案进行分级存储,对出院患者的病历实行自动归档;归档后需要提取病历时,可提供恢复联机状态进行查阅,提升病历管理质量。

4.影像归档和通信系统

该系统通过医院信息管理系统和辅助检查系统将各科室的信息汇集在一起,不仅能记录患者病史、病程、诊疗情况等,还可以记录 CT、MRI、核医学、超声等影像图片和声像动态,完成以患者为中心的信息集成。

(四)静脉药物调配中心

静脉药物调配中心包括计算机网络医嘱传输系统、静脉药物配制、药物运送三大功能。运作流程:病房医师开出长期药物输液医嘱—护士将医嘱录入计算机—两名护士核对医嘱后发送静脉药物调配中心—静脉药物调配中心药师审核—打印瓶签—药师核对、摆药—配制人员核对后配药—药师核对、贴签—传送病区—护士核对、用药。

(五)护理后勤支持系统

护理后勤支持系统包括物流中心、日用仓、病区的保洁、运送、安全保卫工作。具体工作内容包括:①临床所需物资、耗材、器械、药品等日常用品的申领:通过护士工作站平台系统直接将数据传输至药剂科、物流中心、日用仓等相关后勤部门,相关部门将所需物资、药品按照计划每日送至病区;②运送系统:工作人员负责按照工作流程进入病区收送各类标本,接送一般患者做各种检查、治疗,临床科室药物运送、被服运送、医疗器械维修及各种物品的运送。

(六)远程护理系统

远程护理是利用远程通信技术、计算机多媒体技术及信息技术来传输医学信息以进行诊断和治疗、护理和教学的一门应用学科。它的开展有利于缩小地区之间护理发展水平的差距,缩小由于地区差异造成的护理人员发展机遇和水平的不平衡,实现护理资源的合理化配置。远程护理可使全国乃至全世界各地的护士通过互联网系统对疑难病例进行远程护理会诊或讨论,可使没有经验的护理人员在远程护理专家的实时指导下完成一项其从来没有经历过的护理活动(如新技术的操作等)。利用家庭监护仪及计算机网络系统,护士可实现对院外患者病情的远程监护和指导。

(七)信息辅助管理体系

信息辅助管理体系是指除了日常业务工作信息管理平台外,在护理工作、沟通交流中发挥巨大作用的信息平台,主要包括护理网页、BBS互动平台、院内网络公告系统、院内办公邮箱收发系统。这一套系统的应用保证了护理人员之间的信息沟通,使办公便捷、高效。

三、护理信息系统的应用

(一)住院患者信息管理系统

住院患者管理是医院管理的重要组成部分。这个管理过程耗用医院大量的人、财、物资源。护士需耗费大量的时间去办理收费、记账、填写各种卡片等间接护理工作。使用住院患者信息管理系统,患者办理住院手续后,病区护士工作站平台系统的计算机终端显示患者信息,有利于护士及时准备床单位,患者到病区后即可休息;刷患者信息卡后可打印患者一览表、床头卡等相关信息,并与药房、收费处、病案室、统计室等部门共享,这样既强化了患者的动态管理,又节约了护士的间接护理工作时间。

(二)住院患者医嘱处理系统

该系统由医师在计算机终端录入医嘱,在护士工作站平台系统的计算机终端中显示,经核实医嘱无疑问后,确认即产生各种执行积累单及当日医嘱变更单、医嘱明细表;确认申领当日、昨日、明日用药后,病区药房、中药房自动产生申领总表及单个患者明细表;药费自动划价后与收费处联网入账;住院费及部分治疗项目按医嘱自动收费。该系统由医师录入医嘱,充分体现出医嘱的严肃性、法律效应性。

(三)住院患者药物管理系统

该系统在病区计算机终端上设有借药及退药功能,在患者转科、出院、死亡及医嘱更改时可及时退药,并根据患者用药情况设有退药控制程序,避免人为因素造成误退、滥退药现象。

(四)住院患者费用管理系统

该系统根据录入的医嘱、诊疗、手术情况,在患者住院的整个过程中可以随时统计患者的费用信息(如患者的费用使用情况),科室在某一时间段的入、出院情况及各项收入比例,有利于调整费用的结构,达到科学管理。

(五)手术患者信息管理系统

该系统在外科各病区护士工作站平台系统的计算机终端输入手术患者的信息，如拟行的手术方式、是否需要安排洗手护士、是否需要特殊器械、手术时间、麻醉会诊邀请等，麻醉会诊后录入手术安排的时间、手术间号、麻醉及洗手人员名单、术前用药、特殊准备意见等，使病区与手术室之间紧密衔接。

(六)护理排班信息系统

该系统上设有护士长排班系统，可显示排班程序，进行排班、修改、打印，与护理部联网设立电子邮件，使信息沟通便捷。

护理信息系统在计算机专业人员和护理人员的共同努力下，将不断开发新的护理信息处理系统软件，使护士在护理信息处理中更方便、更科学、更完善。

四、护理信息管理系统的新发展

随着计算机网络技术的发展，临床上又出现了新的护理信息管理技术，如机构数据助理(enterprise digital assistant，EDA)，又称手持移动终端，作为一种信息载体在护理行业中已逐渐被推广使用。以下以手术室护理信息管理为例，介绍手术室移动护理信息管理系统的临床应用。

(一)手术患者的信息管理

1.患者身份识别和核对

系统主要采用条形码腕带、EDA 技术，应用 MORNIMS 软件，对手术患者进行有效的手术室护理信息管理。在患者办理住院手续时，由住院处统一打印患者的条形码腕带。腕带上有患者的姓名、性别、年龄、住院号、入院时间及供扫描识别的二维条码。当手术患者被送至手术室后，巡回护士利用 EDA 扫描腕带，核对手术患者信息，包括患者姓名、性别、年龄、床号、住院号、手术名称、手术部位、手术医师及各种资料等。手术患者进入手术室后，手术室护士首次与病房护士进行交接核对，EDA 扫描腕带的时间就是患者的准确入室时间。在对手术患者摆放体位前，巡回护士根据 EDA 显示的手术患者信息与手术知情同意书内容进行再次核对，并读出手术知情同意书上患者的姓名、手术名称及手术部位,与手术医师、麻醉医师一起进行最后一次核对,这也是手术患者进入手术室后第二次身份核对过程。通过此程序可以防止出现错误的手术患者、错误的手术名称和错误的手术部位。

2. 用药核对

巡回护士用 EDA 扫描手术患者腕带条形码和抗生素药物标签。如果信息匹配,系统自动完成核对程序,给药后,护士在 EDA 上输入滴速并点击执行就完成了给药程序;如果信息有误,护士将无法执行给药医嘱,屏幕显示该药信息不符。信息不符有以下情况:①患者对该药有过敏史或未做皮试;②药物名称不符;③药物浓度或剂量不符;④给药时间不符;⑤此药不属于该患者。如果术中需要临时使用其他药物,只需医师开出电子医嘱申请单,护士打印药物条形码后就可用同样方法立即执行医嘱。

3. 患者检查结果等信息的即时查询

护士可以在 EDA 上随时查询手术患者的各项检查、检验结果。时间可以选择当天、近 3 天、近 1 周和近 1 个月,选项上有检验、检查和医嘱查询 3 个项目。护士根据需要选择相应功能键即可查询结果。在抢救手术患者时,该功能的优势最为突出,能够为抢救生命赢得宝贵的时间。

(二)无菌物品的信息管理

无菌物品的信息管理主要包括手术器械的信息管理。它与手术患者的术后感染有直接联系,为了防止手术患者院内感染的发生,从根本上杜绝因手术器械等无菌物品的消毒灭菌、发放、使用等环节存在问题却不能确定相关责任人的现象。该管理重点关注 5 个环节,在每个环节均录入相关信息,通过 EDA 扫描无菌物品包的条形码,对手术患者的无菌物质量进行追溯。环节一是洗手护士将术后污染手术器械送到供应室进行交接,供应室护士使用 EDA 读取手术包上二维条形码标签信息,根据器械包显示的明细信息,核对实际接收的手术器械数目、种类,核对、接收正确后点击确定,系统自动记录清点日期、时间和接收人员信息。环节二是供应室护士将清洗后的器械进行分配包装,同时打印二维条形码标签,该二维条形码标签内已经记录包装人员的相关信息。环节三是供应室消毒员用 EDA 读取待灭菌物品的条形码后装入灭菌锅进行灭菌,此时系统录入消毒灭菌人员的相关信息。环节四是供应室无菌间工作人员将已灭菌的无菌物品通过 EDA 读取条形码后向手术室发放无菌物品,发放完毕后,手术室接收护士用 EDA 进行电子核对,核对正确后,点击接收即完成了核对和接收工作。环节五是当手术患者使用无菌器械包时,护士用 EDA 读取器械包上的条形码,直接读取该器械包的信息,巡回护士与器械护士清点器械、敷料和缝针的信息,同时录入手术室移动护理信息管理系统,完成无菌器械包与手术患者的直接关联功能。

　　无菌物品通过上述 5 个环节的循环过程后,系统内已经详细记录了相关的信息内容,主要包括每个环节相关责任人情况、每个无菌物品包的锅次、锅号、压力、温度和时间等,真正实现了环环相扣,责任到人,实现了全程均可追溯。

(三)术中护理记录、物品清点和护士工作量统计管理

1.术中护理记录管理

　　手术护理记录单在软件设计上分三大模块,即术前信息录入、术中信息录入和术后信息录入。手术患者的基本信息、手术号、手术医师、巡回护士和器械护士等计算机里已有的信息不需重复录入。护士可根据手术进展情况,分别进入相应模块,及时更新相关信息。

2.物品清点管理

　　手术室移动护理信息管理系统具备物品清点功能,EDA 读取器械包条形码后立即显示器械的数目和种类,护士根据电子清点单的内容逐项清点。当术中需要添加物品时,巡回护士点击添加键,选择缝针或敷料,并输入数字,即可完成内容添加,手术室移动护理信息管理系统内保留详细记录。手术结束后,巡回护士打印手术护理记录单、物品清点单并签名后存入病历。

3.护士工作量统计管理

　　手术室移动护理信息管理系统具有统计护士工作量的功能,按照手术大小,每月分别统计每名护士参加手术的时间及各类手术例数。如果需要查看具体操作,也可以点击查询输液、输血及导尿等数据,所有数据均客观、实时、准确、有效,并永久保存。

五、护理信息化管理的作用与优势

护理信息化体系的全面建立,涵盖了护理工作的众多流程环节,包括患者入院到出院的整个过程,是一个系统工程,实现了现代护理工作网络办公,对临床护理工作起到了积极的推动作用。

1. 优化护理流程

优化护理流程是信息化建设的主要运行机制,如在输液室通过流程优化,患者就诊缴费后,处方直接通过计算机传输到药房,药房通过输送带将药物直接发至输液室,患者直接凭借缴费发票即可到输液室输液。信息化的流程提高护理工作的效率,优化患者的就诊环境,真正做到了"患者不动,信息流动"。

2. 确保护士为患者服务的有效时间

护理工作以现代化的医院信息管理系统为平台,依托快捷、高效的后勤支持系统,通过信息化体系,实现了无纸化办公,网上阅片,网上获取各项检查结果,网上申购物品、药品、耗材,网上发送通知、报告,实现了护理人员工作时间不走出病区,以患者为中心,将主要时间用于对患者的护理。

3. 简化护理文书书写量

护理文书书写是临床护士主要的工作,文书书写包括护理记录、体温单、书写交班报告及入院评估记录等。护理文书的书写占用了大量的护理工作时间。护理信息化管理的推广,电子病历的全面推行,有效地减少了护士书写护理文书的时间。例如,以往体温单需要手工绘制,一旦出现错误,整页需要重新书写绘制;而电子病历仅需用鼠标在相应处点击一下,计算机即可自动连接线段,即使出现错误,更正即可。

4. 显著提升护理管理水平

护理信息化体系的建立,改变了传统的护理管理模式。护理管理人员在实施管理的过程中,通过计算机网络系统进行办公、数据统计、科室收支分析、记录、备案,利用计算机网络提供的各种信息实现科学的量化管理,利用信息分析并解决问题,使医院整体护理管理水平明显提升。

（赵晓琳　王卓　高磊）

第四章 护理教育管理

第一节 护理教育

一、教育的定义

广义的教育一般是指：凡是有目的地增进人的知识技能、影响人的思想品德、增强人的体质的活动，不论是有组织的或是无组织的、系统的或是零碎的都是教育。它包括人们在家庭中、学校里、亲友间、社会上所受到的各种有目的的影响。狭义的教育，即学校教育，是由专职人员和专门机构承担的有计划、有组织的以影响学习者的身心发展为直接目标的社会活动。学校教育与其他教育相比较，最主要的区别在于：①学校教育的目的性、系统性、组织性最强，因而可控性最强；②学校教育是由专门的机构、专职人员承担的；③学校的任务只有专门培养人，而这些人是取得入学资格的。

二、教育的要素

1. 教育者

从广义上说，凡是增进人们的知识技能，对受教育者的智力、体力和思想意识发挥教育影响作用的人，都可以称之为教育者。教育是教育者有目的的、有意识地向受教育者传授人类生产斗争经验和社会生活经验的活动。教育者是构建教育实践活动的基本要素，是教育活动的主导者。一个真正的教育者必须有明确的目的，理解他在实践活动中所肩负的促进个体发展及社会发展的任务或使命。教育者的根本特征，是他所从事的是一种以培养和教育人为目的的社会实践活动。

2.受教育者

受教育者是指在各种教育活动中从事学习的人，既包括学校中学习的儿童、青少年，也包括各种形式的成人教育中的学生。受教育者是教育的对象，是学习的主体，也是构成教育活动的基本要素，缺少这一要素就无法构成教育活动。受教育者有其自身的特征：第一，不同的人有不同的学习目的；第二，不同的人有不同的学习背景或者基础，并由此影响到各自的学习兴趣、能力或风格；第三，不同的人在学习的过程中所遭遇的问题与困难不同，因此，进行有效的学习所需要的帮助也不同；第四，不同的学习者对于自身学习行为的反思、管理意识与能力不同，从而影响到他们各自的学习效率和质量。学习是一种高度个性化的活动，教育者要想成功地促使受教育者有效学习和高效学习，就必须在把握受教育者间的共性的同时，花大力气把握他们彼此之间十分不同的个性。从一定意义上说，对受教育者个性的把握程度，决定了教育有效性的大小与教学所能达到的境界的高低。

3.教育措施

教育措施是实现教育目的所采取的办法，它包括教育的内容、教育方法与组织形式和教育手段等。教育的内容是教育者用来作用于受教育者的影响物，它是根据教育的目的，经过选择和加工的影响物。人类积累了各种丰富的经验，教育内容是挑选那些符合教育的目的、最有价值和适合受教育者的身心发展水平的影响物。教育内容是教育活动的媒介，是教育者和受教育者互动的媒体，也是教育者借以实现教育意图、受教育者借以实现发展意图的媒介。教育工作的全部要旨就在于充分和有效地利用这个媒介来直接促使受教育者的最大发展，并间接满足整个社会的最大发展需要。在不同的历史条件下，教育的内容有所不同；对不同的教育对象，教育在内容上有所不同。

三、护理教育学

(一)护理教育的概念

护理教育是指护理教育者根据社会和护理专业发展的需要，对学生进行有目的、有计划、有组织地传授知识,培养各种能力和专业态度,使其成为人类健康服务的专业人才的活动。护理教育起始于护理实践,而护理实践的起源则依赖于医学的实践活动,逐渐发展到独立的学科体系,成为医学领域的重要组成部分。护理教育同临床护理、护理管理一样,均为护理学科的重要范畴。护理教育担负着为社会培养护理人才的使命,既来源于护理实践,又往往先于护理实践,汇集临床护理发展之精华使之得到继承与发展,以指导和推动护理事业的不断发展,因此护理教育关系到 21 世纪的社会健康事业的发展。

(二)护理教育学的概念

护理教育学是护理学与教育学相结合而形成的一门交叉学科,是一门研究护理领域内教育活动及规律的应用学科。护理教育学是护理专业教师、临床教学人员和健康教育者的必修科目。在护理院校中,护理专业课的教学,如护理生理学、社区护理学、临床内科护理学、临床外科护理学等通常由护理院校毕业留校的老师或临床的护理教师担任。护理教师有责任向学生传授护理专科知识、培养护理技能、帮助和引导学生形成积极的专业价值观。教师们只有了解和掌握了护理教育学,才能有效地促进学生学习,才能达到教学目标。从事护理教育的工作者理应承担起培育社会卫生事业发展所需的护理人才的重任,使教育的功能得到充分体现。

四、护理教育的基本特点

护理教育是建立在普通教育的基础上,以培养护理人才为目标的专业教育。护理教育培养的是服务于人类生命与健康的专业人才。一方面,护理教育与普通教育一样,都具有教育的基本属性;另一方面,由于护理专业学科特性、岗位特性及工作内容的特性,护理教育有别于普通教育及其他专业教育的固有特点。

1. 护理教育的科学性

护理学是综合了自然科学、社会科学及人文科学的一门应用性学科,是研究有关预防保健与疾病防治过程中护理理论、护理技术和护理方法的学科。护士通过学习解剖学、生理学、病理学、药理学等医学基础知识,才能观察与辨别生理与病理的变化,提供正确的病情记录,协助医师做出正确的判断,实施有效的治疗与护理并判断护理效果。

2. 护理教育的实践性

在促进人类健康服务中,护士通过开展护理实践活动得以实现。通过基础护理技术、专科护理技术的学习和训练,形成其独特的职业技能,帮助患者减轻痛苦、恢复健康。因此,在教学的过程中,许多护理知识与技能的学习必须通过对患者的直接护理行为来体现,这就决定了护理教育不可能单独在学校、在课堂上完成。护理教育依赖于教学医院、社区卫生服务中心的支持与配合。这对护理的教学组织安排、教学方法的选用与改革提出了特殊的要求。

3. 护理教育的人文性

随着医学护理模式的转变和整体护理思想的确立,护理的目标已指向不仅使护理对象在身体方面健康,而且在心理、情感和社会方面达到健康状态。因此,护士必须通过学习心理学、社会学等,才能进一步了解和认识影响健康的因素,帮助服务对象解除因疾病产生的心理、生理问题,并以良好的护理职业素养,提供优质的、满足服务对象心理需求的护理。

五、护理教育教学方法

教学方法是师生为完成一定的教学任务,在共同活动中所采用的教学方式、途径和手段的总称。教学方法包括教师教的方法(教授方法)和学生学的方法(学习方法)两大方面,是教授方法与学习方法的统一。教学方法不仅受教学目的和教学内容的制约,同时还受到一定社会、一定时代的教学目标及内容的制约。此外,教学方法还受到学生认识发展规律的制约。护理教育中常用的教学方法主要包括以下几种。

(一)以语言传递为主的教学方法

以语言传递为主的教学方法,是指以教师和学生口头的语言活动及学生独立阅读书面语言为主的教学方法。教育者与受教育者之间信息的传递大量依靠书面语言和口头语言来实现。教学效果主要取决于教师是否具有良好的口头表达能力和学生是否具有较强的阅读书面语言的能力。护理教育中以语言为主要传递形式的教育方法主要有讲授法、谈话法、讨论法、读书指导法。

1.讲授法

(1)概念:讲授法又称"口述教学法",是指教师运用口头语言系统连贯地向学生传授知识,进行教育教学的方法。由于通过讲授法可以在短时间内向学生传授较多的知识,因此,长期以来讲授法是一种基本的教学方法,常和其他的教学方法配合使用。讲授法可分为讲述、讲解、讲演三种。讲述一般用于教师向学生们叙述事实材料或描绘所讲的对象。讲解是教师向学生解释、说明和论证事物的原理、概念和公式等。讲演则要求教师不仅要向学生系统而全面地描述事实,而且要深入分析和论证事实,通过分析和论证来归纳和概括科学的结论。它比讲述、讲解所涉及的问题更深,所需要的时间更长。在课堂教学中,这三种方法常常结合起来一起运用。

(2)讲授法的优缺点。

优点:①教学效率高。短时间内向众多的学生同时传授较多的知识信息。②教学支出经济。相对于其他教学方法,讲授法成本低。③教师运用方便。讲授法不受时间和空间的限制,在任何时间和场合都能进行。④教师可充分发挥主导作用。教师可根据自身的教学能力,将医学和护理学等知识科学连贯地传递给学生。

缺点:①以教师为中心,单向传递知识,忽视了学生学习的自主性、参与性及个体差异,不利于综合素质的培养。②学生注意力集中的时间有限,连续听课会使学生感到疲劳、乏味、枯燥。③面对大多数学生,难以因材施教。④提供理论性、总结性的知识多,不利于培养学生的自学能力。

(3)增进讲授法教学效果的措施:①教学内容应充实,结构清晰。教学内容应根据教学大纲设定,可适当地添加前沿知识,介绍科研动态,开阔学生视野,注意启发式教学。②教师思路应明确,有目的地讲授。在大纲的指导下,根据教材的内容有目的、有重点地讲解,切忌漫无目的、不着边际、即兴发挥。③教授时注意理论联系实际。护理是一门实践性很强的学科,教师不仅要讲解理论产生的实际根据,还要注意说明理论在实践中的具体应用。④注重教学语言的表达技巧。将教案、讲稿的内容转化成口头的教学语言,力求通俗易懂,但口语化并非方言化;注意语音、语调的变化,使语言具有特殊的表现力与感染力;注重教学语言的科学性和讲解性,语言要符合科学和事实,对重点、难点要注重重复和强调;讲究教学语言的专业性、逻辑性、艺术性。⑤掌握教学中非语言性的表达。非语言表达系统是由副语言、手势、面部表情、眼神、体态等组成的。非语言行为能帮助教师表达难以用语言表达的情感和态度,加强语言的感染力。

2. 谈话法

(1)概念:谈话法又称问答法、提问法,是教师根据学生已有的知识和经验提出新的问题,引起学生积极思考,通过师生之间的问答得出结论,是获得知识和发展智力的教学方法。从心理机制方面看,谈话法属于探究性的,可使学生由被动学习变为主动学习,激发学生独立思考问题的能力。谈话法可用于护理学科的各门课程教学,同时也适用于临床参观、见习和实习等现场教学形式,易于使学生保持注意力和兴趣。谈话法是一种以问题引导学生获取知识的教学方法,问题的设计是运用该法的关键。

(2)谈话法的优缺点。

优点:激发学生思维活动,调动其积极性。学生可通过独立思考获取知识,利于培养学生的语言表达能力和独立思考能力。

缺点:谈话法耗时较多。教师提问不科学、不得要领,易导致讨论停留于形式,起不到促进和激发学生思维的作用。

(3)增进谈话法教学效果的措施:①谈话前,教师应以教学目标为指引、以教学内容为依据,精心设计问题。②问题应包括基本概念、基本原理,也要涵盖教材中的难点和重点的内容,并且要具有启发性。③教师设计问题时应考虑到学生的知识水平和心智发展水平,做到问题难易适当。④教师应注意谈话的过程要围绕谈话的题目、线索和关键问题进行。⑤注意谈话节奏,根据问题的多少、难易和提问对象的学习层次来掌握时间。⑥提问面向全体学生,鼓励学生大胆谈论自己的观点和认识,对回答得好的学生应予以鼓励,对回答不正确或不全的学生也不能随意指责批评。

3. 讨论法

(1)概念:讨论法是学生在教师的指导下,通过集体训练(小组或全班)的组织形式,围绕某个题目发表自己的看法,从而相互启发、搞清问题的一种教学方法。讨论法既可以用于阶段复习,巩固原有的知识;也可用于学习新知识,尤其是有探讨性、争议性的问题。讨论法可分为全班讨论或小组讨论,讨论的问题可以预先准备或临时穿插。讨论法为一种双向的互动式教学,学生参与程度高。讨论小组可采用不同的方式进行分组,如自由组合或按座位、按单双数、按观点等分组。

(2)讨论法的优缺点。

优点:①有助于师生之间交流思想,互相启发,共同切磋学术,集思广益,利于发挥群体智慧共同研究问题。②加深师生之间和同学之间的了解,发展人际交往的技能,对培养学生的思维能力、语言表达能力,以及运用理论知识解决问题的能力均有较好的效果。③加深学生对知识的理解,激发学生思考问题,提高学生的思维能力。④培养学生的团队协作精神和对团队的责任心。

缺点:①讨论法耗时较多,组织不当时可能偏离教学目标。②低能力或不善表达的学生易处于被动地位。

(3)增进讨论法教学效果的措施:①在讨论之前明确讨论的目的和要求。讨论的题目要有可争辩性和可讨论性。②教师在讨论前制定一定的规则,并对讨论的过程给予适时控制,保证讨论的质量和效率。③讨论小组不宜过大,一般每组5或6人为宜,最多不超过12人,理想的人数视活动方式的不同而定。④明确教师角色,给予适时组织协调和引导,把握控制好现场气氛。⑤讨论结束时,做好总结。教师注意总结学生在讨论过程中的表现和讨论的结果,并对讨论的结果进行分析,对新奇、有趣的观点给予肯定。

4.读书指导法

(1)概念:读书指导法是指教师指导学生通过阅读教科书和参考书,以获取知识,培养学生自学能力的教学方法。读书指导法还可以弥补教师讲解中的不足。教师指导学生读书,包括指导学生阅读教科书、使用工具书和阅读课外书籍。阅读的方法通常有两种:一是泛读,即快速阅读的方法,目的是为了了解阅读材料的中心思想,或是寻找某种资料的方法;二是精读,即围绕一个中心阅读的方法,是对学习内容系统学习、反复领会,以求融会贯通。教师可根据学习的需要将精读和泛读做不同的组合。

（2）读书指导法的优缺点。

优点：利于培养学生的自学能力，养成读书和独立思考问题的习惯。

缺点：读书指导法受学生以往经验、知识水平和认识方法的影响。

（3）增进读书指导法教学效果的措施：①明确阅读目的、要求，给出思考题。思考题应围绕教学的重点、难点和关键问题，侧重对基本概念、基本理论的理解。②选择适合学生理解和阅读的参考书籍，题材应多样化，以拓展学生视野。③教师应指导学生做好读书笔记。读书笔记常用的形式包括摘录、提纲、概要等。摘录是抄写书中精妙的句子、主要事实的论述及结论等。提纲是对于阅读的主要内容和中心思想的基本概括。概要是用自己的语言组织、概括阅读的内容。④指导学生制定和完善阅读计划。教师应定期组织读书报告会、座谈会等交流读书心得。

5. 自学指导法

（1）概念：自学指导法又称学导式教学法，源于美国心理学家斯金纳的"程序教学"。自学指导法的核心是由教师讲授为主转为以学生自学为主，教学的中心由教师转为学生。自学指导法特别适用于学生有一定的基础知识而新的学习内容难度不大，运用时以小班教学为宜，并应选择适合学生自学的教材。

（2）自学指导法的优缺点。

优点：①学生可根据自己的学习需要进行个性化学习。②学生的学习有更高的智力活动成分。③有利于学生知识体系的内化。④对学生自学能力的培养有较大的促进作用。

缺点：①接受知识的效率可能较讲授法低。②缺乏课堂气氛。

（3）增进自学指导法教学效果的措施：①根据不同的教学目标精心选择和准备学习的活动、内容和媒体资源等。②及时获取学习知识的反馈信息，了解学生的学习情况。③通过各种途径与同学及时交往，以便指导、帮助学生获取知识。

（二）以直接知觉为主的教学方法

以直接知觉为主的教学方法，主要是指教师通过对实物或直观教具的演示、组织教学参观等，使学生学习知识，形成正确的认识方法。护理教育中以直接知觉为主的教学方法主要有演示法、参观法等。

1. 演示法

(1)概念:演示法是教师通过向学生展示实物、直观教具或示范性的操作、实验等传授知识和技能的一种方法。根据使用演示教具类型的不同,演示法分为 4 类:实物、标本和模型实物演示;图片和图表的演示;实验及实际操作的演示;幻灯、录像、录音和教学电影的演示。根据教育要求,演示法可分为两类:单个或部分物体或现象的演示和事物发展过程的演示。

(2)演示法的优缺点。

优点:①易获得丰富的感性资料,加深对学习对象的印象,激发学生的学习兴趣,集中学生的注意力。②通过演示,使复杂的操作过程变得很容易理解,便于学生理解和巩固学习的知识。③演示的视觉效果有助于对内容的形象记忆。④专家通过演示,可以形成技能操作的模式。

缺点:①练习过程重复多次后,变得枯燥无味。②高耗材限制练习次数。

(3)增进演示法教学效果的措施:①根据演示内容选择合适的演示工具,提高演示熟练度,如果是示范实验,则要预先进行操作。注意演示的教具不宜太多,避免学生"走马观花"。②演示前,明确演示的目的和要求,让学生带着目的和任务去观察操作的每个步骤。注意演示速度,注重演示流程,全程演示,突出重点,演示过程中及时提出思考问题。③演示应与讲解、提问密切结合,引导学生边看边思考,使学生在获得感性认识的同时,加深对相关概念、原理的理解。④注意合理的安排演示完毕后的练习。根据学生的年龄、技能的复杂程度和劳累程度、特定的任务目标、学生的经验和水平、练习的环境,决定练习的频率和方式。⑤演示要适时,根据授课内容把握演示时机。不应过早地展示教具,以免分散学生的注意力,削弱新鲜感,降低感知兴趣。演示完毕注意及时收起教具。

2. 参观法

(1)概念:参观法是教师根据教学要求,组织学生到现场,观察、接触客观的事物和现象,以获得新知识和巩固、验证已学知识的一种教学方法。根据教学过程中安排的时间不同,参观法分为 3 类:预备性参观,一般在讲授某一科目前先组织学生参观有关的事物;并行性参观,是在讲授某一科目的进程中,为了使理论与实际更好地结合起来而进行的参观;总结性参观,是指讲完某一课程后,组织学生参观已讲过的内容。参观法是护理教学中常用的方法。

(2)参观法的优缺点。

优点:①有利于理论知识与实际临床实践紧密相连,帮助学生更好地领会课本所学的知识。②拓展学生的知识面,开阔视野,发现未知,激发求知欲。③帮助学生在临床实践中,获得生动的专业思想和职业道德教育。

缺点:①组织实施困难,受到医院实际环境的限制。②学生易脱离参观队伍,把注意力放在与本次主题无关的其他临床事件上。

(3)增强参观法教学效果的措施:①根据教学大纲制定明确的教学目的及要求。②参观前要确定参观的地点和内容,根据实际情况制定合理的参观程序。③教师应明确参观的目的、具体要求、观察对象、进行的步骤和注意事项。④参观时注意引导学生有目的、有重点地参观,适时提问,做好记录。⑤参观结束后教师检查参观计划完成情况并进行总结。要求学生整理参观笔记,对知识点进行概括和总结,指导其写出参观报告。

(三)以实际训练为主的教学方法

以实际训练为主的教学方法,是以形成技能、行为习惯和发展学生实际运用知识的能力为主的一类教学方法。该方法是以学生为中心,强调手脑并用,让学生通过各种实际活动来逐步形成和发展自己的认知结构,教师则起辅助作用。护理教育中以实际训练为主的教学方法主要有实验法、练习法、实习作业等。

1. 实验法

(1)概念:实验法是学生在教师的指导下,运用一定的仪器、设备进行独立作业,以获取知识,培养动手能力的一种教学方法。实验法是通过亲自观察和操作获得直接经验,可分为3种:演示性实验、验证性实验和设计性实验(又称开发性实验)。演示性实验一般在新课前进行,让学生对新课有感性的认识;验证性实验常在课后进行,目的在于验证课本所学;设计性实验一般在学生具备一定的基础理论和实验技能的基础上进行,难度较大,综合性强,研究性突出。

(2)实验法的优缺点。

优点：①培养学生正确使用仪器进行科学实验的基本技能，以及初步的科研能力。②有助于培养学生开展科学研究的兴趣，养成严谨求实的科学态度和科学精神，发展学生观察问题、分析问题和解决问题的能力。

缺点：①实验的效果受到实验器材和实验场地的影响，精密的实验对器材要求较高。②实验器材及耗材的费用较高。

（3）增强实验法教学效果的措施：①实验前应备有实验计划，实验计划应根据教学大纲和教材编写。②教师应进行必要的预实验，以便对实验中可能出现的问题做到心中有数。③实验开始前，教师应仔细检查实验所需的仪器、设备和实验材料，保证实验安全顺利地进行；向学生简明扼要地说明实验的目的、要求、原理、操作过程及仪器、设备的使用方法，必要时进行演示。④对同学进行合理分组，一般以 2~4 人为宜，并分配好小组学生需使用的仪器、设备及实验材料。在巡视的过程中，对困难较大的小组和个人则给予个别化指导。⑤做好实验小结。实验结束后可先指定学生报告实验进程和结果，然后由老师做出概括和总结，分析实验中存在的问题，提出改进意见，指导学生写出实验报告并进行审阅和批改。

2. 练习法

（1）概念：练习法是学生在教师的指导下完成某些动作或活动，以巩固知识和形成技能、技巧的教学方法，在护理专业各科教学中被广泛应用。练习法的种类包括听说练习，解答问题练习，绘图、制图练习，操作技能练习。

（2）练习法的优缺点。

优点：①帮助学生巩固所学知识，并把知识转化为技能、技巧。②培养学生认真工作的态度和克服困难的毅力。

缺点：单一、重复的练习容易使学生产生厌倦的心理。

（3）增强练习法教学效果的措施：①向学生讲解每次练习的目的和要求。②指导学生掌握正确的练习方法，提高练习的效果。③在学生练习的过程中，指导教师注意巡视，查看练习效果，及时做出指导。④练习结束时，指导教师要注意总结和讲评。

3. 实习作业法

(1)概念:实习作业法又称实践活动法,是教师根据教学大纲要求,组织和指导学生在校内外从事实际操作活动,将书本知识应用于实践的教学方法。

(2)实习作业法的优缺点。

优点:①能够将理论和实践、教学与临床症状相结合,有利于巩固和充实所学的理论知识。②有利于培养学生的实际工作能力。

缺点:实习的效果受到临床工作环境的影响。

(3)增强实习作业法教学效果的措施:①实习的内容应以教学大纲为依据,在相应理论的指导下进行。②实习前要做好实习作业的计划。③实习结束时,教师注意评阅学生的实习作业和评价学生的实习效果。

(四)以陶冶训练为主的教学方法

以陶冶训练为主的教学方法,是指教师根据一定的教学要求,有计划地使学生处于一种类似真实的活动情境中,利用其中的教育因素综合地对学生施加影响的一类方法。特点是学生在不知不觉中接受教育。护理教育中以陶冶训练为主的教学方法主要有角色扮演法、情景教学法等。

1. 角色扮演法

(1)概念:角色扮演法是指教师根据一定的教学要求,有计划地组织学生表演和想象情境,启发及引导学生共同探讨情感、态度、价值、人际关系及解决问题策略的一种教学方法。学生可根据自己的角色特征自由想象与发挥。学生扮演自己的角色时,其余学生就可以观察和分析表演的行为,这种教学方法能够唤起学习者的感情和激情。

(2)角色扮演法的优缺点。

优点:①学生参与程度高,学习兴趣大,在不知不觉、潜移默化中受到教育,获得真实的体验,形成真实的认知,发展积极的情感。②有助于学生对复杂人类行为的理解。③有助于学生发挥主观能动性,加深对所扮演的人物或事物的理解。④增强学生的观察能力。

缺点:①部分学生羞于表达或角色不适应,影响教学效果。②学生表演太戏剧化,脱离教学内容,使内容失去真实性、可信性。③部分内容不能靠学生的角色扮演法来掌握。

(3)提高角色扮演法教育效果的措施:①明确角色扮演的目的,扮演在小范围内实施。②扮演前教师应了解每位学生对角色的理解程度,适当引导,注意学生自身的发挥。③教师应向学生明确扮演时间,最好将扮演时间控制在 15 分钟以内,扮演过程中,教师不应催促学生。④扮演完毕,鼓励学生共同讨论对人物或事物的看法,写出或说出心得体会。⑤不要把重点放在表演能力上,更多地关注活动中学生学到了什么。

2.情境教学法

(1)概念:情境教学法,又称模拟教学,是指通过设置具体生动的模拟情境,以激发学生主动学习的兴趣,帮助学生巩固知识,学习特定专业场景中所需的技能、技巧的教学方法。情境教学法常用于专业课的临床教学及训练,是护理理论课的重要补充和延伸。情境教学法应用主要有 3 种形式:一是使用教学器材开展情境教学;二是通过角色扮演开展情境教学;三是借助计算机辅助系统开展情境教学。

(2)情境教学法的优缺点。

优点:①具体逼真、生动活泼的模拟情境,有利于激发学生的学习兴趣,提高学生参与的积极性。②通过模拟临床各种真实的情境,可以使学生体验到专业人员(护理人员)的角色、作用、处境、工作要领,接受一定的专业素养训练。③通过模拟情境,可以减轻学生进入真实工作情景的焦虑情绪。④为应对模拟情境中的事件,学生必须将所学的知识迁移到模拟情境中,有利于提高学生对实际问题的预测和解决问题的能力;⑤学生可以从模拟活动中得出的结论或结果中领悟到事件或事物的发展演变规律,帮助学生理解和巩固已学知识。

缺点:①学生容易把主要精力集中在事件的发生、发展过程上,而忽略对深层次理论问题的思考。②模拟情境中遇到的问题与现实医疗环境存在一定的差距。③教师较难控制学习过程。

(3)增强情境教学法教学效果的措施:①要对情境教学进行系统的方案设计。情境教学法应用步骤包括设计情境教学方案,准备场景与器材,公布情境课题与背景资料,分配情境教学中模拟的角色与演练任务,情境演练准备、实施、效果验证,教师讲评,组织撰写情境演练报告。②要重视教学手段的丰富和教学设备的利用。为了创造有情之境,教师选择趣味性较强的教学方式(如游戏、演讲、表演等)导入新课,利用图像、多媒体、办公自动化实训室等教学设备来辅助教学,并采用分组式、"结对子"等形式组织课堂教学活动,尽量做到通过课堂教学手段的多样性来活跃思维,创造趣味盎然的学习氛围,从而激发学生的学习兴趣。③注重对考核方式的改革。可把学生成绩的评定分为3个部分:一部分为期末考试;一部分为学生上课时综合能力展示,即课堂讨论、演示参与;一部分为平时作业成绩,包括情境设计方案及日常作业。对学生成绩的合理分配,有利于调动学生参与教学的积极性,同时提高学生活学活用课本知识以解决实际问题的能力。

(五)计算机辅助教学法

计算机辅助教学法(computer aided instruction,CAI)是指以计算机为工具、以学生与计算机的交互式"人机对话"方式进行的教学方法。计算机辅助教学系统由计算机系统、教师、学生、教学信息或多媒体教材等组成。与以往任何一种先进媒体的应用相比,多媒体技术的引入,使传统的教育方式发生了更深刻的改革,教育质量和教学效率也有了显著提高,其中最关键的因素是多媒体信息对教育有着巨大的促进作用。与传统教育相比,多媒体技术可以直接把现实世界表现出来。随着多媒体技术在教学中应用的日益广泛,多媒体的发展方向趋于工具化、智能化、网络化。根据其功能的不同,CAI可分为操作和练习、个别指导、模拟、教学游戏、问题解决等5种基本教学模式。

1.计算机辅助教学法的优点

(1)计算机辅助教学系统能将抽象的教学内容具体化,枯燥的教学内容生动化、形象化,有利于激发学生的学习兴趣,帮助学生较快地掌握相关知识。

(2)计算机辅助教学系统实现了复习和考试的标准化,并对学习效果提供及时的反馈和强化,极大地方便了学生学习。

(3)学生可根据自己的学习要求选择合适的教学课件,每个课件提供不同的学习模式,因此计算机辅助教学可实现个体化教学。

（4）利于教学资源的传播与交流。多媒体课件是教师心血和智慧的体现，可通过网络技术或其他通信手段广泛传播，便于学生自学和教师交流。课件以可长期保存的电子文档方式记录教师积累的教学经验和成果，其保存和应用将成为教学生命的延续，为课程的建设和发展积累过程性资料。

（5）计算机辅助教学系统能够呈现单纯的文字、数字等字符教学信息，还能输出动画、视频、图像和声音，做到教学信息的图、文、声并茂，增强了信息的真实感和表现力。

2.计算机辅助教学法的缺点

（1）计算机辅助教学不能提供学生身心发展所需的非智力因素，缺少个人感情的交流融合，不利于团队精神及语言表达能力的培养。

（2）计算机能实现大容量、高密度的信息交换，教师在利用计算机辅助教学时将与课程有关的所有材料事无巨细尽数罗列，或任意合并教学单元，一节课中出现过多的概念、原理及定律，过分加大课堂的容量，变成现代化的"注入式"教学，但受课时限制，只能加快单位时间传输的信息量。大量多媒体信息包围学生，学生难以接受，无法对知识进行"同化""顺化"，直接影响到学生对所学内容的理解。

（3）限制了学生思维，影响师生互动。一些教师在教学课件中使用直观形象素材，使学生丧失了想象的空间，约束了学生思考的广度和深度。教师操纵演示课件，展示问题答案，学生按照预先设定的模式、思路、线索进行人机交互，没有足够的时间深入思考，只能顺应设计者的思维方式做一些简单的应答，学生成为课件的欣赏者和旁观者，课堂缺少师生思维和灵感火花的碰撞，遏制了学生思维能力尤其是求异思维的发展，不利于培养学生的想象力和创造能力。

3.增强计算机辅助教学法效果的措施

（1）课件的内容应根据教学目标设定，课件尽可能真实化、形象化、生动化。

（2）注重教师素质的培养，对教师进行计算机知识的培训。

（3）将优秀教师与专业软件人员有机结合：优秀教师将教材的重点、难点及突破方法的设想、构想与专业编程人员沟通，专业人员用其技巧来完成教师的设想。

（六）以问题为基础的教学方法

1. 概念

以问题为基础的教学方法（project based learning，PBL），是一种以临床问题激发学生学习动机并引导学生把握学习内容的教学方法，由美国神经病学教授巴罗斯于1969年在加拿大麦克马斯特大学创立，在国外医学教育与护理教育领域中得到较为广泛的使用。解决问题不是教学目的，它仅是一个载体。学生在解决问题的过程中，学习必要的知识，学会正确的临床思维和推理方法，培养自学能力。根据PBL的组织结构和课程设置的不同，PBL分为经典PBL和非经典PBL。

经典PBL是一种导师制的小组教学形式，取消了班级的形式，由6或7名学生组成学习小组，每组配备1名导师，实行导师制。在此模式中，以学科为界限的传统课程设置被打破，取而代之的是围绕患者疾病问题所编制的综合课程。非经典PBL基本上仍以班级为形式，以学科为界限编制课程，由1名任课教师组织学生进行班内小组讨论。严格来说，这种方法并非完整意义上的PBL，但它的理念、步骤及基本方法仍然与经典PBL一致，同样也能促进和提高学生的临床推理、批判思维和自学等多方面能力。从心理机制来说，此方法是属于探究性的，能激发学生的思维活动。教学的基本组织形式为小组教学，学生需通过团队合作来共同解决问题，因而可锻炼学生的团队合作、团队管理和沟通能力。因此，PBL已不单纯是一种教师教书育人的"教"的方法，它更强调的是一种以学生为中心的、以培养学生的学习能力为目的的"学"的方法。

2. 以问题为基础的教学方法的优缺点

（1）优点：①强调调动学生的主观能动性，让学生自己寻找解决问题的方法，并在解决问题的过程中学习知识和技能。②可有效地促进学生自学、综合分析及独立工作能力。

（2）缺点：①学生对PBL教学模式的普遍反映是课时过长，时间消耗太多。②PBL教学模式提倡以临床问题为引导进行基础理论学习，打破了基础知识完整性，漏掉了一些内容。这种模式只注重创新、实践能力的提高，忽略了全面的、系统的理论学习。③PBL教学模式不适合大班教学。在我国师资紧缺的现实情况下，师资力量不易达到。教师水平参差不齐,也影响到教学质量。

3.教学模式的应用步骤

(1)选取教材的全部内容或部分内容,教师先讲授总论及重点内容、基本概念作为过渡。

(2)有关专家和教师设计一定难度、能包含学习目标、有实际价值的 PBL 辅导材料预习。

(3)学生根据材料中的病案、理论思考题等提出一系列问题,分析、归纳出解答这些问题所需要的相关基础知识、临床知识,制订学习计划。

(4)小组成员分工合作,利用各种工具学习及解决问题。

(5)小组内部讨论,学生分享信息。

(6)各小组将讨论的结果带入课堂讨论。

(7)教师精讲和总结。

(七)目标教学法

1.概念

目标教学法是以教育目标分类理论为依据,以设置明确、具体、可操作、可测量的教学目标作为导向的教学方法,主要包括教学目标设计和教学目标实施两个过程。目标教学法在教学目标的导向下,以教学评价为动力,以反馈和矫正为核心,通过班级和个别化教学相结合的方式,可使绝大多数学生达到教学目标的要求。目标教学法以单元为教学过程的基本单位,在实现单元目标后再进行下一个单元的教学,一切教学活动以教学目标为中心进行组织,将教学评价作为教学过程的有效保障。

2.教学模式的应用步骤

(1)课前展示目标,辅以解释,以助理解:每章节教学前,任课教师应向学生讲解本单元教学目标,作为学生的学习导向,使学生的认识有明确的方向性。

(2)课中提示目标,使学生集中注意力,提高课堂知识吸收率:在教学过程中,教师在讲解教学目标内容时,应及时提示学生注意,使学生能当堂消化、吸收课程的知识点和教学的重点内容。

（3）课后验证目标，了解教学效果，强化学习记忆：下课前留几分钟的时间，给予学生验证性习题，使教学双方及时了解教学效果，概括重要知识点，提高学生记忆水平。

（4）复习强调目标，把握考试重点，自测掌握水平：课程终考复习时，再次分析目标，帮助学生梳理学科知识点，将基础理论、基本知识和基本技能作为复习的重点内容。

（5）考试围绕目标，控制考试质量，提高测评可比性：编制试卷时，应控制85%以上的试题是教学目标的内容，目标以外的内容一般不超过15%。

（八）发现教学法

1.概念

发现教学法也称假设法和探究法，是指学生运用教师提供的、按发现过程编制的材料或学习材料，在教师的指导下，通过自身的探索性学习，发现事物变化的起因和内部联系，从中找出所学内容的结构、结论及规律，进而掌握知识并发展创造性的思维和能力的一种教学方法。它的指导思想是以学生为主体，令其独立实现认识过程，即在教师的启发下，使学生自觉地、主动地探索科学知识和解决问题的方法及步骤，研究客观事物的属性，发现事物发展的起因和事物的内部联系，从中找出规律，形成自己的概念。教师扮演学习促进者的角色，引导学生对这种情境发问并自己搜集证据，让学生从中有所发现。发现教学法是由美国心理学家和教育学家布鲁纳首先提出的。

2.教学模式的应用步骤

（1）学生从教师提供的若干素材中发现问题，带着问题发现、观察具体的事物。

（2）借助推理和直觉，提出试探性的假设。

（3）学生用更多的感性知识检验试探性的假设。

（4）假设证实后，将其付诸实施。

（九）临床护理教学方法

临床护理教学主要有两种形式：临床见习和临床实习。临床见习是指在讲授专业课期间,为了使学生将课堂理论知识与护理实践相结合而进行的临床实践的一种教学形式。临床见习主要通过看、问、想、操作等教学活动,使理论与实践相结合,巩固和加深课堂学到的理论知识。临床实习,又称生产实习或毕业实习,是指全部课堂教学完成后,集中时间对学生进行临床综合训练的一种教学形式。临床护理实习时间通常集中安排在最后1年,是护理教学过程中重要的教学阶段,也是完成和达到教学计划所规定的培养目标的最后阶段,是整个护理学专业教学计划的重要组成部分。通过安排学生直接到医院科室,学习担任护士职业工作,巩固所学理论知识和技能,使理论知识和护理实践有机地结合,培养学生良好的职业道德和行为。

1. 带教制

(1)概念:带教制是一名学生在一定的时期内固定跟随一位护理人员(带教教师)实习的形式。在这种教学模式中,带教教师对学生提供个体化的指导,并促进其专业角色的习得。

(2)方法:学生全程跟随带教老师一起工作,学生的所有班次与带教老师一致,使学生能够体会到不同工作班次的特点;全面观察、学习带教老师从事临床护理工作的内容和方式,包括各种护理操作、对患者的整体护理过程、与各类人员的沟通、对患者的态度等;可就观察过程中产生的问题向教师提问,获得解释。带教老师还要按照教学计划,根据学生的具体情况安排其动手实践的机会,并提供反馈意见。除专业带教外,带教老师还要关心学生的思想和生活等,与学生建立和谐的师生关系。

(3)带教制的优缺点。

优点:①病房工作随机性很强,患者病情变化快,教师可以抓住临床上稍纵即逝的现象进行讲解,提高学生的理论水平,加强理论知识与临床实践的联系。②加强教学内容的稳定性、逻辑性和系统性。③增强带教老师领导能力和教学技能。④通过教与学的双向活动,引导护生对知识的获取、分析、判断、储存、运用和创新。

缺点:①带教老师的知识层次参差不齐,部分带教老师临床教学经验不足、教学方法简单或教学意识淡漠,对学生的临床学习有一定的影响。②带教老师缺乏足够时间指导学生的临床护理实践。医院的护理工作繁重,而目前临床护理教学大都由临床护士兼职完成。多数实习科室的老师除了承担护生的临床实习指导外,还负责分管患者,造成带教老师没有足够的时间指导学生。③学生在不同的科室间轮转,频繁地更换带教老师,不能保证教学连续性。

2.导师负责制

(1)概念:导师负责制指的是被称为导师的教师在一定时期内,对所负责的学生进行个别指导的教学方法。我国的导师制主要用于研究生教育,但在20世纪90年代末,本科生导师制在我国高校以各种方式试运行。部分院校已开始实行了本科生导师制,同时有研究表明护理本科生临床实习教学实施了导师制后取得了较好的效果。教育界认为导师制对本科生的思想教育、学生管理和学风建设具有重要的作用,并且导师在导师制活动中具有示范作用和权威作用。

(2)方法:每位导师负责1~3名临床实习的学生。学生进入临床时,导师对所指导的学生进行实习前评估,了解学生基本情况,并根据评估结果及学生的特点制定重点实习方案,使实习更具有针对性、目的性。导师结合自身经历,向学生传授临床工作中的基本思路和学习方法、推荐参考书等,主动了解学生在实习期间的状况并加以指导;及时与病区带教老师联系,帮助解决问题;及时掌握实习计划完成情况,对其实习全过程进行动态、连续、主动指导和监控。

(3)导师负责制的优缺点。

优点:①师生关系呈现良师益友、和谐融洽的趋势。②着重思想与人格的陶冶,陶冶学生健康的职业认同感。③重视情感、智力的培养,调节自我消极情绪。④对带教教师提出了较高的要求,增强了其压力感和责任心,促使其不断地学习、钻研新理论、新知识,改变知识结构,提升自己的学术水平。

缺点:①对导师的要求较高,对导师的评定有一定的标准,达到导师水平的临床护理教师数量不足。②导师直接指导学生临床实践学习的时间不多,导师难以全面了解整个实习进展的状况。

3.经验学习法

(1)概念:经验学习法是指从经验中获得知识的教学方法,其实质是通过自己"做"进行学习,而不是听别人讲述或阅读来学习知识。经验学习法的最大特点是以学生为中心,通过积极参与,从自己参加的事件中获得直接经验。

(2)形式:包括经验学习日记、反思性小组讨论会、实地参观学习、应用课题等。

经验学习日记:是鼓励学生进行反思的行之有效的方法。在日记中,学生除了记录自己所经历的具体事件外,还要描述他们对事件的认识、感受和体会。

反思性小组讨论会:每次实习结束时,组织学生进行反思性讨论。在讨论中,学生不仅可以反思自己的临床经历,而且可以讨论其他同学的经历,分享别人的感受,从而可以积累更多的临床经验。

实地参观学习:包括社区的实践,如进行家庭访视。带学生访视前,应该向学生解释访视的目的、内容和要求。访视结束后,安排时间让学生向其他同学及教师进行学习心得汇报,从而促进反思。

应用课题:应用课题包括两种形式。一种形式是个案研究,让学生对一个案例进行较深入的研究,通过案例研究,促使学生综合运用各种知识;另一种形式是小型科研,学生在教师的指导下,选择临床小问题,进行科研程序的训练,这种方法不仅可以锻炼学生的科研能力,而且能够促使学生对某些问题进行深入的思考。

(3)经验学习法的优缺点。

优点:①促使学生进行主动思考,培养临床护理思维。②他人的经历和经验,为学生在解决问题方面提供了可供参考的经验。

缺点:①学生直接经验不足,理论知识和实践脱节,难以进入较深层次的思考。②只有在学生对专业有浓厚的兴趣时,方可激起思考的热情。

4.临床实习讨论会

(1)概念:临床实习讨论会是一种重要的临床教学活动。通过这种形式的活动,学生可以分享观点和经历,发展解决问题和评判性思维的技能,锻炼和提高口头表达能力,学会与他人合作的精神。

(2)形式:包括实习前讨论会、实习后讨论会、专题讨论会、重要事件讨论会。

实习前讨论会:是在临床活动开始前进行的讨论。讨论会由临床教师主导。教师事先为学生选好病例,对要讨论的病例了解清楚;学生在讨论中可以提出有关其临床护理实习活动中的问题,对该患者护理及临床实践方面的问题有清晰的了解。

实习前讨论会有助于学生识别患者的健康问题,制订护理计划,为临床护理学习实践做准备。

实习后讨论会:是在每次实习活动结束后举行的讨论会,给每位学生提供了深刻分析其经历的机会。每位学生要介绍自己当天对患者采取的主要措施,评价措施的有效性、这些措施与护理目标和理论的相关性,讲述实习中遇到的问题及处理的方法、处理的结果及自己的感受和意见。此外,护生可以回答同学的提问,也可以提出自己的观点,还可以将自己护理患者方面的疑惑向同学或老师提出,请求给予进一步的解释。小组成员在讨论会中分享彼此的经验和情感。

专题讨论会:是小组就某些专题进行讨论。专题的范围很广,可以涉及文化、经济、政治、专业内容等。讨论的题目可由教师指定或学生提出。

重要事件讨论会:是小组同学对实习中遇到的重要事件进行的讨论。讨论时,由教师或学生先对事件本身以书面或口头的方式介绍给全组成员,然后展开讨论。学生可以问有关事件的细节,以得到充分的资料来发现问题所在;可以提出不同的解决方法,并向小组介绍自己的方法及采取此方法的理由;或者学生以小组工作的形式共同探讨决定解决问题的方案。讨论结束时,由老师总结讨论的结果,并讲解学生讨论过程中存在的问题。

(3)临床实习讨论会的优缺点。

优点:①为学生提供较多的锻炼机会,提高学生的口头表达能力。②营造一种开放性的论坛气氛,让学生各抒己见,提高了学生对临床护理实践的兴趣。③促进合作性学习的技能,促进评判性思维的发展。

缺点:①讨论前需要充分的准备,并需要学生的积极配合才能达到良好的教学效果。②对某些内向、不善于口头表达的学生,易造成紧张、消极的情绪。

5.契约学习法

(1)概念:契约学习法是教师与学生共同制订学习计划,并严格按契约的内容进行学习的一种方法。契约学习法是以学习契约为载体的一种教育组织形式,同时又是一种具体的学习方法。20世纪70年代美国成人教育大师诺尔斯(Knowles)综合独立研究、个别化教育、自我导向式学习及终身学习等理论,形成了"契约学习"的基本思想和方法。这种方法更能提高护理专业学生自主学习倾向和学习技能,有利于提高护理专业学生的综合素质。

(2)方法:契约学习是让实习学生根据自身情况,写出一份适合自身的学习契约,内容包括个体化的学习目标、实现目标的策略及日期、目标实现的判断标准和方法,然后与教师共同签订学习契约,拟订计划。学生在实习过程中按照契约的内容执行,带教老师经常检查其完成情况,为保证落实有效,要求学生每周总结学习、工作情况,做好翔实的实施记录,在记录中及时查找、纠正和弥补不足,以保证契约内容的完成。护生根据实习、学习过程中遇到的问题,及时与带教老师讨论、协商,对契约做相应的调整。执行过程中,如发现学习内容与学习方法发生变化,应对学习契约进行修改。护生在契约规定的时间内对学习效果进行验收。由于契约明确了各科室的实习目标、实习计划,所以护生学习方向性明确;由于契约由护生自己拟订,与带教老师共同磋商形成,因此契约对护生和带教老师都有指导和约束作用,师生都非常重视契约内容的完成情况。

(3)契约学习法的优缺点。

优点:①可以规范教学行为,增强教师的教学意识,调动教师的教学积极性,改善师生关系,激发护生的学习热情。②提高护生的学习兴趣,培养护生自主学习和对学习的操控能力,丰富护生的学习经验,对以后参与终身护理起到积极的作用。③拓宽护生的知识面,提高理论、技能水平和综合素质,培养自我导向式学习及终身学习的能力。

缺点:①加大了带教老师的教学工作量,对带教老师的教学职责提出严峻挑战。②把护理实习的内容局限在一个具体的范围,当学习资源或学习方式有改变时,会给护生带来困惑。③契约学习的协商性与学习契约的强制性较难统一,契约学习强调学习目标、内容、过程的可协商性,但学习契约实际上是一份协议,有一定的强制性。

（黄求进）

第二节　教育管理学

教育管理学作为一门学科始于 19 世纪后期,它来自于人们教育管理实践经验的不断积累,经历了近百年的发展,直到 1951 年,教育管理学才被公认是一门独立的学科。教育管理学涉及许多学科,包括政治学、经济学、法律学、社会学、社会心理学等。

教育管理学是一门研究教育管理过程及其规律的社会科学,它以教育管理过程及其规律为研究对象,主要包括领导行为、管理职能、教育评价、人员培训、组织制度和教育监督等。广义的教育管理学包括教育行政和学校管理两部分,教育行政研究国家各级教育行政机关对教育事业的领导和管理,学校管理则专门研究学校内部的管理工作。狭义的教育管理学是以一定类型的学校组织为研究对象,阐述社会环境与学校之间的关系、学校内部诸因素之间的关系,以及学校组织如何为提高教育质量而提供必要的环境、秩序和措施,以便学校组织按照教育规律正常进行。通常教育管理学涉及下列几个方面。

(1)创造和维护有效的学习环境。

(2)按不同需求进行课程设置和描述课程内容。

(3)监测和评价学校、教师和学生的行为。

与其他教育管理一样,护理教育管理的最终目标也是提高学员的工作效率和教育质量。要做到这一点,必须实行科学管理,把教育管理科学的基本原理应用于护理教育的管理实践。

二、教育管理学的主要功能

教育管理学在学校教育管理活动中具有多种功能,归纳起来主要有下列三方面。

(一)组织管理方面

教育管理学是应用一定的原理和方法,在特定环境下,引导和组织全体教职工行动,使有限的资源得到合理的应用,以达到预期目标(包括资金、预算、仪器设备、人事管理和学生管理)。

(二)环境方面

学院与外部团体(如国家和地区的团体之间的关系)、环境对组织职能的发挥起一定的作用。教育管理学的任务就是研究教育组织如何适应环境和控制环境。

(三)课程方面

课程方面的功能包括课程的设置、实施、回顾、监测和评价。

三、教育管理的基本任务和基本内容

教育管理是按照教学规律和特点,为实现教学目标,对教学过程进行全面管理。其主要任务是研究教学及其管理规律,改进教学管理工作,提高教学管理水平;建立稳定的教学秩序,保证教学工作正常运行;研究并组织实施教学改革;调动教师和学生教与学的积极性。

(一)教育管理的基本任务

教育管理工作的任务是由教学活动和管理的职能作用决定的,其主要任务有四个方面。

1. 努力提高教学质量

教育管理部门要促使全体教师树立正确的教学指导思想;全面地理解所实施的教学计划、教学大纲和教科书,结合本校的实际,保质、保量、按时完成教学任务;建立并不断完善教学工作的规章制度,建立良好的教学秩序,保证学校全部教学活动有序、高效率地进行;调节教学工作内部各个环节与其他工作之间的关系,保证教学活动顺利进行;有计划地、合理有效地使用教学仪器设备,不断完善教学的物质条件;开展教学研究和教学改革,不断提高教学质量。

2. 人才的引进与培养

教育工作人员、教师素质的高低直接影响着学校教学质量的优劣,因此,学校要引进优秀教师并注意培养现有教师,这是办好学校、搞好教育工作的关键。

3.对教学工作进行督导检查

教学检查,是教学计划实施的一项重要措施,是对计划执行情况的监督和控制;检查是教育工作中的一个重要环节,并且要贯穿于管理的全过程;检查的内容,除接受上级主管部门的监督、检查、考核外,主要是对学校教学工作和全体教师进行经常的、定期的、专项的检查,包括检查教学计划的执行、教学工作的进程,检查教育教与学的质量,检查学生德、智、体诸方面的现状及水平等。

4.调动教师的工作积极性

教育管理工作千头万绪,但其中最重要的是对人的管理。只有调动起教师的积极性,才能提高教学质量,实现教学目标。所以说管理人的实质,在于调动人的积极性。

(二)教育管理的基本内容

我国教育部高等教育司颁布的《高等学校教学管理要点》中,对于高校教学管理的基本内容做出了如下描述:"高等学校的教学管理一般包括教学计划管理、教学运行管理、教学质量管理与评价,以及学科、专业、课程、教材、实验室、实践教学基地、学风、教学队伍、教学管理制度等教学基本建设的管理。"所以,教育管理主要着眼于具体的教学事务,包括对计划、组织(执行)、检查、总结等基本环节的把握。因此,教学管理的基本内容及学校内的教学事务都应纳入教育管理的范畴。

具体的学校教育管理的内容包括目标管理、计划管理、教学过程管理、师资管理、教育对象管理、教材和教学手段管理等。

1.目标管理

目标是管理工作的出发点和归宿,目标明确与教育管理工作的有效性密切相关,明确而适当的目标是提高管理效能的方向和前提。对于学校教育,重要的是确定学校的奋斗目标,这是学校管理的根本任务之一。

2.计划管理

计划管理是高等学校教育管理的重要内容之一。高校教育管理中计划管理的核心内容是教学计划管理。教学计划管理包括编制教学计划、执行教学计划和修订教学计划等。一份完整的教学计划一般包括:①专业培养目标、基本要求与专业方向；②修业年限、课程设计（包括课程性质、类型、学时或学分分配、教学方式、开课时间、实践环节安排等）；③教学进程总体安排；④必要的说明（含各类课程比例、必修与选修安排、学分制或学年制等）。制订教学计划的一般程序是：广泛调查社会对人才的要求，论证专业培养目标和业务范围；由系（院）主持制订教学计划方案，经系（院）教学工作委员会讨论审议、校教学工作委员会审定、主管校长审核签字后下发执行。教学计划要保持相对稳定，并根据需要，隔若干年进行一次全面修订。

教学计划制订以后，必须认真执行，争取获得最佳效果。首先要根据教学计划的要求和课程结构体系，编制各门课程的教学大纲，选编教材；组织教学环节，实现教学计划；尽量采用现代化的教学手段，改革教学内容和教学方法等。

3. 教学过程管理

教学过程管理是将教学计划付诸实施中的组织、指挥、调度等管理活动，以保证稳定、正常的教学秩序和教学效果。教育管理中的教学过程管理包括教学制度管理、教学运行管理、教学常规管理和教学质量管理。其中，教学运行管理是按教学计划付诸实施中对教学活动最核心、最重要的管理，它包括以教师为主导、以学生为主体、师生相互配合的教学过程的组织管理和以校、系（院）教学管理部门为主体进行的教学行政管理。其基本点是全校协同，上下协调，严格执行教学规范和各项制度，保证教学工作稳定进行，保证教学质量。

教学运行管理的内容包括编制校历、制定开课计划、分配教学任务、编制教学大纲、编排课表、落实教学环节、实施教学、进行教学质量检查、协调与其他管理部门的关系等，同时也要进行教学档案管理。教学档案内容一般包括：教学文件、教育档案、教师业务档案、学生学习档案等。学校应建立必要的机构和档案管理制度，明确各级各类人员职责，确定各类教学档案内容、保存范围和时限。教务处及系（院）级教学单位应指定专人负责档案工作，及时收集，编目登记，每年进行档案的分类归档。

4. 教师队伍管理

加强高校师资建设是办好高等学校的关键之一，加强对教师队伍的科学管理，是高等学校人事管理工作中非常重要的任务。

教师队伍管理工作的基本任务就是按照教学与科研的需要、师资成长的规律及人才管理科学的基本原则和方法,对师资实施科学的管理,建设一支数量充足、结构合理、高质量、高水平的师资队伍,适应高等学校教育工作的需要。

5.教材和教学手段的管理

教材管理的主要任务是加强教材建设,包括教材编写、统编教材的选用及国内外的参考教材的推荐。另外,教材管理还要做好订购和供应工作,及时将教材发到学生手里,保证不影响各门课程教学的进行。

6.学生的管理

学生是学校教育的对象。学生的管理包括招生、培养和分配的全过程管理。学生在校期间的管理主要是学籍管理,包括入学和注册;课程的必修、选修和免修;学习成绩考核;休学、复学、转学、退学;奖励和处分;学位评定等。另外,也要做好学生的就业指导工作。

四、教育管理的方法

要保证上述教育管理任务的完成,还必须有具体的管理手段和方法,这些手段和方法就是通常所说的管理职能,即对教与学双方、对与教学有关的资源进行科学的计划,有效的组织、激励、协调和控制。在管理的过程中,要以唯物辩证法等科学方法论为指导,注意综合运用科学合理的行政管理方法、思想教育方法和必要的经济管理手段等,并结合现代管理方法和理念,努力推进教学管理的现代化。常用的有以下几种管理方法。

(一)行政管理的方法

行政管理的方法是学校教育管理的传统常规方法,具体是指通过行政组织层次,运用指示、规定、指令性计划、规章制度等行政手段,按照行政方式来管理教育工作,对院校的教学进行系统的控制。

行政管理方法的优点:①能明显提高管理效率;②实效性强,能针对具体问题及时发出指示、提出要求,较好地处理特殊问题和管理活动中出现的新情况;③行政方法在学校管理工作中有利于培养师生良好的纪律性。但是,行政方法也有一些不足之处,例如行政方法强调统一要求,往往忽视教育的特点和学校的实际情况,也很难适应教育对象个性充分发展的需要,所以行政方法是教育工作和学校管理的重要方法,但需要不断加以完善,力求符合教育发展的需要。在现代教育管理实践过程中,最佳的教育管理方法,不应当是封闭的、单一的某种模式,而应是多种方法的有机结合,做到彼此间扬长避短,教育管理才能收到良好的效果。

(二)实现教育管理科学化(计算机系统管理)

为顺应高等教育事业发展的需要,目前,许多高校将数据库管理系统引入教育管理,建立了教育管理信息系统,这种数据库管理系统的使用加速了教学、教育管理的信息化进程。教育管理过程由常规的管理模式逐渐进入电子化协同办公状态,其日常行政事务(如会议管理、日程、通知、查询、统计等)都可以在网络环境下实现。工作手段从手工向自动化、无纸化转变,收发文件也从传统的手工方式向工作流程自动化方式进行,形成了一个各部门之间信息沟通和共享的渠道,大大提高了工作效率。

教育管理信息系统由学籍管理、教学管理、成绩管理、学位管理、毕业管理、教学督导、教学评价等多个不同的模块组成,全面覆盖了教育管理的各个领域。教育管理信息系统强大的教育管理功能,成为学校教育管理完美运作的强有力保障。

五、教学质量的评价

高校应建立立体化的教育评价系统,实行学校、学院(系)、教研室三级教学质量监控。学校层面由教学指导委员会、分管教学副校长负责,职能部门由教务处、教育研究与督导评估中心负责,学院(系)和教研室也成立相应的教学指导委员会和督导委员会(组),各层组织需履行相应的职责。教学质量监控的常设机构分设在教务处和教育研究与督导评估中心,形成组织指挥和信息反馈畅通的教学质量监控网。

护理教学质量监控是在校教学指导委员会、分管教学副校长、教务处、教育研究与督导评估中心的指导下,成立护理学院(系)教学指导委员会和教学质量督导委员会,与教研室的督导小组共同实施教学全过程监控。教学指导委员会负责落实学校各项教学管理规章制度,审议学科专业和人才建设方案、教学整体规划和中长期发展计划、学科专业设置和建设规划、培养方案、教学大纲、教材建设规划,研究重大教学改革,审定各类教学奖励等。教学督导组负责对护理教学质量、教学秩序进行全程监控,并及时反馈结果,在教学质量管理、教学理论与实践等方面给予监督和指导,有效地监控课程计划的实施和评价学生的学习状况;同时要建立一套较为完整的评价机制,教学质量评价过程需要有领导、老师、学生、管理者4个层面的人员参与,同时也需要聘请校外教育管理部门、校外用人单位的同行、学生家长对教学质量进行评价。

六、教育管理制度

教育管理制度是协调和稳定教学秩序,使教学系统正常运转的根本保证。其主要目标是建立和完善必要的工作制度。各高校由于各自的教育特点,教育管理制度略有不同,但基本内容包括招生工作制度,学籍管理制度,教学组织与教学过程管理制度,教学档案保管等制度,教育研究管理制度,成绩考核管理、教学检查及教学考核评价制度,以及教师和教学管理人员岗位责任制及奖惩制度,学生守则、课堂守则、课外活动规则等学生管理制度。狭义上,在制订教学计划、分配各门课学时、计算教师和学生活动量和控制教学进程的方式时,教育管理制度通常归纳为学分制和学年制两种。

(一)学分制

学分制是指将教学计划规定的课程以学分的形式进行量化,学生的学习不受时间(学习年限)的限制,以在一定范围内完成规定的学分为手段,达到预期人才培养的目标。

学分制最大的优势在于使"教"与"学"都变得十分灵活,学生可以在一定范围内根据自己的情况选择学习内容和进度,获得较好的学习效果,对教师起到促进竞争的作用,打破"大锅饭"式的教学方式,有利于优秀人才脱颖而出。但这种教学制度计划性较差,不易管理,需要学生有较高的自律能力,办学效益较低。

在我国高校实行的学分制中,有学年学分制、完全学分制、绩点学分制、加权学分制、附加学分制等多种模式,其中以学年学分制和绩点学分制居多。前者是在保留学习年限的基础上,将课程设置调整为选修课与必修课,并按学分来计算学生1个学年内学习的知识量;后者是将学生的学习成绩划分为优、良、中、及格、不及格等若干等级,用绩点和(或)权重的多少来表示,与学分相乘形成学分绩点。这两种模式都在一定程度上弥补了学分制的缺陷,使得学分制更符合我国教育国情。

(二)学年制

学年制也称学年学时制,它要求学生在规定的年限内,按预定顺序集中学完各门课程,通过相应的课程考试和毕业考试,并以此作为完成学业的标准。它对教学过程的控制相当严格,包括课程结构、教学时数、考核标准乃至教学方法和教学组织形式都有明确规定。

学年制的主要优点是整齐划一,便于管理,培养学生成本较低,我国高等教育在这种教学管理制度下,培养了大批的专门人才;一个班级、一个年级,统一安排一张课程表,老师和学生一目了然;便于开展集体活动,进行思想教育,管理比较简便。其不足之处是教学模式导致学生规格单一,不利于学科间的交叉和渗透,无法做到因材施教,不利于充分发挥学生的积极主动性和个人特长。

除上述两种教育管理制度外,还有一种是结合学分制和学年制特点的学分学年制,是我国目前普遍采用的模式。

(黄求进)

第五章 护理科研管理

第一节 科研管理概述

一、基本概念

(一)科研课题

科研课题是 2018 年公布的核医学名词,是根据一定的科学或临床目的,在研究中力求解决的具体问题。

(二)科研项目

科研项目,即开展科学技术研究的一系列独特的、复杂的并相互关联的活动,这些活动有着一个明确的目标或目的,必须在特定的时间、预算、资源限定内,依据规范完成。项目参数包括项目范围、质量、成本、时间、资源等。

科研课题或科研项目均是科研活动的最基本单元。科研项目与科研课题的主要区别在于科研课题目标比较单一明确,研究规模较小,研究周期较短;而科研项目则目标综合性强,研究规模较大,研究周期一般较长。

(三)科研课题(科研项目)管理

科研课题(科研项目)管理指课题(项目)从项目申请、立项论证、组织实施、检查评估、验收鉴定、成果申报、科技推广、档案入卷的全程管理。其目的是使科研课题(项目)实行制度化和科学化的管理,保证科研计划圆满完成。

二、科研项目(科研课题)的分类

科学研究活动是复杂的创造性活动过程,依据不同的分类标准可将科学研究活动分为不同的类型。对科研项目或科研课题的分类,有利于针对不同类型的项目或课题实行不同的管理。按照世界卫生组织及中国科学院的分类标准,科研项目或科研课题可分类如下。

(一)按照科研目标分类

1.基础(科学)研究

基础(科学)研究是指以认识自然现象,探索自然规律,获取新知识、新原理、新方法为主要目的而进行的实践性和理论性研究。基础(科学)研究主要包括:科学家自主创新的自由探索和国家战略任务的定向性基础研究,对基础科学数据、资料和相关信息系统地进行采集、鉴定、分析、综合等科学研究基础性工作。基础(科学)研究的课题来源主要有:从科学自身发展提出的问题,是由基础研究科学系统自身不断发展和深化的内部需求提出的研究课题;由经济社会发展的需要提出的研究课题。

2.应用研究

应用研究是指为满足社会或生产技术发展的实际需要,针对某一特定的实际目标或目的,运用并扩展已有的科学技术知识来达到特定的应用目的的创造性活动。应用研究是基础研究成果的实用化及其应用规律的研究,应用研究主要探索基础研究成果的各种可能的应用前景,为达到预定标准提供新解释、新技术、新方法、新材料和新产品等,并掌握其实用化过程中的有关规律。应用研究的成果形式主要包括科学论文、专著、原理性模型和发明专利等,护理科研主要以应用研究为主。

3.试验发展

试验发展也称为开发研究或发展研究,是指利用从基础研究、应用研究和实际经验所获得的现有知识,为产生新的产品、材料和装置,建立新的工艺、系统和服务,以及对已产生和建立的上述各项做实质性的改进而进行的系统性工作。试验发展是把基础研究、应用研究所获得的知识转变成可以实施的计划并推广运用到生产实践中去的过程。试验发展的成果形式主要是专利、专有知识、具有新产品基本特征的产品原型和具有新装置基本特征的原始样机等。

(二)按照科研领域分类

世界卫生组织将卫生保健相关的科研按领域分类如下。

1. 生物医学研究

生物医学研究包括生物学、基础医学、临床医学、生物产品等的相关研究。

2. 人口学研究

人口学研究包括流行病学、人口统计学、社会行为学等的相关研究。

3. 卫生政策研究

卫生政策研究包括卫生政策研究、卫生系统研究和卫生服务研究等相关研究。

(鞠建南)

第二节 科研项目的管理

一、申报管理

护理科研项目申报是获得护理科研课题立项的首要环节,熟悉护理科研项目申报的过程及要求是护理人员获取护理科研项目资助的基础和前提。

(一)护理科研项目的来源和种类

1. 按资助来源分类

护理科研项目按资助来源分类,可分为纵向科研项目、横向科研项目、国际资助项目。

(1)纵向科研项目:纵向科研项目是指由各级政府及其职能部门、各基金委员会、各类学术团体公开发布课题(项目)申请(招标)通知,由研究依托单位组织科技人员申报并得以立项的,有一定资金资助的科学研究项目。纵向科研项目包括国家级项目、省部级项目、地厅级项目、省科委研究基金项目、省卫生厅研究基金项目等。

（2）横向科研项目：横向科研项目主要是指企事业单位或兄弟单位委托的各类科技开发、科技服务、科学研究等方面的项目，以及政府部门非常规申报渠道下达的项目。例如，医院及院校与相关医疗器械、药物生产企业之间进行科研合作，由企业提供基金资助的产品开发、服务课题属于横向科研项目。另外，医院及院校与国外学术机构、教育研究机构之间的合作研究课题也属于横向科研项目。

（3）国际资助项目：国际资助项目主要是指由海外学术机构资助的科研课题，世界卫生组织、欧盟社区研究和发展项目第七框架、中华医学基金会、Cochrane 国际协作网、国际护理荣誉学会等均可提供护理相关领域的研究项目。

2.按学科属性分类

护理科研项目按学科属性分类，可分为自然科学基金项目和社会科学基金项目。

（1）自然科学基金项目：自然科学基金项目泛指各国各地设立的为鼓励自然科学创新与发展而设立的基金项目，如中国国家自然科学基金、美国国家科学基金、欧洲科学基金等。在我国，自然科学基金一般特指成立于 1986 年的中国国家自然科学基金，此外，各省区也有相应级别的自然科学基金设立。自然科学基金在推动中国自然科学基础研究的发展，促进基础学科建设，发现、培养优秀科技人才等方面取得了巨大成就；为提升基础研究创新能力进行了有益的探索，积累了宝贵的经验；为中国基础研究的发展和整体水平的提高做出了积极贡献。

（2）社会科学基金项目：社会科学基金项目是指资助各类社会科学研究的基金项目。在我国，国家社会科学基金设立于 1991 年，由全国哲学社会科学规划办公室负责管理。

3.按资助级别分类

护理科研项目按资助级别分类，可分为国际合作项目、国家级科研项目、省部级科研项目、院校级科研项目等。

（1）国际合作项目：国际合作项目包括两类，一类是由政府筹划的国际合作项目，此类项目是纵向课题，如国家教育部中欧国际合作项目、国家自然科学基金委员会国际(地区)合作交流项目等。另一类是由非政府学术组织、国际机构或企业制定的国际合作项目,此类项目为横向课题,如世界卫生组织患者安全科研课题,美国中华医学基金会与中国相关高校医学院合作的医学教育、医学研究、护理学研究合作课题等。

(2)国家级科研项目:国家级科研项目是指中国政府及其下属职能部门规划的自然科学、社会科学等研究项目,如国家自然科学基金项目、国家社会科学基金项目、教育部人文社会科学研究项目、卫生部临床重点学科建设项目等,卫生部于2010年补充设立了"专科护理""临床护理"类别。

(3)省部级科研项目:省部级科研项目是指由各省(市)政府及下属职能部门筹划的科研项目,如上海市科委自然科学基金、浙江省医药卫生科技计划项目、湖南省自然科学杰出青年基金等。

(4)院校级科研项目:院校级科研项目是指由各高校、研究所、医院等机构自行设立的科学基金,如高校青年科研启动基金、高校护理学院设立的科研发展基金、医院设立的护理科研启动基金等,其目的是促进研究者在未能获得高级别课题时给予一定资助开展研究,积累科研基础,培养、锻炼科研队伍,为后续申报高级别纵向课题打下基础。

4.按资助取向分类

护理科研项目按资助取向分类,以国家自然科学基金为例,主要包括研究项目、研究人才项目、环境条件项目三大类别。

(1)研究项目:研究项目系列以获得基础研究创新成果为主要目的,着眼于统筹学科布局,突出重点领域,推动学科交叉,激励原始创新,从而提高基础研究水平。研究项目系列包括:面上项目、重点项目、重大项目、国际(地区)合作研究项目等。

面上项目:面上项目是国家自然科学基金研究项目系列中的主要部分,包括自由申请、青年科学基金和地区科学基金三个亚类,支持从事基础研究的科学技术人员在国家自然科学基金资助范围内自主选题,开展创新性的科学研究,促进各学科均衡、协调和可持续发展。

重点项目:重点项目支持科技工作者结合国家需求,把握世界科学前沿,针对我国已有较好基础和积累的重要研究领域或新学科生长点开展深入、系统的创新性研究工作,特别是对学科发展有重要推动作用的关键科学问题和科学前沿的研究,以及对经济与社会可持续发展有重要应用前景和意义,或能充分发挥我国资源或自然条件特色的基础研究。

重大项目:根据国家发展战略以及国家经济、社会、科技发展的需要,把握世界科学前沿。重点选择具有战略意义的重大科学问题,组织学科交叉研究和多学科综合研究,进一步提升源头创新能力。重大项目主要资助:科学发展中具有战略意义,我国具有优势,可望取得重大突破,达到或接近国际先进水平的前沿性基础研究;国家经济发展有待解决的重大科学问题,对开拓发展高新技术产业具有重要影响或有重大应用前景的基础研究;围绕国家可持续发展战略目标或为国家宏观决策提供依据的重要基础性研究,以及具有广泛深远影响的科学数据积累等基础性工作。基金面上项目、重大项目往往资助在以往重点项目多年资助基础上凝练出来的、需加大资助力度、可望取得重大突破的重大科学问题。

(2)研究人才项目:研究人才项目系列立足于提高未来科技竞争力,着力蓄积基础研究后备人才队伍,支持青年学者独立主持科研项目,扶植基础研究薄弱地区科研人才,造就拔尖人才,培育创新团队。研究人才项目系列主要包括国家杰出青年科学基金项目、国家基础科学人才培养基金、国家自然科学基金委员会创新研究群体科学基金等。

(3)环境条件项目:环境条件项目系列主要着眼于加强科研条件支撑、促进资源共享、优化基础研究发展环境以及增强公众对基础研究的理解。环境条件项目主要包括国家自然科学基金科学仪器基础研究、国家自然科学基金重点学术期刊专项基金、国家自然科学基金委员会资助青少年科技活动基金等。

(二)护理科研项目申报的过程与要求

和其他学科一样,护理科研项目申报的过程主要包括以下几个环节。

1.课题立项机构公布项目申请指南

许多课题立项机构都会在公布项目招标的同时发布项目申请指南,对项目资助的目的和内容、申请人条件、研究期限、研究经费等相关内容进行指导、说明和规定。

护理人员在有意向申请时必须仔细研究项目申请指南,结合以往工作基础,从中寻找合适的切入点进行选题。

2.选题论证

选题就是确定要研究的目的和内容,是一个具有战略意义的问题,是每项科研工作的起点和关键。选题须在仔细分析项目申请指南的基础上,对所要研究的问题进行思考和提炼,对科学研究起着方向性的作用。一个好的选题是决定该课题申请成功的关键,选题准确是良好的开端,可为后续研究的顺利进行、达成研究目标打下良好的基础。

(1)护理科研选题的来源:护理科研选题的来源非常广泛,主要有以下几种类型。

来自于实践:一方面,护士在临床第一线积累了丰富的经验,要使经验得到科学的验证并推广,须通过科学的研究设计,用科研的手段获得可信的结果,并上升为理论,再反过来指导临床护理实践。另一方面,护士在临床实践中会面临许多困难和问题,尤其是面对一些患者迫切需要解决的问题时,对这些问题的思考通常就是护理科研选题的起点。

来自于理论:护理理论和护理相关理论对护理实践的促进作用已得到广泛认可,如"环境护理理论在患者入院和出院护理服务中的应用研究"。

来自于学科交叉的边缘区和空白区:一直以来,多学科交叉已成为护理学学科发展的重要促进因素,关注学科交叉的边缘区和空白区往往能激发出创造性的选题。如"护理人员心理授权与组织承诺的关系研究",从管理心理学和护理心理学的交叉点进行选题。

来自于他人经验:通过参观学习、阅读文献、学术研讨和对外交流,对他人先进的思想理论、技术、管理模式、实践经验,结合自身实践进行验证、更新、发展,这往往会带来一些前沿性的研究课题。

(2)护理科研选题的原则:一个好的护理科研选题须考虑以下原则。

创新性:科研是一项非常具有挑战性的创造性工作,因此,科研选题必须新颖,即具有创新性。创新性既可以体现为研究内容的新颖,也可以体现为研究设计、方法、技术等方面的新颖。

实用性:科研的最终目的是要促进科学技术的进步,促进人类社会的发展,因此,科研项目必须体现一定的实用性,既包括在学术发展方面的促进作用(即学术意义),也包括在社会发展方面的促进作用(即社会意义)。

可行性:科研选题并不是空想,科研选题提出的研究问题应是申请者已具备的,或通过努力、合作可以达到的研究目标,即具有可行性。例如,某医院极少开展心脏瓣膜置换手术,但科研选题为"心脏瓣膜置换术患者的围术期护理的大样本调查",则不具备完成的可行性。

(3)护理科研选题须考虑的问题:在进行护理科研选题时还须考虑以下问题。

课题查新:结合项目申请指南和既往工作基础初步确定选题后,研究者首先需要进行系统的文献查新,了解选题相关领域的文献进展,通过对具体研究领域的现状与发展趋势的相关文献的比较、分析和反思,了解学科的最新进展,激发新的思路,从而确定所要研究的具体内容,即将选题进行细化,为标书撰写明确方向。

科研选题须结合研究方向和研究基础:科研工作是有一定延续性的,科研选题应围绕申请者个人或单位的主要研究方向来考虑。必要的前期研究基础也十分重要,它是体现申请者具备从事相关研究的能力和条件的保障,前期研究基础包括前期已完成或正在完成的研究项目。

选题须围绕项目申请指南:课题立项机构在公布项目申请指南时,对项目支持的主要内容和方向是有一定考虑的。因此,为获得项目资助,申请者须仔细研读项目申请指南,结合自身或单位的研究方向和基础进行深入思考,以提炼出合适的选题。

3.提出项目申请

(1)撰写项目申请书。

(2)提交项目申请材料:完成项目申请书的撰写后,申请者须在规定的时间内提交项目申请材料,通常有网络提交或纸质材料提交两种形式。提交的材料通常包括以下几类。

项目申请书:须严格按项目指南的格式要求撰写,须由课题组成员本人签字。

项目负责人及主要研究者科研水平相关证明:项目负责人的学术奖励、研究课题、发表论文等相关证明材料,根据项目申请指南要求简繁不一。

伦理审查证明:如课题涉及人体的生物医学伦理问题,则须提供依托单位出具的伦理审查证明。

相关科研材料:如查新证明、研究对象知情同意书、调查工具、访谈提纲等。

合作证明:如项目研究涉及不同依托单位之间科研人员的合作,须由合作单位出具同意合作的证明。

4. 项目审核与评审

(1)依托单位进行项目审核:项目申请书提交后,一般先由依托单位进行初步审核,包括对项目负责人学术成就和前期工作基础的真实性、项目申请书的完整性、项目负责人和参与人的限制规定等的审核,如世界卫生组织课题申报时须提交依托单位的审核和同意申报证明。

(2)课题立项机构组织项目评审:依托单位对申报项目的初步审核通过后,项目立项机构将组织项目评审。不同的课题立项机构对项目评审的要求和形式各不相同,但一般包括以下四个环节。

形式初审:项目申请书提交至课题立项机构后,课题立项机构将进行申请书的形式审查,即审核项目申请书是否按要求撰写、项目申报人是否符合申请条件等。

专家评审:专家评审也称为同行评议,是指由课题立项机构组织若干学科专家对项目申请书进行评审,评审形式有通信函审、网络评审和会议评审等,评审指标一般包括研究项目的科学意义和应用前景、学术思想和创新性、项目的研究内容、总体研究方案、课题组的研究能力等。

课题立项机构终审:课题立项机构根据专家评审意见综合考虑后决定是否予以项目资助,如国家基金委员会通过委务会议审批确定资助项目。

伦理审查:世界卫生组织资助项目必须按照专家评议意见进行项目申请书修改,之后再提交世界卫生组织审查委员会就项目申请书的设计科学性、有无涉及伦理等问题进行终审。

5. 修订项目计划书

课题立项机构根据项目评审的结果确定资助的项目,并和申请者签订项目计划书。至此,项目申报方成功,课题获得正式立项。

二、中期检查

科研项目一旦获得批准立项,即进入实施阶段。中期检查是对科研课题或项目立项实施以来的项目进展情况、完成情况、项目支撑条件落实情况、项目组织管理情况等的综合评价,具体内容如下。

(一)项目研究的进展情况

考核项目的计划进度执行情况,主要评述课题实施以来,目标是否科学合理,是否需要调整;课题关键技术路线是否正确,能否达到预期技术目标,是否需对技术路线进行调整;已取得的阶段性成果及前景如何。

(二)项目内容完成的深度情况

检查课题组及课题负责人是否扎实推进课题研究和有足够的能力保质完成课题。

(三)课题支撑条件落实情况

课题支撑条件落实情况包括经费(国拨、匹配、自筹等)到位情况,实际支出情况,参与课题实施的科技人员投入情况以及其他支撑条件落实情况等。

(四)项目组织管理、运行机制评述

对于项目经费、人员调配、物资领取、课题奖金分配、资料管理等管理、运行工作进行评价。

(五)中期检查中特殊问题及处理

在项目中期检查前,在不违背原申报内容的前提下,如对项目研究范围和重点进行调整、变更项目管理学校或更改项目负责人、涉及转换学科和研究领域的项目,应由申报单位审查同意并上报上级主办单位科研管理部门批准。另外,在项目中期

检查时,对无论何种原因,一直未开展研究工作的项目;对负责人(包括课题组主要成员)长期出国或因工作变动、健康等原因不能正常进行研究工作的项目;对未经批准擅自变更负责人的项目;由于课题组内部原因,课题研究已无法进行的项目;对逾期不递交延期申请,或延期到期仍不能完成研究任务的项目,凡有上述情形之一的,应及时向上级科研管理部门提交对项目做出撤项决定的书面报告,获批准后执行。

三、结题审核

项目结题审核指项目在执行期限终止后,为检查预期成果而开展的验收评议工作。

(一)结题的基本条件

项目组完成项目任务书中规定的各项工作,主要工作成果公开发表或取得专利等知识产权等,可以申请结题。

(二)结题审核的程序

1. 提出结题申请

达到结题的基本要求,由项目负责人向相关科研管理部门申请结题。

2. 填写结题总结报告,整理相关附件材料

结题需要提交的材料包括原始材料、工作性材料和成果性材料等三大类。原始材料包括研究过程中的观察记录、问卷调查表、有关原始数据、表格、课题论证记录、研讨活动记录等;工作性材料包括立项申报书、方案、批复、课题计划、总结、中期成果评估意见、研究情况总结报告等;成果性材料包括主体材料(结题报告、阶段研究报告、课题研究报告等),成果效益影响材料(如成果出版、发表材料,应用推广及社会反响,与研究有关的所获得的荣誉)以及附件材料(如声像、图片、照片、光盘)等。

3. 研究完成情况审核

项目承担单位学术机构对照项目申请书审核完成情况及研究质量,并做出评价。

4. 结题材料审核

相关科研管理部门对结题材料进行审查,提出是否可以结题,并组织专家评审,

提出项目完成质量等级,并签署评审意见。

5.下达审核结果

相关科研管理部门报送项目来源主管部门审批,并下达结题审核结果。

(三)结题审核结果

结题审核结果一般分为三种,即同意结题、同意延期与终止研究。

1.同意结题

同意结题指按期完成项目计划任务书约定的各项任务,经费使用合理,提供的验收文件和资料齐全、数据真实,有相关的发表论文、专著、会议交流论文、成果鉴定、专利等。

2.同意延期

同意延期指已完成计划任务书约定的部分任务,但资料不齐全,尚需一段时间方能完成的,由该项目负责人提交"延期报告",经各级科研管理部门审核盖章后报上级科研管理部门,才能同意延期,但期限一般为一年。

3.中止研究

中止研究指被验收项目存在下列情况之一者,不予通过结题审核:未达到计划任务书预定的主要技术、经济指标或预定目标未能实现或成果已无科学或实用价值;提供的验收文件、资料、数据不真实;擅自修改计划任务书中的考核目标、内容、技术路线的;擅自变更项目承担单位或项目负责人、课题组成员;经批准延期一年后,仍无法按期完成项目;实施过程中出现重大问题,但未能解决和做出说明,或研究过程及结果等存在纠纷尚未解决的。对于计划项目负责人未能按进度完成,到期须结题而未结题,或提交的延期报告未获批准,视为承担计划项目未完成,该项目负责人一般2~3年内不能再申请相关的科研项目。

四、科研经费管理

科研经费管理是保证科研项目顺利实施的最基本条件之一,是保障科研项目正常运行并取得预期结果的重要基础。

(一)基本概念

1.科研经费

科研经费是指在科研课题组织实施过程中与研究开发活动直接相关的、由专项经费支付的各项费用。

2.科研经费管理

科研经费管理指根据各级科研主管部门的管理政策,制定项目经费预算、监督项目执行过程中的科研经费支出、结题时科研经费决算以及处理结余经费的过程,贯穿于科研项目的始终。科研经费管理的目的是实现项目资助方、项目承担人、承担人所在单位三方利益的最大化。

(二)科研经费的使用与管理原则

1.坚持专款专用、独立核算原则

项目和课题经费纳入财务统一管理,单列户头,单独核算,确保专款专用,并建立专项经费管理和使用的追踪问责制度,经费不能挪作他用,不得用于预算编制外的其他支出。

2.坚持拨款与计划管理和项目进度相结合的原则

科研经费管理中既要考虑原有科研计划中经费使用要求与阶段计划,也要根据项目的实际进展情况,对科研经费管理做出适时调整。

3.体现项目负责人负责制原则

项目负责人要对科研经费使用的合理性、合法性负责。

4.监督审核原则

科研经费必须有监督和审核制度,严格进行财务监督和使用情况检查。定期进行自查,主管部门根据科研项目情况进行中期评估检查,检查可组织专家或中介机构进行。其评估和检查结果作为调整经费预算拨款安排的重要依据。

5.体现责权相统一原则

科研经费的管理和使用必须符合国家各级财务部门制定的各项政策法规,严格遵守财务制度,科研经费审批人要严格把关,并承担相应的行政责任、经济责任和法律责任。

(三)科研经费的支出范围

1.科研经费支出的时间范围

科研经费支出的时间范围仅限于从立题当年始至结题当年止。立题前和结题后的支出原则上不能在该课题经费中报销。

2.科研经费的开支范围

科研经费的开支范围一般包括:①设备费,指在课题研究开发过程中购置或试制专用仪器设备,对现有仪器设备进行升级改造,以及租赁外单位仪器设备而发生的费用;②材料费,指在课题研究开发过程中消耗的各种原材料、辅助材料等低值易耗品的采购及运输、装卸、管理等费用;③测试化验加工费,是指在课题研究开发过程中支付给外单位的检验、测试、化验及加工等费用;④燃料动力费,指在课题研究开发过程中相关大型仪器设备、专用科学装置等运行发生的可以单独计量的水、电、气、燃料消耗费用等;⑤差旅费,指在课题研究开发过程中开展科学实验(试验)、科学考察、业务调研、学术交流等所发生的外埠差旅费、市内交通费用等;⑥会议费,指在课题研究开发过程中为组织开展学术研讨、咨询以及协调项目或课题等活动而发生的会议费用;⑦国际合作与交流费,指在课题研究开发过程中课题研究人员出国及外国专家来华工作的费用;⑧出版/文献/信息传播/知识产权事务费,指在课题研究开发过程中,需要支付的出版费、资料费、专用软件购买费、文献检索费、专业通信费、专利申请及其他知识产权事务等费用;⑨劳务费,指在课题研究开发过程中支付给课题组成员中没有工资性收入的相关人员(如在校研究生)和课题组临时聘用人员等的劳务性费用;⑩专家咨询费,指在课题研究开发过程中支付给临时聘请的咨询专家的费用;⑪管理费,指课题涉及的调研、采集和收集材料(资料)费。

(四)科研经费预算与决算

科研经费的预算与决算是科研经费管理中的重要环节。科研人员应把科研经费的预算、决算过程视为财经纪律的检查过程,在科研经费的收支方面应真实、准确,做到有据可查。

1.科研经费的预算

科研经费预算包括整个课题所需投资的总预算和分年度预算。编制科研课题经费预算是在上报科研课题时,课题负责人应根据研究课题拟选方案的技术内容,认真做好技术经济论证,并在有关职能部门的协助下,尽可能掌握课题所需设备、器材及其性能、规格、型号、价格等技术经济方面的第一手资料,使预算建立在切实可靠的基础上。

2.科研经费的决算

科研经费的决算主要是检查科研计划在执行过程中,科研经费的使用是否按批准的预算开支,有无违反财务规定的支出,并分析总结经费使用的情况。为了使决算能正确进行,决算前必须全面核实全年收入和支出项目及金额。决算分年度经费决算和课题结束后总决算两种,均应由所在单位科研管理部门、财务部门审核后,上报资助单位验收审批。

(孙媛媛)

第三节　科研档案管理

科研档案指在科学研究和实践活动中直接形成的具有保存价值的文字、图表及声像载体材料。它具有知识属性和信息属性,是知识产权的凭证。科研档案管理指对科研档案实体进行管理和信息开发利用的一项专门工作,包括收集、整理、鉴定、保管、统计和提供利用等内容。科研档案管理是科研管理工作的组成部分,是科研活动的一个环节。

一、科研档案的收集

科研档案收集的内容包括科研准备阶段、研究实验阶段、总结鉴定验收阶段、成果和奖励申报阶段、推广应用阶段形成的各类材料。

(一)科研档案的收集范围

1.各类科技管理文件和资料

如上级机关下发的文件(包括计划管理、成果管理、科技开发管理、专利管理等文件)、科技发展规划、科技研究计划汇总表、年度科技研究总结、课题(项目)成果鉴定汇总表、学术委员会或专家建议材料、国际合作课题(项目)合作协议书、往来信函、批准文件、项目执行情况汇报材料等。

2.科研课题(项目)各种归档材料

科研课题(项目)各种归档材料包括:①研究准备阶段,如调研报告、可行性研究报告(开题报告)、基金申请书及其审批文件、计划任务书(合同书)、实验设计方案、会议记录、科研协作协议书及重要往来文件等;②研究试验阶段,如试验大纲、记录(报告)、现场调查资料、年度报告、计算材料、设计文件、图表、关键工艺文件、统计分析资料、计算机软件、光盘、音像资料和重要往来技术文件等;③总结鉴定阶段,如科研论文、工作总结、著作、参加人员名单、课题验收和技术鉴定材料、成果鉴定证书、科研投资和财政决算材料等;④成果申报奖励及推广应用阶段,如科技成果申报表及其附件、申报奖励与审批文件、成果推广应用材料(包括推广方案、实施材料、总结等)、社会效益及经济效益证明材料和成果获奖证书原件或复印件、申请专利材料及专利证书、扩大生产的设计工艺文件和用户反馈意见等。

(二)科研档案的收集要求及方法

课题组长负责对归档文件的齐全、完整性进行审核并签字,经领导审核后归档;科研档案的归档时间应在课题完成、经过鉴定并经相应主管部门审查后三个月内立卷归档,归档材料要求齐全、完整;归档的材料不能用铅笔、彩笔、圆珠笔和蓝复写纸,如用复写纸,应采用单面黑色复写纸;凡属秘密级以上的科研档案、涉及专利与对外技术转让的项目资料,均不得对外公开,专利实施与转让事宜统一由相关科研管理部门经办。

二、科研档案的整理与归档

科研档案的整理与归档指把收集起来的科研档案加以分门别类、系统排列和科学编目后,交予档案室或档案馆保存,使之便于保管和利用的过程。

(一)科研档案分类

科研档案适用于按课题法进行分类,即在全部科研档案范围内,以各个独立的研究课题为分类单元划分档案。其特点是便于实现一个研究课题档案材料的成套集中管理。课题法可分为"性质 – 课题"分类法与"专业 – 课题"分类法。

(二)科研档案组卷

组卷就是把一组有联系的文件,以卷、册、袋、盒等形式组合在一起,使它能够表达一个相对独立的概念,以便于保管、保密和利用。组卷要求如下:①一卷就是一组有密切联系的文件,而不是杂乱无章地随意堆积;②每一卷都表达一个相对独立的概念,不可一个概念(案卷标题)包含多卷,卷与卷之间应当从题名到内容都是全异的关系;③卷的厚度适中,一般不超过 40mm;④案卷内不应有重份文件。

(三)科研档案的归档

交给档案管理部门保管归档的科研文字材料必须反映科研项目活动的全过程,保证其完整、准确、系统。科研课题一般在研究结束并完成成果鉴定后整理归档。研究周期长的可按阶段归档或按年度归档。几个部门或院系合作完成的研究课题由主持单位立卷、归档一整套档案。协作部门负责自己所承担任务中形成的材料的收集整理,并将其送交主持单位,与成套材料一并交档案管理部门归档管理。本校与校外其他单位合作完成的科研项目,应在协议合同或委托书中注明其科研文件的归属。科研档案移交时,应填写"案卷移交目录",档案管理部门审查、清点无误后,交接双方在移交目录上签字。

三、科研档案的管理与利用

科研档案的保管期限及保密级别应根据案卷内容确定,保管期限一般分为永久、长期、短期。科研档案保密级别应按有关保密规定标明秘密等级。课题组成员查阅科研成果档案,需出示本人身份证明;非课题组人员查阅科研成果档案,需出具相应科研管理部门或相关院系的证明,并出示本人的身份证明。有特殊需要时,需经主管领导批准,办理借阅登记。为方便对科研档案的利用,借助于计算机的现代化管理手段来辅助传统的管理方法,将大大提高档案的检索速度,并确保有较高的查全率和查准率,大大节约档案管理人员和利用者查找档案材料的时间,提高服务质量。档案管理现代化使档案信息的检索、利用更加便捷、高效,无疑将极大地提高档案资源的利用率,从而更进一步的实现档案管理工作的根本目的。

（鞠建南）

第四节　科研成果管理

科研成果是指人们通过研究活动所取得的,并经过同行专家评审或鉴定,或在公开的学术刊物上发表的,确认具有一定的学术意义或实用价值的创造性结果。科研成果管理是指对科研工作者在科研实践过程中经创造性劳动所获得的各种科研论文、专著、专利或新技术等智力成果进行统计、分析、归档、报奖、成果推广等的活动。科研成果应具有创新性、科学性、价值性和规范性。

一、科研成果奖励申报

（一）科研成果奖励类别

科研成果奖励分为政府奖励与非政府奖励两大类。政府奖励一般分为国家级、省部级和地市厅局级三个行政级别。非政府设置的奖励(如诺贝尔奖、何梁何力奖、霍英东奖、各种企事业单位奖、学术团体奖等)一般无法确定级别。护理科研成果奖与医学科研成果奖相融合,单独设奖项是 1993 年设立的全国护理科技进步奖。科研成果奖一般包括如下几种。

1. 国家自然科学奖

国家自然科学奖授予在数学、物理、化学、天文学、地球科学、生命科学等基础研究和信息、材料、工程技术等领域的应用基础研究中,阐明自然现象、特征和规律,做出重大科学发现的我国公民。国家自然科学奖的授奖等级根据候选人所做出的科学发现,从发现程度、难易复杂程度、理论学说上的创见性、研究方法或手段的创新程度、学术水平、对学科发展的促进作用、对经济建设和社会发展的影响、论文被他人正面引用的情况、国内外学术界的评价和主要论文发表刊物的影响等方面进行综合评定。国家科学技术奖励委员会统一领导国家自然科学奖奖励工作,依据自然科学成果大小,将其划分为四个奖励等级,对于具有特别重大意义的项目也可由国家科学技术奖励委员会报请国务院批准授予特别奖。目前,除国家自然科学奖外,还有一些省部级和地市级的自然科学奖。

2.国家技术发明奖

国家技术发明奖授予在运用科学技术知识做出产品、工艺、材料及其系统等重要技术发明的中国公民。国家技术发明奖的评审,对候选人所做出的技术发明,从难易复杂程度、技术思路新颖程度、技术创新程度、主要技术经济指标的先进程度,以及对技术进步的推动作用、推广应用程度、已获经济或者社会效益及发展应用前景等方面进行综合评定,据此决定授奖等级。国家科学技术委员会统一领导国家技术发明奖奖励工作,依据发明项目的作用、意义大小将其划分为四个奖励等级,特别重大意义的发明也可由国家科学技术委员会报请国务院批准授予特等奖。

3.国家科学技术进步奖

国家科学技术进步奖授予在应用推广先进科学技术成果,完成重要科学技术工程、计划、项目等方面做出创造性贡献的个人和单位。该奖分为技术开发、社会公益、国家安全、重大工程等四类项目。国家科学技术进步奖的授奖等级根据候选人、候选单位所完成项目的创新程度、难易复杂程度、主要技术经济指标的先进程度、总体技术水平、已获经济或者社会效益、潜在应用前景、转化推广程度、对行业的发展和技术进步的作用等进行综合评定。科学技术进步奖除国家级外,还有省(部委)级。国家科技进步奖设一、二两个奖励等级,也设有特等奖。省(部委)级的奖励等级由各省(部委)自行制定。卫健委科学技术进步奖是仅次于国家级的部级奖励,是国家卫生健康行业的最高奖励,每年评审一次,设一、二、三等奖。

4.中国专利奖

中国专利奖授予优秀专利的发明人及专利权人,是我国唯一的专门对授予专利权的发明创造给予奖励的政府部门奖,得到联合国世界知识产权组织(WIPO)的认可,在国际上有一定的影响力。中国专利奖分为中国专利金奖和中国专利优秀奖。

5.中华护理学会科技奖

中华护理学会科技奖授予在护理工作中已取得护理科研的成果,并有推广和实用价值,其成果发表后被公认达到国内先进水平者;或在工作实践中,勇于创新,已取得技术革新成果,对提高护理质量、促进患者康复、加速护理人才培养和科技进步,经推广应用具有理论和实践意义,并取得较好的社会效益或经济效益的护士。每两年评选一次,逢单数年颁发,每届授奖不超过50名。由各省、自治区、直辖市护理学会作为推荐单位,各有关部委及军队系统也需报所在省、自治区、直辖市护理学会,由其组织专家评议后,推荐入选。经中华护理学会组织工作委员会组织专家评议审核,由中华护理学会常务理事会批准并颁奖。

(三)科研成果登记

科研成果登记是指用国家编制的登记软件系统将全国经过鉴定的科研成果的详细数据资料录入国家成果数据库的法定工作。其目的是有效地管理统计、宣传、推广应用和转化科技成果,避免重复研究开发,促进科技进步与发展。成果登记应在鉴定之后随时报相关科技部门登记,一般多在报奖之前集中登记。登记需提交鉴定证书、验收函审证书及相关资料,由成果完成人采用国家成果登记系统进行录入登记。登记内容包括基本情况、内容简介、公报内容、立项情况、投入/产出情况、完成单位情况、完成人情况、鉴定评价专家名单等。打印件需加盖单位公章,连同电子文档按照隶属关系一同报至设奖部门指定的收录单位。

(四)科研成果的奖励申报

根据国家科委颁发的《关于科学技术研究成果管理的规定》,对科研成果实行分级管理,即国家科委负责管理国家级重大科技成果;国务院各有关部门和各省、自治区、直辖市科委负责管理本部门、本地方的重大科技成果;各基层单位负责管理本单位的全部科技成果。报送的每项科研成果,应附送如下材料:①《科学技术研究成果报告表》;②《技术鉴定证书》(或《评审证书》等);③研究试验报告,或调查考察报告、学术论文(科学论著)等有关技术资料(其中不能对外公开的材料,须注明);④成果应用、推广方案。

二、科研成果的转化与推广应用

科研成果转化是指为提高生产力水平而对科学研究与技术开发所产生的具有

实用价值的科研成果,进行后续试验、开发、应用、推广,直至形成新产品、新工艺、新材料,发展新产业等活动。科研成果推广应用指有目的地将技术先进的、适用的、成熟的、生产与服务上可行的,经济上合理的,具有科学、社会和经济价值的科研成果,通过示范、培训、指导、咨询、交流、宣传、展览、实施,以及技术转让等活动形式,向经济建设和社会发展领域扩散和转移,扩大其应用范围的活动。

(一)科研成果转化的途径

1.科研成果的直接转化

直接转化的表现为:①科技人员自己创办企业;②高校、科研机构与企业开展合作或合同研究;③高校、研究机构与企业开展人才交流。

2.科研成果的间接转化

间接转化主要是通过各类中介机构来开展的,表现为:①通过专门机构实施科研成果转化;②通过高校设立的科研成果转化机构实施转化;③通过科技咨询公司开展科研成果转化活动。

(二)科研成果形式与推广途径

1.科学理论成果

科学理论成果如专著、论文、调查报告等,主要采用学术报告,通过学术期刊发表、出版科学专著等方法进行成果的推广与交流。

2.新技术、新工艺、新方法类成果

这类成果可通过针对性地举办各种新技术、新工艺学习研讨班以促进推广与应用。

3.实物性成果

实物性成果如为具有特殊用途的试剂、材料、元件、仪器、设备、工具等,可通过具有一定研制能力的科研单位将其进行小批量试制、生产,使科研成果尽快推广应用。

(姚洪波)

第六章 医院医疗保险管理

第一节 医疗保险概述

一、医疗保险概念、特征及其作用

(一) 医疗保险的概念

社会医疗保险是指由国家和社会负责建立的,为解决保障范围内的劳动者发生疾病而暂时丧失劳动能力,因治疗疾病由基本医疗保险经办机构按规定提供一部分费用补偿的一种社会保险制度,也是国家实施社会保障制度的一部分。

《中华人民共和国社会保险法》由中华人民共和国第十一届全国人民代表大会常务委员会第十七次会议于 2010 年 10 月 28 日通过,自 2011 年 7 月 1 日起施行。《中华人民共和国社会保险法》是继《中华人民共和国劳动合同法》《中华人民共和国就业促进法》《劳动争议调解仲裁法》之后,在保障和改善民生领域的又一部框架性法律,是中华人民共和国成立以来第一部社会保险制度的综合性法律,是党和政府履行"让人人享有社会保障"承诺的法律保证。《中华人民共和国社会保险法》从法律上明确国家建立基本养老、基本医疗和工伤、失业、生育等社会保险制度,并对确立基本养老保险关系转移接续制度,提高基本养老保险基金统筹层次,建立新型农村社会养老保险制度、城镇居民养老保险制度和新型农村合作医疗制度等做出原则规定。《中华人民共和国社会保险法》的实施,对于加快建立覆盖城乡居民的社会保障体系,具有重大意义。

商业医疗保险是医疗保障体系的组成部分,单位和个人自愿参加。国家鼓励用人单位和个人参加商业医疗保险。商业医疗保险是由保险公司经营的营利性医疗保障,是投保人与保险公司之间的一种民事契约行为,投保人按一定数额缴纳保险金,在投保人发生契约规定范围内的保险责任时,由保险公司补偿医疗费用或给付保险金。相对于社会医疗保险而言,商业医疗保险在我国起步较晚。

2015 年 4 月 24 日,第十二届全国人大常委会第十四次会议表决通过了第三次修正的《中华人民共和国保险法》(以下简称《保险法》)。新修正的《保险法》更强调保护投保人、被保险人的合法权益,其最核心的三大变化是突出了保护被保险人,突出了加强监管和防范风险,突出了拓宽保险服务领域,对保险业的依法合规经营提出了更高的要求。新《保险法》增加了不可抗辩规则,规定保险人在合同订立时已经知道投保人未如实告知的情况的,保险人不得解除合同;发生保险事故的,保险人应当承担赔偿或者给付保险金的责任。同时,为防止保险公司滥用合同解除权,规定自保险人知道有解除事由之日起,超过三十日不行使而消灭;自合同成立之日起超过两年的,保险人不得解除合同;发生保险事故的,保险人应当承担赔偿或者给付保险金的责任。

2018 年 5 月,国家医疗保障局正式挂牌成立,作为国务院直属机构,它的成立改变了以往我国医疗保障领域多部门分管的局面,实现了医保管理职能的高效整合,使我国医疗保障事业迈向新的台阶。

(二)医疗保险的特征

医疗保险是社会保险领域中的一个重要险种,不仅具有社会保险所具有的普遍特征,同时还具有其他险种不具备的独特特征,主要表现在以下几个方面。

1.医疗保险对象的普遍性

对于每一个社会个体来说,疾病的风险是客观且普遍存在的,而为防范和抵御疾病风险而建立的医疗保险,它的保障对象必然具有普遍性,即医疗保险的保障对象原则上为全体公民,没有特定排除对象。医疗保险是社会保险中覆盖面最广、使用率最高、与每个个体都息息相关的险种。

2. 医疗保险制度的复杂性

医疗保险制度的复杂性主要表现在以下三个方面。

第一,医疗保险制度涉及政府、医疗保险经办机构、医疗机构、药品材料供应商、用人单位以及参保者等多个群体,这些群体之间相互影响、相互作用,构成错综复杂的权利和义务关系。

第二,医疗保险制度的可持续发展不仅取决于制度本身是否科学、合理,而且受到整个社会公共卫生资源配置、医药卫生服务体制以及医疗器械和药品流通体制的深刻影响。

第三,由于医疗服务提供方与医疗服务购买方、需求方之间存在信息的不对称,医疗服务提供方在医疗消费行为中往往占据主导地位,医疗保险机构的第三方付费方式对医疗消费行为和医药费用控制缺乏强有力的约束。

3. 医疗保险补偿形式的特殊性

第一,疾病风险具有个体差异,个体医疗保险费用支出也不可预知,因此,医疗保险费的测算和控制具有困难性。

第二,医疗保险经办机构依据参保者的病情和疾病治疗发生的医疗费用,以第三方的身份按比例进行补偿,不同于参保者直接购买医疗服务。

第三,医疗保险费用的偿付与年龄因素相关联,通常老年人的医疗费用要高于年轻人的医疗费用,现收现付式的医疗保险制度要考虑代际转移问题。

(三)医疗保险的作用

医疗保险是社会保险的一种,对经济社会的发展起到重要作用。一方面,它解决了政府、用人单位和个人的后顾之忧,稳定经济社会生活;在一定程度上实现收入再分配,促进公平和效率的统一;保障有效医疗服务的提供,扩大医疗需求和其他消费需求,保障健康劳动力的提供,促进社会再生产。另一方面,它增进和提高一个国家或地区的健康水平,对规范医疗服务供需行为、控制医疗费用不合理增长发挥积极作用,促进了医疗服务卫生事业的发展和医疗卫生资源的合理配置。

二、医疗保险的基本内容

1. 基金筹集

医疗保险基金是医疗保险制度运行管理的基础,医疗保险经办机构依法对单位和个人征收医疗保险费来筹集医疗保险基金。在医疗保险基金筹集、使用、管理过程中,必须遵循"以收定支,收支平衡,略有结余"的原则。

医疗保险基金的筹集渠道是多元化的,主要包括:政府专门征收、参保者与用人单位缴费、公共财政补贴、医疗保险基金的营运增值、利息以及罚没等其他收入。在医疗保险费用的缴纳责任中,多数国家采取由参保者、用人单位分担缴费或政府、参保者与用人单位三方分担缴费的做法。医疗保险费用的缴纳方式,主要有固定保险费式和与工资或收入挂钩的浮动式,前者是按照一个固定的费用额度向承担缴费义务者征收医疗保险费,后者是按照参保者的工资或收入的一定比率征收医疗保险费。较为通常的做法是采取与工资或收入挂钩的浮动式缴费方式。

2. 保障范围

医疗保险的保障范围有广义和狭义之分,广义的医疗保障范围包括医疗保险的保障对象、医疗费用的负担比例和纳入保障范围的卫生服务项目,即医疗保险覆盖人群和该人群具体享受的医疗保障程度。狭义的医疗保障范围主要是指医疗保险保障的医疗服务项目,以及这些项目提供的数量、形式与限制等。

在一定时期内,每个具体国家或地区的经济发展水平、国家财政的支持能力、医疗保险的健全程度以及公众健康观念的转变等方面的因素影响和决定医疗保险的保障范围。对于医疗保险范围的确定,必须遵循以下几个原则:一是与医疗保险目的一致的原则;二是与经济发展水平相适应的原则;三是满足参保者多层次医疗保险需求的原则;四是充分考虑医疗服务供给状况的原则;五是不断发展的原则。

3. 待遇给付

医疗保险的待遇给付,由最初的补偿参保者患病造成的收入损失,逐步扩展到参保者在遭遇疾病风险时所发生的医疗费用。由于经济社会发展水平和医疗保险筹资水平的不同,不同国家的医疗保险规定的支付范围和支付标准具有较大差异。

在福利型国家,个人基本享受免费医疗或低收费医疗服务,而且提供的医疗服务项目范围较广,包括疾病的预防、免疫、疾病的早期诊断、保健、老年护理和康复等项目。而在大部分国家,个人都要负担一定比例的医疗费用。

医疗费用的补偿方式是医疗保险制度运行中的一个重要内容,是确保医疗保险管理目标实现的重要手段之一。医疗保险经办机构作为医疗保险服务的付费人,其对医疗机构的补偿方式种类繁多,一般包括总额预付制、按病种付费、按疾病诊断相关分组付费、按人头付费、按床日付费等多种类型。按照医疗保险费用的给付时间,医保支付方式可分为后付制和预付制,后付制通常以按服务项目付费为代表。

三、医疗保险的基本原则

1. 普遍性原则

所有人都面临着疾病风险。医疗保险制度是通过在参保者之间分摊疾病风险,使社会成员互助共济,从而实现其保障效用。医疗保险的社会化体现在要求全体社会成员无论是否就业、健康与否、年龄长幼等,都成为保险对象,发挥大数法则的技术性作用,最大限度扩大保障的人群范围。

2. 强制性原则

医疗保险是国家通过立法的形式强制推行的,要求所有符合条件的用人单位和个人均应按照法律规定参加。医疗保险的强制性还体现在参保者必须按照规定的基数和费率缴纳保险费用,并按照目录范围享受基本医疗保险待遇。

3. 保基本原则

我国现阶段的经济社会发展水平,决定了医疗保险制度只能为参保者提供基本的医疗保险保障。基本医疗保险只对参保者治疗确需的基本用药、诊疗项目和医疗服务设施范围进行支付,超过范围的则由参保者自己承担或通过其他补充医疗保障措施解决。

4. 费用分担原则

医疗保险的费用分担原则主要体现在医疗保险基金的"收"和"支"两个方面。一方面,医疗保险基金由国家、用人单位和个人三方共同筹集,三方共担医疗保险费用;另一方面,在医疗费用支付上,医疗保险基金和参保者个人按照一定的比例进行分摊,个人在医疗消费行为中要承担一定的责任。

5. 权利义务相结合原则

权利义务相结合的原则体现在参保者享受基本医疗保险待遇前,需承担缴纳一部分医疗保险费的义务,同样履行缴费义务,即可享受到从基本医疗保险中获得保障的权利。在医疗保险制度的运行过程中,参保者的权利与义务始终相辅相成,两者不可偏废其一。

6. 公平效率兼顾原则

医疗保险制度作为社会保障制度的重要组成部分,具有收入再分配、维护社会公平正义的基本功能,参保者在履行缴费义务后,均可平等地获得基本保障。医疗保险的效率主要体现在医疗保险基金的筹集、使用及购买医疗卫生服务等方面,有效利用医疗卫生资源,使用有限的资源获取最大的效益。

7. 以收定支、收支平衡、略有结余原则

我国基本医疗保险制度中,医疗保险基金遵循"以收定支、收支平衡、略有结余"的筹集、管理和使用原则。统筹地区按照基金的收入情况,综合确定该地区基本医疗保险的待遇水平和支付范围,必须维护医疗保险基金的平稳运行,做到收支平衡。为了确保预留一定的医疗保险基金面对重大疾病、老龄化以及不可抗力等支出风险,必须使基金结余控制在安全合理水平。

8. 属地管理原则

因各地区之间经济社会发展具有一定差异,医疗保险遵循属地管理的基本原则。属地管理原则,即统筹地区内所有符合参保条件的用人单位和参保者,统一参加所在统筹地区的医疗保险,执行统一的政策,实行医疗保险基金的统一筹集、使用和管理。

四、医疗保险系统

(一)医疗保险系统概述

医疗保险系统是一个以维持医疗保险的正常运转和科学管理为目的,具有规范医疗保险费用的筹集、医疗服务的提供、医疗费用的支付等功能的有机系统,主要由政府、医疗保险经办机构、医疗服务提供机构和参保者等因素组成,各因素之间相互影响、相互依存。

随着经济社会的进步和医学、药学技术的发展,医疗保险的作用体系由简单趋向复杂,并逐步形成了一种由政府、医疗保险经办机构、医疗服务提供机构和被保险人四方关系组成的现代医疗保险系统。

(二) 医疗保险系统的构成

1. 政府

在现代医疗保险系统中,政府处于管理的地位,发挥宏观调控的作用,重大政策需要政府出面做出决策。在我国,由于医疗保险处在不断改革和完善之中,管理和解决医疗保险发展过程中出现的问题成为政府的一项重要职能。因此,在医疗保险系统中,政府需要设计和规范医疗保险制度,促进和协调医疗保险事业的发展,监督和控制医疗保险秩序的运行,参与医疗保险市场并弥补其不足,维护和协调医疗保险当事人的合法权益,实现医疗保险系统的持续健康运行。

2. 医疗保险经办机构

医疗保险经办机构代表政府具体办理医疗保险业务,一般由政府部门下设的医疗保险管理中心或医疗保险局(社保局)承担该角色。医疗保险经办机构是指在医疗保险活动过程中,负责医疗保险费用的筹集、支付、审核和管理,对定点机构实行协议管理等医疗保险具体业务经办的机构和组织,也称为"保险人",它的基本任务是按照国家法律法规规定和医疗保险政策要求,在一定的区域和人群中有效开展医疗保险业务,保障和促进人们的健康。具体工作内容包括:参与制定医疗保险法规、政策;筹集医疗保险基金;保证医疗服务的提供;支付参保者的医疗费用;依法对医疗服务提供者和参保者进行监督和管理;管理医疗保险基金。

3. 医疗服务提供机构

医疗服务提供机构有狭义和广义之分。狭义的医疗服务提供机构是指经人力资源和社会保障部门认定,并与医疗保险经办机构签订服务协议,为参保者提供基本医药服务的医疗机构,包括医院、药店、诊所、门诊部等。广义的医疗服务提供机构除了上述医疗机构外,还包括提供各种卫生保健等服务(如妇幼、防疫、健康教育等)的机构和人员。我国医疗保险实行定点管理制度,即为参保者提供医疗服务的机构必须为经医疗保险经办机构认定的定点医疗机构和定点零售药店。

4. 被保险人

被保险人在我国通常指参保单位或参保者,也称投保人,是医疗保险系统中的医疗服务需求方。被保险人按照规定按时足额缴纳医疗保险费,在其因疾病等治疗时,可以在医疗保险规定的范围内,由国家或社会为其提供必需的医疗服务以及经济补偿。

(三)医疗保险系统各方相互关系

在现代医疗保险系统中,上述四个基本要素均有着各自的功能和特点,各方围绕着医疗保险基金的筹集和医疗费用的补偿问题相互作用、相互影响。具体表现在以下几个方面。

1. 医疗保险经办机构与被保险人

在医疗保险系统中,医疗保险经办机构和被保险人是一种保险合同关系,两者的联系主要表现在医疗保险费的征收、医疗服务的组织和医疗费用的支付等。保险人即医疗保险经办机构,大多数是在过去公费医疗办公室的基础上形成的,在有些地区称为医疗保险基金管理中心或医疗保险局;部分地方成立了社会保险事业管理局,医疗保险只是其中一部分。被保险人按时、足额向医疗保险经办机构缴纳保险费,在遭遇疾病风险时可享受相应的医疗服务和医疗费用的偿付。影响这一关系的主要因素为被保险人的参保类型、医疗消费行为、保险机构的费用补偿范围和方式等。

2. 医疗服务提供机构与被保险人

医疗服务提供机构与被保险人的关系主要表现为提供服务、接受服务与支付服务费用等。医疗服务提供机构是落实医疗保险政策、控制医疗费用的载体,同时是向被保险人提供基本医疗服务、与被保险人直接沟通的主体。被保险人在遭遇疾病风险时,接受医疗服务机构提供的服务,并支付一定的费用。影响两者关系的主要因素是被保险人选择医疗服务的自由度,被保险人需要支付服务费用的高低和医疗服务提供机构的服务水平、制度约束等。

3.医疗保险经办机构与医疗服务提供机构

医疗保险经办机构与医疗服务提供机构之间的关系,主要表现为医疗保险经办机构确定医疗保险支付医疗服务的范围、对医疗费用及医疗服务质量的监控等。通过医疗保险基金购买医疗服务,将医疗保险经办机构与医疗服务提供机构联系起来,它使医疗保险经办机构和医疗服务提供机构之间的经济关系在医疗服务系统中成为主导,使原有的医患双方之间直接经济关系弱化。医疗保险经办机构通常采取医疗费用的稽核和被保险人实名制住院督查等外部监督方式控制不合理的医疗费用,以及通过改变医疗保险支付方式使医疗服务提供机构自我约束,以此促进医疗服务提供机构对被保险人合理施治,引导医疗卫生资源合理配置。影响两者联系的主要因素是医疗服务提供机构的服务范围和项目,以及医疗保险经办机构的费用支付方式等。

4.政府与医疗保险系统的其他三方

政府与医疗保险系统的其他三方的关系主要表现为政府对医疗保险经办机构、被保险人、医疗服务提供机构的监督、管理与协调。政府通常通过政策、法律、行政、经济等手段来协调和保障三方利益,明确各方的关系、责任和义务,规范各方的行为,对医疗保险的运行发挥重要作用。影响政府和医疗保险系统其他三方关系的主要因素是政府对医疗保险系统的干涉程度和监管力度等。

(李洋)

第二节 医院医疗保险管理的目标

医疗保险作为社会保障体系的重要组成部分,是一件利国利民的民生工程,彰显保障权益,具有调节公平、促进和谐的重要作用,对推进医药卫生体制改革、促进医疗机构自身发展起着积极作用。

早在"十一五"末,我国医疗保险制度已经逐步完善,医疗保险覆盖的群体已由最初的1亿多人发展为12亿人,基本上实现了全面覆盖的目标。2014年国家统计年鉴数据显示,约 2.25 亿人参加了城镇职工医疗保险,约 2 亿人参加了城镇居民医疗保险,参保率为 85% 以上;8.3 亿多人参加了新型农村合作医疗保险,参合率为 90% 以上。职工基本医疗保险、城镇居民基本医疗保险和新型农村合作医疗三项基本医疗保险参保(合)率稳定在 95% 以上。党的十八大以来,我国的医疗保障事业全面发展,参保覆盖面持续扩大,依据国家医保局发布的《2020 年全国医疗保障事业发展统计公报》显示,2020 年我国基本医保参保人数突破 13.61 亿人,参保人员待遇显著提高,全民医保时代全面开启。

医疗保险工作是一项政策性、操作性很强的工作,受到全社会的高度关注,是关系到每个人切身利益的一件大事,需要通过不断地实践,探索出科学、合理的管理办法,更好地实施医疗保险政策。只有不断转变理念,深入学习和研究政策,强化制度建设,积极探索医疗保险服务管理的有效性,才能使医疗保险政策真正地惠及参保者。

医疗保险建制以来,随着覆盖面的日益扩大,保障水平的不断提高,医疗保险参保者在医院就诊者中所占比例逐年增多,由此对医院的医疗保险管理工作提出了更高要求:改变经验主义、粗放式管理模式,建立科学的组织架构、完善的管理制度、规范化的流程、科学的考核方式、安全的统筹基金管理体系,以提高医院医疗保险基金使用效率为核心,以参保者的需求和满意度为目标,将精细化管理的思想和理念贯彻到医疗保险管理的各个环节中,将管理工作做细、做精,全面提高管理水平。医院作为医疗服务提供方,应将贯彻落实医疗保险政策、加强医院医疗保险基金管理、构建医疗保险三方和谐作为工作的目标。

1.贯彻落实医疗保险政策

医院是医疗保险运作的主要载体,它与医疗保险制度相互依赖又相互制约,处在医疗保险改革的最前沿,不仅要为参保者提供良好的医疗服务,同时还要兼顾国家、社会、参保者各方的利益。医疗保险的各项政策规定只有通过医院的贯彻落实,才能惠及参保者。

随着医疗保险覆盖面的不断扩大,医疗保险正在对医疗服务和医院管理产生深远的影响。为落实医疗保险政策,医院必须加大宣传培训的力度,通过做好对医务人员、参保者的医疗保险政策宣教,使其理解医疗保险改革的深远意义,了解医疗保险的相关政策、法规。医院在对医务人员进行医疗保险政策培训的同时,还要使其树立起医疗保险费用控制观念,不仅要提供优质的医疗服务,还要充分考虑医疗保险基金安全及参保者的承受能力,提高医疗保险基金的使用效率。

2. 加强医院医疗保险基金管理

加强医院医疗保险基金管理的措施包括:随着全民医疗保险时代的到来,医院收治的患者大部分是各类医保险种的参保者。医院的资金大部分来源于医疗保险基金,为此,医院对医疗保险基金的管理显得尤为重要。

加强医院医疗保险基金收入预算管理,增进医疗保险基金管理的计划性和科学性,建立基金运行情况分析和风险预警机制,完善医疗保险基金监管制度,提高基金管理水平和风险防范能力,控制医疗费用过快增长,杜绝套取、骗取医疗保险基金的行为,切实保障医疗保险基金的安全运行。2021 年 5 月 1 日起,《医疗保障基金使用监督管理条例》(国务院第 735 号令)在我国正式落地实施,作为我国医疗保障领域第一部专门的行政法规,该条例进一步明确了医保基金的使用原则,有效增强医保经办机构、定点医药机构和参保人员的主体责任意识,对我国医疗保障基金法制化监管工作具有重要实践意义。

3. 构建医疗保险三方和谐

医院医疗保险管理部门是医(医疗服务提供机构)、保(医疗保险经办机构)、患(参保者)三者间最重要的沟通纽带。医院医疗保险管理部门执行医疗保险政策,向医院医务人员进行政策宣传;服务广大参保者,并向其解释医疗保险政策;听取医院各学科、各级医疗保险经办机构、参保者对医院医疗保险管理工作的意见和建议。

医院对医疗保险的管理是双向的,既要对内控制,也要对外拓展,才能取得各级医疗保险经办机构、社会各界及参保者的支持。医院在医疗保险业务处理中要采取积极的态度,主动做好与各级医疗保险经办机构的沟通协调工作,让医疗保险经办机构了解医院的实际情况以及影响医疗费用的客观因素,努力、合理争取政策性补偿,正确面对医疗保险各类政策落实过程中可能存在的问题。

医疗保险工作与医、保、患三方利益密切相关,受到各方高度重视。因此,医院医疗保险管理部门要认真研究医疗保险政策,分析医疗保险发展趋势,权衡医疗保险三方关系,依据实际情况探索和制定相应的医疗保险管理制度并落实,以提高医院医疗保险服务质量和效率。

(李洋)

第三节　医院医疗保险管理的内容

医院是医疗保险系统中医疗服务的提供者,也是落实医疗保险政策的场所。医疗保险在医院的运行涉及多个环节,医院医疗保险管理部门工作人员需掌握医疗保险政策,制定科学的操作流程并规范实施,处理好来自各级医疗保险经办机构和参保者的各项业务。

医院医疗保险管理部门,是为参保者直接办理具体医疗保险业务的机构。其基本任务是在严格执行医疗保险政策的前提下,为临床科室、参保者提供全面、便捷的服务,实现政策执行的公平化、管理标准的精细化、服务流程的人性化,要提供体现人文关怀的健康保障。医院医疗保险管理内容一般包括以下部分。

一、医院医疗保险管理制度

医院医疗保险管理制度,是医院为了维护医疗保险业务秩序,保证国家、地方各项政策的顺利执行和各项工作的正常开展,依照法律、法令、政策而制定的具有规范性或指导性与约束力的规章。管理制度可分为岗位设置制度和规章性制度两种类型。岗位性制度适用于某一岗位上的长期性工作,所以有时岗位性制度也称为"岗位责任制",如《医院医疗保险管理部门工作职责》。规章性制度是对某一方面工作制定的带有规范性质的制度,如《医院医疗保险内部管理规定》《医院医疗保险药品目录、诊疗项目管理制度》《医院医疗保险应急处理制度》等。

二、参保者就医管理

随着社会医疗保险体制的不断完善、医疗保险覆盖面的不断扩大,医院接收、诊治的参保者不断增加,随之而来的是与医疗保险有关的来自参保者的大量业务处理、政策咨询、来访接待,而处理好每个医疗保险参保者的业务是非常重要的。

(一)门(急)诊就医管理

在我国当前就医模式下,门诊是参保者就医的第一个环节。随着医疗信息化的不断推进,医疗保险制度在一些地区与预约诊疗进行了有效的衔接,参保者持社会保障卡(或银行卡)即可完成挂号、就诊、检查、缴费整个流程,参保者进行就医发票打印的时候,实时报销。医院也根据联网情况,设立不同医疗保险类型的窗口,提高就诊效率,方便参保者就医。

1.门诊统筹

门诊统筹是门诊医疗保险的一种实现形式,将参保者的门诊费用纳入医疗保险报销,费用由统筹基金和个人共同负担。

2.门诊慢特病

门诊慢特病是医保领域的一个概念,各地称谓并不一致,总体来说是指病情相对稳定,需长期服用药物或在门诊治疗,其费用纳入统筹地区基本医疗保险基金支付范围的慢性或特殊疾病,统称为门诊慢特病。门诊慢特病的申请,由参保者个人向医疗保险经办机构递交真实、可靠、准确的申请材料,医疗保险经办机构组织定点医疗机构或专家根据医疗保险的有关规定,对材料严格审核,通过后确定参保者待遇。

(二)住院就医管理

1.参保者入院管理

门诊接诊医师确认参保者的疾病需住院治疗后,为参保者开具住院通知单,应核对参保者社保卡与本人是否相符,并标明医疗保险类型,入院诊断务必填写清楚、准确。意外伤害及有第三方责任的情况,需要注明。

入院办理窗口应根据参保者提供的身份证、社保卡、住院通知单核对身份信息,根据提供的医疗保险类型材料登记相应的医疗保险类型。

办理好入院手续后,病区经治医师和责任护士根据参保者提供的个人身份信息再次核对参保者身份,并按登记的医疗保险类型执行相应政策。

2.参保者在院管理

(1)严格出入院标准:要严格掌握参保者出入院标准,严禁挂床住院、体检式住院;对于短期内再次住院的参保者,应在入院记录中说明原因;严禁套用他人信息住院。医院医疗保险管理部门应严格管理,加强核查,若发现异常情况及时解决。

(2)规范医疗行为:医务人员在为参保者诊治的过程中,在确保医疗质量及安全的前提下,加强医疗行为规范性的管理。如,参保者是否符合出、入院标准,医嘱、费用、报告单是否一致,使用药品和植入材料是否规范,限定性用药是否符合要求等。因病情需要使用基本医疗保险"三个目录"范围以外的药品、诊疗项目和医用材料时,医务人员应履行告知义务,向参保者说明自费项目使用的原因、用量以及金额,参保者同意后,在《自费项目同意书》上签字方可使用。

(3)完善审批制度:根据不同的业务项目,医疗保险经办机构通常授予医院医疗保险管理部门审批和初审的权限。①审批权限:由医院医疗保险管理部门审批的项目包括医保患者待遇审批、医保限制药品使用、异地安置的定点医疗机构选择等。②初审权限:由医院医疗保险管理部门初审、各级医疗保险经办机构审核的项目一般有门诊特殊病的初审、异地外转就诊的初审。

医院医疗保险管理部门应根据各级/各地医疗保险经办机构对不同业务的政策规定,分别制定业务流程,制定出科学、合理的审批制度及参保者办理流程。

(三)住院类型的管理

1.按保险类型管理

(1)基本医疗保险:根据《中华人民共和国社会保险法》《国务院关于建立城镇职工基本医疗保险制度的决定》(国发〔1998〕44号)、《开展城镇居民基本医疗保险试点的指导意见》(国发〔2007〕20号)和《关于建立新型农村合作医疗制度的意见》(国办发〔2003〕3号)文件精神,结合各级统筹地区医疗保险政策,对城镇职工、城镇居民医疗保险、新型农村合作医疗参保者的就医过程、医疗保险质量以及医疗保险统筹基金进行精细化、规范化、科学化管理。

(2)生育保险:生育保险是国家通过立法,在怀孕和分娩的妇女劳动者暂时中断劳动时,由国家和社会提供医疗服务、生育津贴和产假的一种社会保险制度,国家或社会对生育的职工给予必要的经济补偿和医疗保健的社会保险制度。在医疗保险体制中,生育保险与基本医疗保险属不同的险种,分开管理,而在新型农村合作医疗制度中则统一管理。医院应根据生育保险的特点制定相应的管理办法及就医流程,指导学科及参保者执行。

(3)工伤保险:工伤保险是指参保者在工作中或在规定的特殊情况下,遭受意外伤害或患职业病,导致暂时或永久丧失劳动能力甚至死亡时,参保者或其遗属从国家和社会获得物质帮助的一种社会保险制度。工伤保险执行属地管理政策,需按各地工伤保险政策制定医院管理规章制度。如入院时需判断参保者是否属于工伤保险,参保者是否进行联网结算,参保者的手续是否齐全,参保者住院期间是否享受工伤医疗保险待遇等。

工伤保险住院医疗,必须经参保地人力资源和社会保障部门鉴定。需再次住院治疗的,出示由人力资源和社会保障部门出具的"工伤再住院申请表"办理相关手续。

2.按基金支付方式管理

医疗保险基金对医院的支付方式有按服务项目支付、按人头支付、按服务单元支付、按病种支付、按疾病诊断相关分组支付以及按总额预付等。根据人力资源和社会保障部《关于进一步推进医疗保险付费方式改革的意见》(人社部发〔2011〕63号)要求,要根据基金收支预算实行总额控制,探索总额预付办法。现阶段,国家大力推进按病种支付,根据《关于印发控制公立医院医疗费用不合理增长的若干意见的通知》(国卫体改发〔2015〕89号)文件精神,要求强化医疗保险基金收支预算,建立以按病种支付为主,按人头、按服务单元等复合型支付方式,逐步减少按项目支付,鼓励推行按疾病诊断相关组(diagnosis related groups,DRG)支付方式。到2015年底,城市公立医院综合改革试点地区医保支付方式改革要覆盖区域内所有公立医院,实施临床路径管理的病例数达到公立医院出院病例数的30%,实行按病种支付的病种不少于100个。

(1)总额预付制:总额预付制是指根据总服务量、次均费用等数据,测算医疗保险费用支付总额,由医疗保险经办机构定期预拨,实行"总额预算,按月支付,超支不补,结余留存"的支付方式。

预付总额是医疗保险经办机构和医院通过谈判确立的,有一系列的管理控制指标,包括住院、普通门诊和门诊慢特病(门诊慢性病、门诊特殊病)三类。主要管理指标为参保者个人自付比、次均费用,其他管理指标如基金使用率、药占比、耗材占比、自费项目比等。若分别监控单个指标,可能忽略指标之间的内在关联。因此,在总额预付的日常工作中,对于复杂的指标数据,应该做到精细化管理,对多维度指标进行综合分析。

(2)按病种支付:按病种支付主要包括单病种支付和 DRG 支付。单病种是指没有并发症,单一的疾病。其理论基础和方法学是循证医学和临床路径,主要针对诊断明确、技术成熟、治疗流程和效果可控性强的内外科常见病和多发病。DRG 以病历信息为依据,综合考虑了参保者的主要诊断和主要治疗方式,结合个体特征(如年龄、并发症和合并症),根据疾病的复杂程度和费用将相似的病例分到同一个组中。基于这样的分组,卫生管理部门和医保经办部门就可以在 DRG 系统的帮助下,对不同的医疗机构进行较为客观的医疗服务绩效评价,也可以根据此分组进行医疗保险费用支付的管理。

通过对参保者入院诊断、手术指征、治疗方法、平均住院日等信息的监督,对药占比、耗材占比、手术麻醉占比等指标的控制,结合临床路径实施情况,为学科及时反馈相关信息,在确保医疗质量的前提下,合理控制医疗费用。

3.其他医疗服务模式管理

(1)专科疾病:为合理使用医疗保险基金,一些医疗保险经办机构对专科医院(如传染病医院、神经专科医院)中的专科疾病实行按床日付费。专科医院医疗保险管理部门应制定相应的管理办法,避免虚记床日天数等违规现象。因参保者个体差异造成医疗费用过高的情况,要及时向医疗保险经办机构备案,并争取合理的床日费支付标准。

(2)日间病房:日间病房是根据常见病、多发病经短期观察治疗即可出院的特点,专为该类参保者设计的"短、平、快"式医疗服务,可减少医疗保险基金支出和减轻患者负担。日间病房是目前国外比较流行的治疗模式,国内一些医院也已经开展,常见的有日间手术病房、日间化疗病房等。

日间手术:日间手术是指选择一定适应证的参保者,在一至两个工作日内安排参保者的住院、手术、手术后短暂观察、恢复和办理出院,参保者不在医院过夜。如广州中山眼科中心开展了将多数眼科手术改为日间手术的试点项目,2014年完成总量为19810例的手术,其中日间手术占63%。

日间放化疗:日间放化疗即参保者在放化疗当天前往医院日间病房进行化疗,结束后回家休养的治疗模式。

目前,不少省市已将日间病房纳入医疗保险补偿范围,有的按"门诊统筹"或"特殊统筹"给予报销,有的按普通住院进行结算。医院应对日间病房统一管理,建立日间病房管理制度,设计参保者就医流程,全面保障医疗质量和医疗安全。

(四)异地转诊(院)

基本医疗保险参保者由于病情特殊,在参保地无法确诊和治疗的,由医疗保险医院中有转诊资格的经治医院提出转诊意见;经当地医疗保险经办机构批准,转往异地医院诊治。异地就医参保者凭医疗费用发票、费用清单、出院小结、转诊单到参保地医疗保险经办机构办理报销手续。

1.转诊流程

参保者申请外转就医,一般由主管医师提供病历摘要,提出转诊原因,填写转诊申请表,经科主任签署意见后,送至医院医疗保险管理部门审核并加盖公章,参保者再到医疗保险经办机构核准。

2.转诊审核

医院医疗保险管理部门要严格转诊审核:一是经本院最高水平会诊仍未确诊的疑难杂症;二是无设备或技术诊治抢救的危重参保者。转诊资格必须严格控制,原则上只有统筹地区最高级别的综合或专科医院才有提出转诊的资格。

严格异地转诊审核,是建立分级诊疗体系的基础,是合理配置医疗资源、促进基本医疗卫生服务均等化的重要举措,通过及时调整和不断完善医疗保险政策,发挥医疗保险对医疗服务供需双方的引导作用和对医疗费用的控制作用,有利于减轻参保者的经济负担,同时提高医疗保险基金使用效率。

(五)异地急诊

参保者在统筹地区以外的地区基本医疗保险医院急诊、抢救、留观并收治入院治疗的,或门急诊、抢救、留观治疗无效死亡者的医疗费用,所发生的门诊和住院医疗费用合并计算,按一次住院处理,符合基本医疗保险政策范围内的由统筹基金支付。门急诊、抢救、留观未收治入院治疗的,所发生的医疗费用由参保者个人支付。

三、医院医疗保险质量管理

(一)政策研究与落实

1.政策研究

医疗保险制度涉及社会、经济、医学等多个领域,在国外有上百年历史,但在我国是一项新兴的事业。随着我国经济水平的不断提高,政府及医疗保险经办机构会不断推出相应的政策、法规,而作为医疗服务主要提供方的医院,无论是为社会还是为自身发展,需要不断研究医疗保险的各项法规、政策,并结合医疗运行规律和医院运行特点,制定操作要点和关键节点,并定期总结分析有关政策在落实过程中存在的问题,及时向政府有关部门反映,为下一步政策调整提供依据。

(1)社会保险法:《中华人民共和国社会保险法》出台实施,对社会保险制度起到法律支持的作用。医院医疗保险管理部门根据《中华人民共和国社会保险法》与医疗保险经办机构签订服务协议,为参保者提供合理、必要的医疗服务;对城镇职工基本医疗保险、城镇居民基本医疗保险、新型农村合作医疗参保者就医进行管理;对符合《基本医疗保险药品目录》《基本医疗保险诊疗项目目录》《基本医疗保险医疗服务设施标准》的医疗费用给予医疗保险报销;对基本医疗保险基金支付范围之外的内容严格管理。

(2)地方性政策、法规:根据人力资源和社会保障部门、卫生健康委员会发布的政策、法规内容,落实医院医疗保险管理。

2.政策落实

医院根据医疗保险政策调整及更新情况及时在医院 HIS 系统中更新,并对医所有医务人员就医疗保险政策、法规、操作规范进行宣传培训；同时，对医院内部各运行环节医疗保险政策执行情况进行监督检查，并把监督检查情况及时向相关人员反馈点评，以确保政策与制度的落实。

（二）医疗保险目录管理

根据国家、各省市医疗保险主管部门发布的《基本医疗保险药品目录》《基本医疗保险诊疗项目目录》和《基本医疗保险医疗服务设施项目范围》（简称"三个目录"），对医院数据进行维护，根据政策调整情况，定期或不定期对"三个目录"及时更新，通过执行"三个目录"对参保者报销范围、报销标准进行管理。

（三）医疗保险控费管理

1. 医疗保险费用的监管和评估

为控制医疗费用不合理增长、维护基金平衡，医疗保险经办机构通过改革支付方式对医院进行约束，同时，通过对医院医疗费用的检查、监督、评估来落实支付政策，检查、监督中发现的问题通过拒付、追款等进行纠正。医院在为参保者提供优质医疗服务的基础上，重视参保者医疗费用的监督和评估，以提高医疗保险统筹基金的安全和使用效率。

（1）医疗保险费用的监管：医院应在医疗保险运行的各个环节加强管控，在确保医疗质量的前提下，合理控制医疗费用增长。对住院时间长、医疗费用异常的参保者的医疗过程进行重点监控；对检查费用高、辅助性用药、自费药品居全院前20位的医疗项目进行分析，并对相关医师沟通提示，督促改进，确保真正实现多层协调、上下监控、分级管理的预期目的。利用医疗保险控费系统，监测参保者限制性用药、自付比、次均费用使用情况，发现问题及时与学科负责人和主管医师沟通。

（2）医疗保险费用的评估：随着医疗保险管理体制的逐步完善，医疗保险机构对医疗服务提供机构监管、评估的力度不断加大。为提高医疗保险统筹基金使用效率，医院应当在医疗保险运行的各个环节加强管控，如处方点评、参保者住院病历检查、医疗费用分析等。通过对医疗行为的监管、评估，规范医疗行为，提高医疗质量。处方点评、病历检查、费用分析是一种事后评估手段，随着信息技术的发展，监管、评估将会体现在医疗服务的全过程中。

2. 成本核算

医院医疗保险成本控制的目的就是在保证医疗质量的前提下,把医疗费用控制在各级医疗保险经办机构考核指标内。如果不进行成本核算,就无法有效控制成本,也无法决定开展哪些项目和开展这些项目的规模。因此,医院应当加强预算管理,进行成本核算,控制医疗成本,提高基金的使用效率。

四、医院医疗保险数据统计与分析

医疗保险经办机构通过不断改革支付方式,促使医院主动控制医疗费用不合理增长。医院需要根据医疗保险经办机构的支付方式,研究制定相应的措施和计划,寻找自我控制、增加的切入点和度,提供决策依据和路径。

1. 数据统计与分析的目的

医院根据医疗保险支付方式,制定医疗保险运行的办法与措施。这种办法和措施的管理需要动态监测并不断修正,需要进行大量的数据统计和分析,找到医院医疗保险费用实际发生与支付之间的差距,使基金发挥最大效率。数据统计分析旨在分析、对比医院整体及学科运行状况,提供决策依据。

医疗保险数据统计分析最重要的目的在于保证医疗质量的前提下,对医疗费用的合理性进行深入挖掘。若数据分析显示医疗费用增长主要集中在药品费用占比的上升,那么,首先要明确药品费用的上涨是否合理;如果是少数学科的过度医疗行为,可以通过加强管理,并定期核查来调整;如果是某类新药或新的治疗方式引起的增长,那就需要根据临床效果及卫生经济学分析,判断增长是否合理以及是否需要进行控制。

数据分析者需要掌握数据分析的基本方法,提高对医疗保险的战略性认识,才能有效服务于医院医疗保险决策制定。

2. 数据统计与分析的主要任务

以学科、病种、项目等为单位,以各级医疗保险经办机构设定的指标为依据,按日、月、季、年进行统计、对比,或针对运行中显现的不同问题设计不同的统计指标,整理出需要的数据。无论是对内控制或对外争取医疗保险基金额度和指标,数据都是重要的依据。

五、医院医疗保险基金管理

1. 预决算管理

医院在运行战略目标的指导下,利用预算对医疗保险基金在医院内部各学科、各治疗组的各种资源之间进行分配、控制,并通过对预算执行过程的监督,将实际完成情况与预算目标不断进行对照和分析,以便有效地组织和协调医院的运行,从而及时指导运行活动的改善和调整,以帮助管理者更加有效地管理医疗保险基金和最大程度地实现战略目标。预算管理主要包括预算的编制、预算的分解、预算的执行与控制、预算的分析与考核。

决算,是根据年度预算执行结果而编制的年度会计报告。它是预算执行的总结,包括医疗保险基金的收入情况、医疗保险基金扣减情况、医疗保险基金预算执行情况、存在的问题及建议和附表等。

2. 医疗保险基金安全

医疗保险基金安全直接关系到参保者的切身利益和医疗保险事业的持续健康发展。医院要加强内部管理,要建立健全预算制度和财务会计制度;同时,接受医疗保险经办机构及社会各界的监督,保证基金管理的公开、透明。

3. 报表制作

医疗保险制度的实施给医院带来的最大变化就是偿付方式的改变——第三方支付,即由原来的医师看病、参保者直接支付变为医师看病、医疗保险经办机构向医院支付。医疗保险经办机构代表参保者向医疗服务提供机构购买服务,成为医疗市场最大的购买者。由于医疗保险经办机构购买的服务量大,向医院支付也是按一定的时间段进行,因此,医院需要定时按要求制作医疗费用报表,向医疗保险经办机构申报费用。

六、医院医疗保险信息系统

医院医疗保险运行大量应用了计算机网络技术,形成了医疗保险信息系统。通过医疗保险信息系统进行参保者医疗保险业务处理、医疗费用监控。

1. 医疗保险业务处理

医院通过网络技术与医疗保险经办机构相连,为参保者提供服务,主要包括参保者医疗保险信息登记、个人信息的核实、备案审批、结算、异常处理等,还要根据医疗保险政策的调整,对医疗保险目录进行更新,对网络系统硬件、软件要求很高。因此,网络安全、系统维护、升级改造成为医院的一项日常工作。

2. 医疗保险费用监控

医疗保险信息系统对医疗过程进行监督,对药品、耗材使用情况进行监测,对疑似违规行为的数据进行预警提示,以便医务人员在医疗保险政策规定下进行医疗服务。

七、综合协调

医疗保险工作政策性强,种类繁多:对内不仅要涉及医疗、护理、物价、结算和信息管理等多方面的工作,对外还要与其他机构协调,如政府相关部门、医疗保险经办机构、商业保险机构以及其他单位和个人,协调各方利益,处理各种危机,责任重大。

医院对医疗保险的管理,既要做到对内控制,同时也要做到对外开拓,以取得各级医疗保险经办机构和社会的支持,有利于医院顺利实施医疗保险有关规定。综合协调一般包括以下几个方面。

(一)对外协调

对外协调主要指行政部门协调和社会协调,其各自需要协调的单位或部门包括如下几类。

1. 医疗保险经办机构

医疗保险经办机构包括人力资源和社会保障部门的经办机构及商业保险经办机构。医院在实际工作中要积极做好对外的沟通协调工作,让医疗保险经办机构了解医院学科优势、收治病种的特点以及影响医疗费用的客观因素,了解医院医疗保险工作的具体管理办法、措施、规定,以及为此做出的工作和付出的努力。对于医院在落实医疗保险政策过程中存在的问题,也要积极与医疗保险经办机构进行沟通,协调解决,以改进工作,更好地为参保者提供优质高效的服务。

2. 相关行政部门

相关行政部门包括卫生健康委员会、民政部门、物价部门等。医院医疗保险工作需要向相关部门申报项目、获得审批等。

3. 参保者

参保者包括参保单位和参保者。医院提供优质服务,解决参保者就医过程中遇到的医疗保险问题,简化流程,使医疗保险政策能够顺利地在医院落实。

(二)对内协调

1. 临床科室

临床科室主要指医师和护理人员。医院要采取各种宣传措施,使医务人员了解医疗保险的政策,知晓医院医疗保险的管理办法、制度、规章,对工作中存在的问题加强沟通、及时解决,更好地为参保者服务。

2. 相关职能部门

相关职能部门包括医务、财务、设备、信息、经管、药剂等各职能部门。通过院内各职能部门之间的沟通、协调,使各项医疗保险政策能够得到各方的支持。如,设备科提供医院的耗材信息,供医院医疗保险部门对医疗保险目录范围内的耗材进行规范管理;经管科提供物价部门最新文件,供医院医疗保险管理部门向政府申报医疗保险项目编码;由于药品更新换代快,药剂科对医疗保险目录内的药品进行及时调整,保证参保者享有医疗保险待遇;信息科负责对医疗保险常规业务处理系统进行维护,发生信息问题及时沟通协调,尽快解决参保者的难题。

(李洋)

第七章 老年人日常生活的护理

　　老年期不同于人生的其他阶段,此期个体因身体老化,其健康受损和患各种慢性疾病的比例较高。对老年人,不仅要重视其生理状况,还应观察他们的生活能力状况。老年人日常生活护理应强调帮助他们在疾病和功能障碍的状态下恢复基本的生活功能,使其适应日常生活,或在健康状态下独立、方便地生活。

第一节 日常生活护理的注意事项

一、对老年人主动性的关注

　　老年人由于患病或卧床不起而无法独立完成日常生活活动时,需要为其提供部分协助或完全性护理。老年人由于疾病及衰老的原因,往往会对护理人员产生强烈的依赖心理,甚至有些老年人只是为了得到他人的关注和爱护而要求护理。因此,在拟订护理计划前要对老年人进行全面评估。在生活功能方面,既要注意其丧失的功能,还应该看到其残存的功能。在心理方面,要通过观察、交谈等途径了解其是否存在过度的依赖思想和其他心理问题,如抑郁、孤独等。

二、对老年人安全的保护

(一)针对相关心理进行护理

　　一般有两种心理状态可能会危及老年人的安全,一是不服老,二是不愿麻烦他人。尤其是对一些生活上的小事,老年人想自己动手,不想麻烦他人,结果可能会造成不良后果,如有的老年人明知不能独自上厕所,但却不要别人帮助,结果难以走回自己的房间。对此,护理人员要多做健康指导,使老年人了解自身的健康状况和能力。另外,护理人员要熟悉老年人的生活规律和习惯,及时给予指导和帮助,使其生活质量得到提高。

(二)其他防护措施

老年人常见的安全问题有跌倒、呛咳、坠床、服错药、交叉感染等。护理人员应意识到其重要性,采取有效措施,保护老年人的安全。

1. 防坠床

对有意识障碍的老年人应加床挡;睡眠中翻身幅度较大或身材高大的老年人,应在床旁用椅子护挡;如果发现老年人睡眠中靠近床边缘时,要及时保护,必要时把老年人推向床中央,以防坠床摔伤。

2. 防止交叉感染

老年人免疫功能低下,对疾病的抵抗力弱,应注意预防感染。老年人不宜过多会客,必要时可谢绝会客;患者之间尽量避免互相走访,尤其是患呼吸道感染或发热的老年人更应注意。

三、对老年人个别性的保护

1. 对个别性的关怀

个别性是指每个人所具有的个别的生活行为和社会关系,以及与经历有关的自我意识。个体由于有着自己独特的社会经历和生活史,其思维方式和价值观也不尽相同,人们常能从自己的个别性中发现价值。尤其是老年人,其有着丰富的社会经验,为社会贡献了毕生精力,为家庭做出了很大贡献,从生活经历而来的自我意识很强烈,如果受到侵害,其尊严将被伤害。对老年人给予个别性的关怀,首先是尊重其本性和个性,关怀其人格和尊严。

2. 私人空间的关怀

老年人在日常生活中的部分行为需要在私人空间中开展,如排泄、沐浴、性生活等。为保证老年人的隐私和使其快乐舒适地生活,有必要为其提供一个独立的空间。但在现实生活中,由于老年人的身体状况、生活方式、价值观、经济情况等有个体差异,很难对此做出统一的规定。

理想状况下,老年人最好能有单独的房间,并且要与家人的卧室、厕所相连,以方便联系;窗帘最好为两层,薄的纱层既可透光又可遮挡屋内情况,而厚的一层则可遮住阳光,以利于睡眠。但无论是家庭还是老年养护机构,很多都不能满足以上条件,此时可因地制宜地采取一些措施以保护老年人的隐私。

四、环境的调整及安排

在生活环境方面,要注意尽量去除妨碍老年人生活行为的因素,或调整环境,使其能补偿机体缺损的功能,促进生活功能的提高。

(一)室内环境

要注意室内温度、湿度、采光、通风等,让老年人感受到安全与舒适。老年人的体温调节能力降低,室温应以 22～24℃ 较为适宜,室内合适的湿度则为 50%±10%。老年人视力下降,因此,应注意室内采光适当,尤其是要注意老年人在昏暗环境中的适应力低下,一定要保持适当的夜间照明,如保证走廊和厕所的灯光等。有些老年人因嗅觉迟钝而对自己的气味多不注意,但气味对周围的人会造成不良影响。对此应注意及时迅速清理排泄物及被污染的衣物,并打开门窗通风,有条件时可适当使用空气清新剂来去除异味。

(二)室内陈设

老年人居室内的陈设不要太多,一般有床、柜、桌、椅即可,且家具的转角处应尽量呈弧形,以免碰伤。因老年人行动不便,家庭日常生活用品及炊具之类最好不在老年人居室内存放,如屋内家具杂乱,不仅容易磕碰、绊倒老年人,也会污染室内空气。

对卧床老年人进行各项护理活动时,使用较高的床较为合适;而对于一些能离床活动的老年人,床的高度应便于老年人上下床,其高度应满足老年人坐在床沿时膝关节成直角、两脚足底全部着地，一般以从床面至地面为 50cm 为宜，这也是老年人的座椅应选择的高度。如有能抬高上身的或能调节高度的床则更好。床上方应设有床头灯和呼唤铃，床的两边均应有活动的护栏。

有条件的情况下室内应有冷暖设备，但取暖设备的种类应慎重考虑，以防发生事故。要求使用卫生且安全的器具，煤球炉或煤气炉对嗅觉降低的老年人来说有造成煤气中毒的危险，同时易造成空气污染和火灾；电暖炉不易使室内全部温暖，也使老年人不愿活动；老年人皮肤感觉功能下降，使用热水袋易引起烫伤，长时间使用电热毯易引起脱水，应引起注意；冬天有暖气的房间较舒适，但容易造成室内空气干燥，可使用加湿器或放置水培植物以保持一定的湿度，并注意经常通风换气。夏天应保持室内通风，使用空调时温度不宜太低，注意避免冷风直吹在身上。

(三)厕所、浴室与厨房

厕所、浴室与厨房是老年人使用频率较高而又容易发生意外的地方，因此其设计一定要把安全因素考虑在内，并应照顾到不同人的需要。厕所应设在卧室附近，从卧室至厕所之间的地面不要有台阶，并应设扶手以防跌倒。夜间应有夜灯，以便老年人看清便器的位置，对于使用轮椅的老年人，还应将厕所改造成适合其个体需要的样式。老年人身体的平衡感下降，因此浴室周围应设有扶手，地面铺以防滑砖。如果使用浴盆，应安装扶手或放置浴板，浴盆底部还应放置橡胶垫。不能站立的老年人也可用淋浴椅。沐浴时，浴室温度应保持在 24～26℃，并设有排风扇，以便将蒸汽排出，免得湿度过高影响老年人的呼吸。洗脸池上方的镜子应向下倾斜，以便于老年人自己洗漱。厨房地面也应注意防滑，水池与操作台的高度应适合老年人的身高，煤气开关应尽可能便于操作，用按钮即可点燃者较好。

（聂婉翎）

第二节　沟　通

沟通是指人与人之间或人与群体之间，通过语言、姿势、表情或其他信号等方式，相互分享与交换信息、意念、信仰、感情及态度，以使双方能够互相理解。在此过程中,交流双方持续不断地调整与适应,使交换的信息更加清晰与真切,以达到有效的沟通及促进彼此正向关系的发展。沟通的方式主要包括非语言沟通和语言沟通。

一、非语言沟通的技巧

非语言沟通对于因逐渐产生认知障碍而越来越无法表达和理解谈话内容的老年人来说极其重要。在深入探讨各种方式的非语言沟通之前必须明确:老年人可能较为依赖非语言交流,但并非意味着其心理认知状态也退回孩童阶段,所以要避免不适宜的拍抚头部等让老年人感觉不适应和难以接受的动作;要尊重与了解老年人的个别习惯和文化背景,以免触怒老年人;注意观察何种沟通模式是老年人反应良好的特定方式,并予以强化和多加运用。

1.触摸

触摸可表达触摸者对老年人的关爱,而触摸他人或事物则可帮助老年人了解周围环境,肯定其存在价值。老年人由于年老体弱而需要使用一些物理器具,如安乐椅、轮椅或床栏杆等,这些器具虽对老年人的日常生活有协助和保护作用,但却使其活动受限,并剥夺了他们被触摸的机会;另外,疾病也在一定程度上限制了老年人触摸的能力。因此,可增加对老年人的触摸。然而,触摸并非万能,若使用不当,可能会增加躁动甚至触犯老年人的尊严。事实上,因为老年人常处于意识不清的状态而容易把触摸当作侵犯,所以在护理过程中要注意以下事项。

(1)维护老年人的尊严并尊重其社会文化背景:检查涉及老年人的隐私时,应事先得到老年人的允许,且应注意不同社会文化对触摸礼仪使用的差别。

(2)渐进地开始触摸,并持续观察老年人的反应:例如从单手握老年人的手到双手合握;进行社交会谈时,由120cm至90cm渐渐拉近彼此距离;在触摸过程中观察老年人面部表情和被触摸的部位是松弛(表示接受且舒适)还是紧绷(表示不舒适),身体姿势是退缩地向后靠还是接受地向前倾,这些都可为下一步护理措施的选择提供依据。

(3)确定适宜的触摸位置:最易被接受的部位是手,其他适宜触摸的部位有手臂、背部与肩膀,头部则一般不宜触摸。

（4）确定老年人知道触摸者的存在方可触摸：老年人因为视、听力的渐进丧失，常容易受到惊吓，所以应尽量选择从功能良好的一边接触老年人，绝不要突然从背后或暗侧进行触摸。

（5）注意保护老年人脆弱易破的皮肤：可适当涂抹乳液，尤其需避免拉扯或摩擦。

（6）对老年人的触摸予以正确的反应：护理人员应学习适当地接受老年人用抚摸自己的头发、手臂或脸颊来表达谢意，而不要一味地以老年人为触摸对象。

２. 身体姿势

当语言无法清楚地表达意愿时，身体姿势或许能适时有效地进行表达，因此与有认知障碍的老年人沟通前，必须先让老年人知道自己的存在。口头表达时，要面对老年人，以利于他们读唇，并加上缓和明显的肢体动作来有效地辅助表达。对于使用轮椅代步的老年人，注意不要俯身或利用轮椅支撑身体来进行沟通，而应适时地坐或蹲在旁边，并维持双方眼睛于同一水平线，以利于平等地交流与沟通。同样，若老年人无法用口头表达清楚，可鼓励他们以身体语言来表达，之后再给予反馈，以利于双向沟通。日常生活中能有效强化沟通内容的身体姿势有：挥手问好或再见；招手；伸手指出物品所在地、伸手指认自己或他人；模仿和加大动作以指出日常功能活动，如洗手、刷牙、梳头、喝水、吃饭；手臂放在老年人肘下，或让老年人的手轻轻勾住护理者的手肘，协助其察觉要他同行的方位等。

３. 其他

有些老年人喜欢一直说话的原因是当他们听到自己的声音时会感到安全，虽然沟通的另一方会因此无法满足双向有效沟通的需要，但是，护理老年人时的确需要耐心地倾听。沟通过程中护理人员应保持脸部表情平和、不紧绷或皱眉，说话声音要略低沉、平缓且热情，说话时倾身向前以表示对对方的话题有兴趣，但是不要让老年人产生身体领域被侵犯等不适，可适时夸大面部表情以传达惊喜、欢乐、担心、关怀等情绪。另外，眼神的信息传递是脸部表情的精华所在，所以，保持眼对眼的接触是非常重要的。尤其是有认知障碍的老年人，往往因知觉缺损而对所处情境难以了解，因此，需提供简要的线索和保持眼对眼的接触，必要时可正面触摸老年人以吸引其注意力。

二、老年人的语言表达

口头沟通对外向的老年人而言,是抒发情感和维护社交互动的较好途径,而书信沟通则更适合内向的老年人。随着年龄渐增,老年人较少参与社会活动,不论老年人原先的人格特征如何,都可能变得较退缩与内向,从而影响其语言表达能力,甚至可能会有沮丧的情绪。最好的解决方法是提供其足够的社交与自我表达的机会,进行正向鼓励,但不管老年人是选择接受还是拒绝参与,都应予以尊重。

三、电话访问

利用电话可协助克服时空距离,有效追踪老年人的现况,甚至还可以进行咨询、心理治疗或给予诊断,以利于持续性治疗。除了避开用餐与睡眠时间外,护理人员最好能与老年人建立习惯性的电话问候,这样会使老年人觉得有参与社交活动的喜悦感。

当电话访问对象有听力障碍、失语症或定向力混乱时,护理人员需要有足够的耐心并采用有效的沟通方法。例如:不断提醒自己将说话速度放慢,尽可能咬字清楚;要求失语症的老年人以其特殊的语言重复所听到的内容,譬如复述重要字句,或敲打听筒两声以表示接收到信息。由于认知渐进障碍的老年人利用电话接收信息更为困难,除了缺少面对面交流的视觉辅助效应外,也常被其思绪障碍所干扰,因此,护理人员在开始沟通时,必须明确介绍自己、访问者与老年人的关系,以及此次电话访问的目的,为减少误解,必要时还需要用书信复述信息。另外,对听力困难的老年人可配置扩音设备,直接放大音量,其效果较助听器为佳。

四、书面沟通

只要老年人识字,结合书写方式沟通能克服老年人记忆减退的问题,从而发挥提醒的功能,也可增加老年人的安全感和对健康教育的依从性。

使用书面沟通要注意以下事项:①使用与背景色对比度较高的大字体;②对关

键的词句应加以强调和重点说明；③用词浅显易懂，尽可能使用非专业术语；④运用简明的图表或图片来解释必要的过程；⑤合理运用小标签，如在小卡片上列出每日健康流程(该做的事)，并且贴于常见的地方以防记错或遗忘。

(万晓阳)

第三节　皮肤清洁与衣着卫生

一、皮肤清洁

(一)老年人皮肤的特点

老年人的皮肤逐渐出现皱纹、松弛和变薄，下眼睑出现"眼袋"，皮肤干燥、多屑和粗糙，皮脂腺组织萎缩、功能减弱，皮肤触觉、痛觉、温度觉等浅感觉功能也减弱，皮肤表面的反应性减低，对不良刺激的防御能力削弱，免疫系统的损害也往往伴随老化而来，以致皮肤抵抗力全面降低。

(二)一般护理

老年人的日常生活中应注意保持皮肤卫生，特别是皱褶部位(如腋下、肛门、外阴等)。沐浴可清除污垢，保持毛孔通畅，有利于预防皮肤疾病，建议老年人冬季每周沐浴两次，夏季则可每日温水洗浴。

老年人沐浴时要注意安全。地面应有防滑措施，准备防滑拖鞋。应定期检查沐浴用具，如为电热水器，应定期检查漏电保护措施；如为燃气热水器，应检查浴室通风及燃气有无泄漏。老年人在沐浴时，浴室的门不宜反锁，以便发生意外时可以及时得到救治。合适的水温既可以促进皮肤的血液循环、改善新陈代谢、延缓老化过程，也可以避免烫伤和着凉，因此，建议沐浴的室温为 24～26℃，水温以 40℃左右为宜，沐浴时间以 10～15 分钟为宜。时间过长易发生胸闷、昏厥等意外。

洗浴时应注意避免碱性肥皂的刺激，宜选择弱酸性的硼酸皂、羊脂香皂，以保持皮肤 pH 值在 5.5 左右；沐浴用的毛巾应柔软，洗时轻擦，以防损伤皮肤角质层。老年人可预防性地在晚间热水泡脚后去除过厚的角化层,再涂护脚霜,以免足部的皲裂;而已有手足皲裂的老年人可在晚间沐浴后或热水泡手、足后,涂上护手、护脚霜,再戴上棉质手套、袜子,穿戴整晚或 1～2 小时,可有效改善皲裂状况。需使用药效化妆品时,首先应观察老年人皮肤能否耐受、是否过敏,要以不产生过敏反应为前提,其次再考虑治疗效果。

老年人头发与头部皮肤的清洁卫生也很重要。老年人的头发多干枯、易脱落,做好头发的清洁和保养可减少头发脱落,使老年人焕发活力。老年人应定期洗头,干性头发每周清洗一次,油性头发每周清洗两次,有条件者可根据自身头皮性质选择合适的洗发、护发用品。如用肥皂,皮脂分泌较多者可用温水及中性肥皂,头皮多和头发干燥者则清洁次数不宜过多,可用多脂皂清洗,发干后可涂以少许润滑油。

(三)皮肤瘙痒及其护理

全身瘙痒是老年人常见的主诉,它会干扰正常的睡眠并造成焦虑及其他严重的心理问题。瘙痒是位于表皮、真皮之间结合部或毛囊周围游离神经末梢受到刺激所致,老年人搔抓后导致局部皮肤损伤,损伤后又可引起瘙痒,如此恶性循环,最终成为顽疾。

1.老年人皮肤瘙痒的常见原因

(1)局部皮肤病变:皮肤干燥是最常见的原因,在老年瘙痒症中占 40%～80%,通常由于温度变化、衣服刺激或用肥皂洗澡后引起,除此之外,还可见于重力性皮炎、急性剥脱性皮炎、银屑病、脂溢性皮炎及皮肤感染等病症。

(2)全身性疾病:慢性肾衰竭患者有 80%～90% 伴有瘙痒;肝胆疾病引起胆汁淤积时可在黄疸出现前或伴黄疸同时出现瘙痒;淋巴瘤、缺铁性贫血、甲状腺功能低下、糖尿病、某些恶性肿瘤及药物过敏均可引起全身瘙痒。

(3)心理因素:较少见,有些螨恐惧症或不喜欢养老院的老年人可能出现。

2.老年人皮肤瘙痒的护理措施

(1)一般护理:停止过频的洗澡;忌用碱性肥皂;适当使用护肤用品,特别是干燥季节可于浴后皮肤潮湿时涂擦护肤油,以使皮肤保留水分,防止机械性刺激;避免毛衣类衣物直接接触皮肤。

（2）根据瘙痒的病因逐个筛查，并进行对因治疗。

（3）对症处理：使用低浓度类固醇霜剂擦皮肤，使用抗组胺类药物及温和的镇静剂减轻瘙痒，防止皮肤继发性损害。

（4）心理护理：找出可能的心理原因加以疏导，或针对瘙痒而引起的心理异常进行开导。

二、衣着卫生

由于老年人皮肤的特点，其衣着与健康的关系越来越受到护理人员的关注。老年人的服装选择，首先必须考虑实用性，即是否有利于人体的健康及穿脱方便。

老年人体温中枢调节功能降低，尤其是对寒冷的抵抗力和适应力降低，在寒冷时节要特别注意衣着的保暖功效。另外，还要考虑衣着布料以及脏衣服上脱落表皮的分解产物对皮肤的刺激等方面的因素。有些衣料如毛织品、化纤织品，穿起来轻松、柔软、舒适，因而受到老年人的喜爱，然而，其中有些成分很可能成为过敏原，一旦接触皮肤，容易引起过敏性皮炎，且这类织物带有静电，容易吸附空气中的灰尘，引起支气管哮喘。因此，在选料时要慎重考虑，尤其是内衣，应以透气性和吸湿性较高的纯棉织品为好。

衣服容易穿脱对于老年人来说是非常重要的，对自理能力受损的老年人，要鼓励和指导老年人参与衣服的穿脱过程，以最大限度地保持和发挥其残存功能。因此，要选择便于穿脱的服装，如纽扣大一点的、方便系扣的衣服等。

此外，老年人衣服款式的选择还应考虑安全、舒适以及时尚。老年人的平衡感降低，应避免穿过长的裙子或裤子，以免绊倒；做饭时的衣服应避免袖口过宽，否则易被点燃；为了舒适，衣服要合身，但不能过紧，更不要压迫胸部；同时也要注意关心老年人衣着的社会性，在尊重其原有生活习惯的基础上，注意衣服的款式要适合其个性及社会活动，衣着色彩要注意选择柔和、不褪色、容易观察是否干净的色调；条件允许时，鼓励老年人的服饰打扮可适当考虑流行时尚元素，如选择有朝气的色调、大方别致的款式及饰物等。

（聂婉翎）

第四节　饮食与吞咽障碍

一、饮食

饮食与营养是维持生命的基本需要,是维持、恢复、促进健康的基本手段。在老年人的日常生活中,饮食的制作与摄入过程对老年人来说可带来精神上的满足和享受。因此,老年人的饮食与营养也是其日常生活护理中的一个重要课题。

(一)老年人的营养需求

1. 糖类

糖类供给的能量应占总热能的55%~65%。随着年龄的增加,体力活动和代谢活动逐步减低,热能的消耗也相应减少。一般来说,60岁以后,热能的摄入较年轻时减少约20%;70岁以后减少30%,以免过剩的热能导致超重或肥胖,并诱发一些常见的老年病。老年人摄入的糖类以多糖为好,如谷类、薯类含较丰富的淀粉,在摄入多糖的同时,还可提供维生素、膳食纤维等其他营养素。

2. 蛋白质

蛋白质的摄入原则上应该是优质少量。老年人的体内代谢过程以分解代谢为主,需要较为丰富的蛋白质来补充组织蛋白的消耗,但由于其体内的胃蛋白酶、胰蛋白酶分泌减少,过多的蛋白质可加重老年人的消化系统和肾脏的负担,因此每天的蛋白质摄入不宜过多,蛋白质供给能量应占总热量的15%;此外,还应尽量供给优质蛋白(应占摄取蛋白质总量的50%以上),可以多吃些豆类、鱼类等。

3. 脂肪

一方面,老年人胆汁酸的分泌减少,脂酶活性降低,对脂肪的消化功能下降,且老年人的体内脂肪组织随年龄增加而逐渐增加,因此,膳食中过多的脂肪对心血管系统、消化系统不利。另一方面,若进食脂肪过少,又将导致必需脂肪酸缺乏而发生皮肤疾病,并影响到脂溶性维生素的吸收,因此,脂肪的适当摄入也十分重要。总的原则是:由脂肪供给的能量应占总热能的20%~30%,并应尽量选用含不饱和脂肪酸较多的植物油,而减少膳食中饱和脂肪酸和胆固醇的摄入。如尽量避免食入猪油、肥肉、牛油等动物性脂肪,多吃一些花生油、豆油、橄榄油、玉米油等。

4.无机盐

老年人容易发生钙代谢的负平衡,特别是绝经后的女性,由于内分泌功能的衰减,骨质疏松将进一步加重。应适当增加富含钙质的食物摄入,并增加户外活动以帮助钙的吸收。由于老年人体内的胃酸较少,且消化功能减退,因此应选择容易吸收的钙质,如奶类及奶制品、豆类及豆制品,以及坚果(如核桃、花生)等。铁参与氧的运输与交换,缺乏可引起贫血,应注意选择含铁丰富的食物,如瘦肉、动物肝脏、黑木耳、紫菜、菠菜、豆类等,而维生素 C 可促进人体对铁的吸收。老年人往往喜欢偏咸的食物,容易引起钠摄入过多但钾摄入不足,钾的缺乏则可使肌力下降而导致人体有倦怠感。

5.维生素

维生素在维持身体健康、调节生理功能、延缓衰老过程中起着极其重要的作用。富含维生素 A、维生素 B_1、维生素 B_2、维生素 C 的饮食可增强机体的抵抗力,特别是 B 族维生素,能增加老年人的食欲。蔬菜和水果可增加维生素的摄入,且对老年人有较好的通便功能。

6.膳食纤维

膳食纤维包括多糖、寡糖、木质素及相关的植物物质,存在于谷、薯、豆、蔬果类等食物中,虽然不被人体所吸收,但在帮助通便、吸附由细菌分解胆酸等而生成的致癌物质、促进胆固醇的代谢、防止心血管疾病、降低餐后血糖和防止热能摄入过多等方面起着重要的作用。

7.水分

失水 10% 就会影响机体功能,失水 20% 即可威胁人的生命。水分摄入不足,再加上老年人结肠、直肠的肌肉萎缩,肠道中黏液分泌减少,就很容易发生便秘,严重时还可发生电解质失衡、脱水等。但过多饮水也会增加心、肾的负担,因此老年人每日的饮水量(除去饮食中的水)一般以 1500mL 左右为宜。饮食中可适当增加汤羹类食品,既能补充营养,又可补充相应的水分。

（二）老年人的饮食原则

1.营养均衡

根据标准体重确定摄入热量，在营养均衡方面，应保证每日膳食满足充足的优质蛋白、低脂肪、低盐、丰富的维生素、足量的膳食纤维并适量饮水（1500～2000mL）。

2.食物种类搭配合理

动物性与植物性食物搭配；粗粮与细粮搭配；新鲜水果和绿色蔬菜不能少。

3.合理烹调

食物加工宜软而烂，便于消化、吸收，应多采用煮、炖、熬、蒸等烹调方式，少食用煎、炸食品；还要注意食物的色、香、味、形等感官性状，以增加食欲。

4.食物温度适宜

老年人消化道对食物的温度较为敏感，饮食宜温偏热。

5.养成良好的饮食习惯

不偏食，不拒食，忌暴饮、暴食，晚餐不宜过饱，少食多餐。

（三）老年人的饮食护理

老年人的神经反射功能相对下降，吞咽肌群不协调，可导致吞咽障碍；牙齿缺失，咀嚼功能差，唾液分泌减少，不能充分咀嚼，可造成咽下困难、呛咳、哽噎等；呛咳、哽噎等可引起吸入性肺炎或窒息。有认知障碍的老年人不知呼救，常可危及生命。因此，应做好老年人的饮食护理，以防意外。

1.进食前的准备

饭前开窗通风，营造整洁的进餐环境。协助老年人洗手，清除口腔异味，排空膀胱，提醒老年人"准备就餐"，使其做好精神准备，提高食欲；根据老年人的身体状况，尽量取坐位或半坐位；要选择易在口腔内移动、软而易于消化的食物，如蛋羹、菜粥等；不宜给老年人年糕、栗子之类的易哽噎的食物。对于有吞咽功能障碍的老年人，进食前可用大小适宜的小冰块做均匀吞咽，诱发其吞咽动作。

2.进食时的护理

老年人进食时应注意力集中。对于生活能自理的老年人，应鼓励其自己进餐，家人给予必要的协助；对于吃干食哽噎者，进食时准备水或饮料；对于进稀食易呛咳者,应把食物加工成糊状;对于卧床的老年人,使其头部转向一侧;对于面部偏瘫的老年人,食勺应从健侧放入,尽量送到舌根部。喂汤时,勺从唇边送入,不要从口正中直入,以免呛咳。每勺的食物量不要太多,进食速度不宜过快。对于视力障碍的老年人,做好单独进餐的护理非常重要,护理人员首先要向老年人说明餐桌上食物的种类和位置,并帮助其用手触摸确认;也可采用"时钟形"(图7-1)放置食物,告知老年人使用方法及食物名称,以利于其按食物摆放顺序摄取。

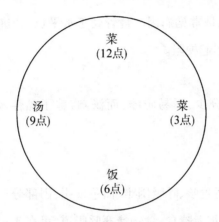

图7-1　视力障碍老年人食物摆放位置("时钟形")平面图

3.进食后的护理

进食后,指导老年人保持坐位30分钟以上,协助其漱口,保持口腔清洁。卧床老年人进食后不要马上翻身、叩背和吸痰,以防食物反流。

二、吞咽障碍

吞咽障碍在老年人群中经常发生,其中最主要的表现是呛噎。食物团块完全堵塞声门或气管引起窒息者称为噎食;食物卡在喉部或隆突的咳嗽感受器部位,或食物进入气管刺激支气管,引起咳嗽反射把食物喷出者,称为呛咳。两者可同时出现,也可独立出现。

(一)病因

1.生理因素

老年人口腔、咽、喉等部位的组织发生退行性变化,黏膜萎缩变形,腺体分泌功能减退,神经末梢感受器的感觉功能渐趋迟钝;老年人的牙齿咀嚼功能较差,食物未经细嚼或食团中的杂物不能及时被觉察而吐出。

2.疾病因素

如脑血管疾病、舌咽及迷走神经麻痹、咽喉炎、反流性食管炎、食管狭窄或食管癌、精神疾病等可引起吞咽障碍。

3.体位因素

平卧于床上进食也是常见病因。食管处于水平位,若进食干燥食物或黏性食物,食物易黏附在喉部引起梗阻。

4.食物因素

煮鸡蛋、馒头等水分少、不易咀嚼,而汤圆、粽子黏性较强,吞咽时均易引起呛噎。

(二)临床表现

呛噎发生突然,轻者呛咳、呼吸困难、面色发绀,因部分气道阻塞而出现剧烈咳嗽,咳嗽间歇有哮鸣音;重者噎食,食物堵塞呼吸道,可在3～5分钟内造成窒息、死亡。很多噎食的老年人常被误认为是冠心病发作而延误了最佳抢救时机,所以一定要结合病史正确评估噎食的表现。

(三)护理措施

1.治疗原发病,改善吞咽功能

(1)明确病因,积极治疗原发病。

(2)防止呛噎训练:针对呛噎发生的具体原因进行针对性训练,如口唇闭合训练、颊肌功能训练、舌肌运动训练、吞咽反射的强化(咽部冷刺激、发声训练)、鼻咽喉闭合不全训练和吞咽医疗操等。

2.养成良好的进食习惯

(1)体位:对因中枢神经系统疾病引起的呛噎者,可采用仰卧位,将床头抬高30°～60°;给偏瘫者肩部垫以小枕,采取健侧卧位者,喂食者位于其健侧,减少食物在偏瘫侧的残留;坐位者头稍前屈,或颈部向患侧旋转,躯干直立,患侧手放于桌上。

（2）食物的选择：注意食物质地，老年人的饭食应较软，菜肴中不宜含有坚硬的骨、刺、枣核之类，以防影响咀嚼和吞咽。牙疾患者应及时治疗，以增强咀嚼功能。

（3）进食注意事项：吞咽障碍者进食时注意力应集中、细嚼慢咽，保持吞咽反射协调，切忌边吃边谈、思想分散、囫囵吞枣及匆忙进餐。

3.发生呛噎时的处理

噎食后必须尽快通畅呼吸道，这是提高抢救成功率的关键环节，可采取如下措施。①掏取：咽喉部被食物堵塞，迅速撑开口腔，用手或勺压舌根刺激呛咳反射，或直接以手指掏出；②冲击：采用海姆立克"余气冲击法"；③引流与叩背：冲击后，把患者置于头低45°～90°体位，使吸入的食物顺体位流出，并自下向上轻拍双侧肩胛区内，促使气管内异物排出；④抽吸：若有条件，用粗导管插入咽部吸引气管内吸入物，同时刺激咽喉引发咳嗽反射，有利于异物清除；⑤穿刺：老年人呼吸突然停止，取穿刺针或其他锐器在喉结下行环甲膜穿刺，为进一步抢救争取时间。

告知老年人及其家属有噎呛发生时，禁忌自行采取吞服馒头、饭团等方法企图将异物吞下。对有气管或支气管异物史且出现局部疼痛者，应及时进行检查，尽早进行治疗。

（聂婉翎）

第五节　口腔干燥

口腔干燥在老年人中很常见，它是由于唾液腺功能低下、疾病及用药等引起唾液分泌减少而产生口干的状态。65岁以上的老年人有25%～60%患有口腔干燥综合征。唾液分泌的减少，可影响口腔黏膜的完整和口腔的自洁、味觉、牙列的保持和食物的吞咽。

一、病因

1.药物影响

服用使唾液分泌减少的药物，如抗胆碱能药、抗抑郁药、抗组胺药、利尿剂及具有温补作用的中药等。

2.放射治疗

如头颈部肿瘤的放射治疗损害了唾液腺组织,造成长期的口腔干燥。

二、护理评估

1.健康史

询问老年人的口腔卫生情况,包括刷牙和义齿的护理方法;有无牙过敏、龋齿、进食困难情况,包括有无吞咽困难;家族中有无干燥综合征(自身免疫性疾病)患者。

2.身体状况

多数老年人诉说口干,唾液腺功能低下者有典型的干性食物吞咽困难,吞咽时需要喝水,进食和说话时口腔和唇部干燥;近期内突然增多的龋齿、口腔内有真菌感染,严重者口唇和口腔黏膜出现干燥、溃疡、红斑或皱褶。进行护理评估时要重点评估老年人的身体状况。

三、口腔干燥的护理

治疗与护理的总体目标是使老年人能够通过定期的牙科检查、治疗和自我保健,保持口腔的清洁、湿润和牙列、黏膜的健康、完整。具体的护理措施如下。

1.采取有益于唾液分泌的措施

对药物所致唾液减少引起的口腔并发症,应减少药物剂量或更换其他药物。对唾液腺功能低下者,如唾液腺尚保留部分分泌功能,可咀嚼口香糖、含服青橄榄或无糖的糖果以刺激唾液分泌。患干燥综合征的老年人,应多食用滋阴清热生津的食物,以少食多餐为宜,忌食辛辣、香燥、温热食品,严禁吸烟。

2.保持口腔清洁

早晚正确刷牙,餐后漱口,养成餐后使用牙线的习惯;有口腔溃疡者,可经常用金银花、白菊花或乌梅甘草汤等代茶泡服或漱洗口腔。

3.重视对牙齿、牙龈的保健

老年人应养成每日叩齿、按摩牙龈的习惯,以促进局部血液循环,增强牙周组织的功能和抵抗力,保持牙齿的稳固。每年做1或2次牙科检查,及时治疗口腔疾病,修复缺损牙列,做1或2次洁齿治疗,促进牙龈的健康。少食甜食,睡前不食糖果、糕点。义齿与基牙间易发生菌斑附着,故餐后及夜间在清洁口腔的同时,要取出义齿并刷洗。

四、健康指导

(1)多食用滋阴清热生津食物,如豆豉、丝瓜、芹菜、红梗菜、鲜藕、黄花菜、枸杞子、淡菜、甲鱼;水果可选择甘寒生津的西瓜、甜橙、梨等。

(2)忌食辛辣、香燥、温热食品或刺激性饮品,如酒、浓茶、咖啡、油炸食物、羊肉、狗肉、鹿肉,以及姜、葱、蒜、辣椒、胡椒、花椒、茴香等调味品。

(3)正确刷牙,使用温水刷牙,可采用旋转式刷牙法。

(4)选用磨头软毛牙刷,每2~3个月更换一次牙刷。刷毕,清洗牙刷,刷头向上,置于通风处晾干,以减少细菌的滋生。

(5)每日晨起或入睡时上、下牙齿轻轻对叩数十下,能促进牙体和牙周组织血液循环。

(聂婉翎)

第六节　排　泄

排泄是把体内的代谢产物、多余的水和无机盐,以及进入体内的异物(如药物等)排出体外的过程。排泄过程是维持健康和生命的必要条件,而排泄行为的自理则是保持人类的尊严的重要条件。老年人随着年龄的不断增加,机体调节功能逐渐减弱,自理能力下降,或者因疾病导致排泄功能出现异常,发生尿急、尿频,甚至大小便失禁等现象,有的老年人还会出现尿潴留、腹泻、便秘等。排泄障碍可以说是机体老化过程中无法避免的,常给老年人造成很大的生理、心理上的压力。对此,护理人员应妥善处理,要体谅老年人,尽力给予帮助。因此,评估确定老年人发生排泄障碍的原因、做好预防排泄障碍的健康指导、给予排泄障碍者妥善的护理,是老年人日常生活护理的主要内容。

一、老年人排泄系统的老化

1. 泌尿系统的老化

随着年龄的增长,肾结构和功能都发生改变,出现尿液稀释及夜尿量增多,易发生尿路感染、排尿困难、尿失禁等异常现象。若出现下列情况,则需要及时到医院诊治:①排尿疼痛,男性老人有排尿困难、排尿时间延长、尿排不干净、有残余尿的感觉;②排出的尿液混浊或者有血尿、黄褐色尿等,尤其是无痛性血尿。

2. 消化系统的老化

老年人消化功能日益减退,易发生便秘或大小便失禁。若出现以下情况,需及时诊疗:①排便困难,粪便干燥,或者排便次数增多,有里急后重的感觉;②粪便性状、颜色发生改变,如呈稀水样、柏油样、扁条状、带状,或者是黏液便、脓血便等。

二、尿失禁

尿失禁(urinary incontinence,UI)即膀胱内的尿液不受主观控制而自行流出的现象。尿失禁可发生于各年龄组的患者,但以老年患者更为常见。女性的发病率高于男性。许多老年人认为尿失禁是人体正常老化的结果,尤其是一些女性羞于就医,故就诊率远低于发病率,关于其发病率各处的报道差异也较大。虽然衰老将影响下尿路的功能,但尿失禁更多的是各种疾病的综合结果。尿失禁对大多数老年人的生命无直接影响,但可造成皮肤糜烂、身体异味、反复尿路感染,是造成老年人孤僻、抑郁的原因之一,严重影响老年患者的生活质量。

(一)病因

1. 尿路梗阻

尿路梗阻的常见原因有前列腺增生、泌尿系统结石、尿道狭窄、粪便嵌顿、肿瘤等。

2. 雌激素水平下降

绝经后,雌激素水平降低,引起阴道壁和盆底肌张力减退。当腹压增高时,膀胱内压超过膀胱出口和尿道阻力,导致尿液外漏。分娩造成的骨盆肌群松弛,更容易导致尿失禁。

3. 神经、精神疾病

脑卒中、痴呆影响控制排尿机制的神经中枢,精神因素也影响对排泄的控制。

4. 逼尿肌或括约肌功能失调

急性尿路感染使逼尿肌反射亢进,直肠、前列腺手术损伤尿道括约肌。

5. 药物作用

某些药物(如镇静安眠药、抗胆碱能药物等)具有一定的不良反应,用药期间可对神经系统、平滑肌产生抑制作用;一些利尿剂也可在短时间内产生大量尿液,患者因来不及排尿而发生尿失禁。

6. 综合因素

机体的老化、如厕的条件、中国文化的禁忌等,均会引发尿失禁。

(二)临床分型

1. 急迫性尿失禁

急迫性尿失禁指在膀胱充盈量较少的情况下即出现尿意,且不能很好地控制收缩或无法控制,与逼尿肌老化等有关。

2. 压力性尿失禁

压力性尿失禁多见于中老年女性在咳嗽、大哭、颠簸、推举重物时,因腹内压急剧升高出现不自主的尿液流出。无逼尿肌收缩时,膀胱内压升高,超过尿道阻力时即发生尿失禁。由盆底肌松弛、膀胱颈后尿道下移、尿道括约肌功能减低所致,尿液的流出量较少。

3. 充溢性尿失禁

膀胱不能完全排空,存有大量残余尿,导致尿液不自主溢出。充溢性尿失禁见于由前列腺增生、粪便嵌顿、尿道狭窄引起的下尿路梗阻和脊髓损伤。

4. 暂时性尿失禁

暂时性尿失禁在老年人中较为常见,常由谵妄、泌尿系统感染、萎缩性尿道炎或阴道炎、使用某些药物、行动不便、高血糖导致的尿量增多、便秘等原因所致。

5. 混合性尿失禁

老年人的尿失禁往往数种类型同时存在,称为混合性尿失禁。

(三)护理措施

1. 心理调适

老年人多因长期尿失禁而自卑,对治疗信心不足。护理人员应给予充分理解,尊重老年人,注意保护其隐私;告知老年人对治疗应持有信心,主动配合则效果满意;同时与家属进行沟通,取得家庭的支持和帮助。

2. 协助行为治疗

行为治疗包括盆底肌训练、膀胱训练、提示排尿法等。

(1)盆底肌训练:收缩肛门,每次 10 秒,放松间歇 10 秒,连续 15~30 分钟,每日数次。对轻度压力性尿失禁且认知功能良好的老年人有效,坚持 6 个月以上的训练则效果较好;对中、重度且高龄压力性尿失禁、急迫性尿失禁等均有一定的疗效。这项治疗需提供指导并给予鼓励,定期随访。

(2)膀胱训练:适用于急迫性尿失禁且认知功能良好的老年人。可根据其排尿记录制定排尿计划,如憋尿超过 3 分钟会出现尿失禁,则每 2 小时排尿一次。期间出现的尿急可通过收缩肛门、两腿交叉的方法来控制,然后逐步延长间隔时间。

(3)提示排尿法:对于认知障碍的老年人,可根据其排尿记录制定排尿计划,定时提醒,帮助其养成规律性的排尿习惯,同时要改善老年人的如厕条件。

3. 保持皮肤清洁卫生

尿液长期浸湿皮肤可使皮肤角质层变软而失去正常防御功能,尿液中的氨对皮肤的刺激易引起皮疹,甚至发生压疮,故要保持皮肤清洁、干燥,勤换衣裤、尿垫、床单,皮肤可涂适量油膏保护。

4. 积极祛除诱发因素

过于肥胖的老年人要通过饮食控制、增加活动来减肥。慢性呼吸道感染者,应积极控制感染,按时按量服用抗生素,切勿在尿路感染改善或消失后自行停药。

三、便秘

便秘是指排便困难,排便次数减少(每周少于 3 次)且粪便干硬,便后无舒畅感。便秘是老年人的常见症状,约 1/3 的老年人出现便秘,以功能性便秘多见。生理、心理、社会等多种因素均会影响正常的排便。

(一)病因

1. 生理因素

感觉减退和肌力减弱。随着年龄增长,老年人一些内脏的感觉有减退的趋势,常未能察觉每天结肠发出数次的蠕动信号,错过了排便的时机。各部分的肌群,包括横膈、腹壁、盆底肌和结肠平滑肌的收缩力均减弱,增加了排便的难度。

2. 饮食因素

食用过于精细的饮食、热能摄入过少和饮水量不足。

3. 活动减少

久病卧床或活动量过少,使肠壁肌间的神经丛兴奋性下降,肠壁张力减弱,肠内容物通过迟缓,粪便的水分吸收过度,导致便秘。

4. 精神、心理因素

精神抑郁可使条件反射障碍或高级中枢对副交感神经的抑制加强,使分布在肠壁的交感神经作用加强,抑制排便。

5. 社会文化因素

个体的排便在需他人协助时,可能会压抑便意,形成便秘。

6. 药物因素

服用易导致便秘的药物,如止痛剂、抗抑郁药、抗组胺药、抗精神病药、解痉药、抗惊厥药、抗高血压药、抗帕金森病药、钙剂、利尿剂、铁剂等。

7. 疾病因素

结肠、直肠阻塞性疾病,如结肠、直肠肿瘤;神经性疾病,如脊髓病变、帕金森病、脑血管意外、痴呆;内分泌疾病,如甲状腺功能减退。

(二)临床表现

便秘可导致腹部不适、食欲降低及恶心。全身症状有头晕、头痛、乏力、焦虑、坐卧不安等。主要并发症是粪便嵌塞,即粪便持久滞留或堆积在直肠内,坚硬不能排出。

(三)护理措施

1.调整饮食结构

饮食调整是治疗便秘的基础。

(1)高纤维饮食:膳食纤维本身不被吸收,但能吸附肠腔水分,从而增加粪便容量,刺激结肠,增强动力。含膳食纤维丰富的食物有麦麸或糙米、蔬菜、含果胶丰富的水果(如芒果、香蕉)等。

(2)供给足量 B 族维生素及叶酸:食用含 B 族维生素丰富的食物(如粗粮、酵母、豆类及其制品等),可促进消化液分泌,维持和促进肠管蠕动,有利于排便。在蔬菜中,菠菜、包心菜内含有大量叶酸,具有良好的通便作用。

(3)增加脂肪供给:适当增加高脂肪食物。植物油能润肠,且分解产物脂肪酸有刺激肠蠕动的作用。干果的种仁(如核桃仁、松子仁、各种瓜子仁、杏仁、桃仁等),含有大量的油脂,具有润滑肠道、通便的作用。

(4)少饮浓茶或含咖啡因的饮料,禁食生冷、辛辣及煎炸刺激性食物。

2.补充水分

多饮水,建议每天饮水可在 1500mL 以上,使肠道保持足够的水分,有利粪便排出。

3.调整生活方式

改变生活方式,每天坚持活动 30~60 分钟,在促进肠蠕动的同时也可改善情绪。在固定时间(早晨或饭后)排便,重建良好的排便习惯。卧床或坐轮椅的老人可通过转动身体、挥动手臂等方式进行锻炼。

4.满足老年人的私人空间需求

房间内居住两人以上者,可在床单位间设置屏风或窗帘,便于老年人的排泄需要。照顾老年人排泄时,只协助其无力完成部分,不要一直守候在旁边,以免老年人紧张而影响排便;更不要催促,令老年人精神紧张,不愿麻烦照顾者而憋便,导致便秘或失禁。

5. 腹部自我按摩

在清晨和晚间排尿后,取仰卧位,做腹部按摩(用手掌沿结肠走向,自右下腹向上到右上腹),横行至左上腹,再向下至左下腹,沿耻骨上回到右下腹),以此促进肠蠕动。按摩轻重、速度以自觉舒适为宜,每天 2～3 次,每次 5～15 圈,在按摩的同时可做肛门收缩动作,站立时也可进行此项活动。

6. 灌肠通便

粪便嵌顿时可用生理盐水灌肠,采用边灌边更换卧位法,肛管的插入深度约为10cm,液体量为500mL。嘱老年人先采取左侧卧位,灌入 100mL 液体后改为平卧,继续灌入 100mL,再改为右侧卧位灌入 200mL,最后采用左侧卧位灌入 100mL,嘱其忍受数分钟再排便。

7. 药物治疗

对于饮食与行为调整无效的慢性便秘,应用药物治疗。

四、大便失禁

大便失禁是指肛门括约肌不受意识的控制而不自主地排便,多见于 65 岁以上的老年人,女性多于男性,多产老年妇女的发生率最高。由于大便失禁是一种损害自尊的身体功能减退,常造成焦虑、惧怕、尴尬、孤僻,严重影响了老年人的活动与社会交往。

(一)病因

1. 生理因素

随着年龄增长,老年人直肠感觉减退,难以辨别其中的气体、液体和粪便;盆底肌的收缩强度、直肠弹性及肛门内外括约肌的压力都可能减退,少量的容量扩张就会导致便急,并抑制肛门括约肌张力;粪便嵌顿也可造成大便失禁。

2.神经、精神因素

中枢神经系统病变,如脑血管意外、痴呆和脊髓病变,影响了排便反射弧的建立,使支配肛门、直肠的神经功能发生障碍。

3.肛门、直肠因素

手术或外伤造成肛管直肠环和括约肌损伤,肛门直肠脱垂引起肛门松弛和直肠下部感觉减退。

(二)临床表现

大便失禁可表现为不同程度的排便和排气失控。轻症者对排气和液体性粪便难以控制;重症者对固体性粪便也无控制能力,表现为频繁地排出粪便。直肠指检时,应注意肛门括约肌的收缩力、肛门直肠环的张力。

(三)护理措施

1.心理护理

老年人出现大便失禁往往较自卑,心理压力较大,需要护理人员的安慰、理解和帮助。

2.重建良好的排便习惯

在固定时间排便,防止粪便干结。有粪便嵌顿时,手工排除。对于固体性大便失禁者,每天餐后行甘油灌肠,并鼓励老年人增加活动时间。

3.调整饮食

对于储便能力降低的老年人,应限制摄入富含纤维素的食物,避免进食产气食物(如牛奶、地瓜等),避免进食能引起腹泻的食物。

4.皮肤护理

每次便后用温水清洁肛门周围皮肤,再涂擦油剂,保护皮肤完整无损。

5.提供家庭护理训练

对于在排便问题上能自理的老年人,提供家庭护理的训练。

（聂婉翎）

第七节　休息与活动

一、休息与睡眠

（一）休息

休息是指一段时间内相对地减少活动,使身体各部分放松,处于良好的心理状态的过程。休息并不意味着不活动,有时变换一种活动方式也是休息,如长时间做家务后,可站立活动一下或散散步等。

老年人需要较多的休息,具体应注意以下几点。

（1）要注意休息质量,有效的休息应满足三个基本条件:充足的睡眠、心理的放松、生理的舒适。因此,简单地用卧床限制活动并不能保证老年人处于休息状态,有时这种限制甚至会使其感到厌烦而影响休息的效果。

（2）卧床时间过久会出现压疮、静脉血栓、坠积性肺炎等并发症,甚至会导致运动系统功能障碍,因此,应尽可能对老年人的休息方式进行适当调整,尤其是对长期卧床者。

（3）老年人在改变体位时,要注意预防直立性低血压或跌倒等意外的发生。例如,早上醒来时,嘱其不要立即起床,而应在床上休息片刻,伸展肢体,在床上坐起约半分钟,双腿下垂于床边坐半分钟,再起床。

（4）看书和看电视是一种休息,但不宜时间过长,应适时举目远眺或闭目养神进行调节。看电视不应过近,以避免光线刺激;看电视的角度也要合适,不宜过低或过高。

（二）睡眠

1. 老年人的睡眠

老年人的睡眠时间比青壮年少,一般每日6小时左右。有许多因素可影响老年人的生活节律而降低睡眠质量,甚至导致失眠,如疾病疼痛、呼吸困难、情绪变化、更换环境、夜尿频繁等。而睡眠质量的下降则可直接影响机体的活动状况，导致烦躁、精神萎靡、食欲减退、疲乏无力，甚至发生疾病。

2.一般护理

对老年人进行全面评估，找出其睡眠质量下降的原因，进行对因处理。提供舒适的睡眠环境，调节卧室的光线和温度，保持床褥的干净整洁，并设法维持环境的安静。帮助老年人养成良好的睡眠习惯：老年人的睡眠存在个体差异，为了保证白天的正常活动和社交，使其生活符合人体生物节律，应提倡早睡早起、坚持午睡的习惯。对于已养成的特殊睡眠习惯，不能强迫立即纠正，需要多解释并进行诱导，使其睡眠时间尽量正常化，以符合自然规律（即日出而作，日落而息）。限制白天睡眠时间在1小时左右，同时注意缩短卧床时间，以保证夜间睡眠质量。晚餐应避免吃得过饱，睡前不饮用咖啡、酒或大量水分，并提醒老年人睡前如厕，以免夜尿增多而干扰睡眠。有些老年人因入睡困难而自行服用镇静剂，镇静剂可帮助睡眠，但也有许多不良后果，如抑制机体功能、降低血压、影响胃肠道蠕动和意识活动等。因此，应尽量避免使用药物帮助入睡，必要时可在医师指导下根据具体情况选择合适的药物。

二、活动

生命在于运动。活动可以使机体在生理、心理及社会各方面获得益处，坚持活动是人类健康长寿的关键。老年人的活动能力与其生活空间的扩展程度密切相关，进而可影响其生活质量。

（一）活动对老年人的重要性

活动可促进人体的新陈代谢，使组织器官充满活力，而且能增强和改善机体的功能，从而延缓衰老。

1.神经系统

肌肉活动的刺激，可协调大脑皮质兴奋和抑制过程，促进细胞供氧。特别是对脑力工作者，活动可以促进智力的发挥，有助于休息和睡眠，同时缓解大脑疲劳。

2.心血管系统

活动可促进血液循环，使血流速度加快、心排血量增加、心肌收缩能力增强，改善心肌缺氧状况,促进冠状动脉侧支循环,增加血管弹性。另外,活动可以降低血液胆固醇含量,促进脂肪代谢,加强肌肉发育。因此,活动可预防和延缓老年心血管疾病的发生和发展。

3.呼吸系统

老年人肺活量减少,呼吸功能减退,易患肺部疾病。活动可提高胸廓活动度,改善肺功能,使更多的氧进入机体与组织发生交换,保证脏器和组织的需氧量。

4.消化系统

活动可促进胃肠蠕动,增强消化液分泌,有利于消化和吸收,促进机体新陈代谢,改善肝、肾功能。

5.肌肉骨骼系统

活动可使老年人骨质密度增厚,韧性及弹性增加,延缓骨质疏松,加固关节,增加关节灵活性,预防和减少老年性关节炎。活动又可使肌肉纤维变粗、坚韧有力,增加肌肉活动耐力和灵活性。

6.其他

活动可以增强机体的免疫功能,提高人体对疾病的抵抗能力。对于患糖尿病的老年人来说,活动是维持血糖正常的必要条件。另外,活动还可以调动积极的情绪,提高工作和学习的效率。

总之,活动对机体各个系统的功能都有促进作用,有利于智能和体能的维持和促进,并能预防身心疾病的发生。

(二)影响老年人活动的因素

1.心血管系统

(1)最快心率下降:研究发现,当老年人做最大限度的活动时,其最快心率要比成年人低,一般来说,老年人的最快心率约为170次/分。这是因为老年人的心室壁弹性比成年人弱,心室再充盈所需的时间比成年人长。

(2)心排血量减少:老年人的动脉弹性变差,使得其收缩压值上升,后负荷增加、外周静脉滞留血液量增加,也会引起部分老年人出现舒张压升高。所以,当老年人增加其活动量时,血管扩张能力下降,回心血量减少,造成心排血量减少。

2. 肌肉骨骼系统

肌细胞因为老化而减少,加上肌张力下降,使得老年人的骨骼支撑力下降,活动时容易跌倒。老化对骨骼系统的张力、弹性、反应时间及执行功能都有负面的影响,这是造成老年人活动量减少的主要原因之一。

3. 神经系统

老年人神经系统的改变多种多样,但是对其活动的影响程度却因人而异。老化可造成脑组织血流减少、大脑萎缩、运动纤维丧失、神经树突数量减少、神经传导速度变慢,导致神经反射时间延长,对事情的反应时间延长,导致老年人的姿势、平衡状态、运动协调性、步态出现退化。除此之外,老年人因为前庭器官过分敏感,会导致对姿势改变的耐受力下降及平衡感缺失,故老年人活动时应注意安全。

4. 其他

老年人常患有慢性病,使其对于活动的耐受力下降。如帕金森病对神经系统的侵犯可造成步态的迟缓及身体平衡感的丧失;骨质疏松症会造成活动受限,而且容易跌倒造成骨折等损伤。此外,老年人还可能因为所服用的药物的作用或不良反应而不愿意活动。因此,针对老年人个体情况适当安排一些体育活动是维持良好身体状况的必要途径。

(三)老年人活动的指导

1. 老年人活动的种类和强度

老年人的活动种类可分为四种:日常生活活动、家务活动、职业活动、娱乐活动。对于老年人来说,日常生活活动和家务活动是生活的基本活动,职业活动属于发展自己潜能的有益活动,娱乐活动则可以促进老年人的身心健康。

老年人要选择合适的活动,而科学的锻炼对人体健康最为有益。比较适合老年人锻炼的项目有散步、慢跑、游泳、跳舞、球类运动、医疗体育、太极拳等。锻炼要求有足够而又安全的活动强度,这对心血管疾病、呼吸系统疾病和其他慢性疾病患者尤为重要。老年人的活动强度应根据个人的能力及身体状况来选择。运动时的最高心率可反映机体的最大吸氧力,而吸氧力又是机体对运动量负荷耐受程度的一个指标,因而可通过心率情况来控制运动量。最简单方便的监测方法是以运动后心率作为衡量标准,即:运动后最适宜心率(次/分) = 170 - 年龄;而对于身体健壮者,运动后最适宜心率(次/分) = 180 - 年龄。

观察活动强度是否适合的方法有:①运动后的心率达到最适宜心率;②运动结束后,在3~5分钟内心率恢复到运动前水平。3分钟内心率恢复到运动前的水平表明活动强度较小,这时应加大运动量;在3~5分钟恢复到运动前水平,表明活动强度合适,运动量适宜;在10分钟以上才能恢复者,则表明活动强度太大,应适当减少活动量。以上监测方法还要结合自我感觉综合判断。如果运动时全身有热感或微微出汗,运动后感到轻松或稍有疲劳、食欲增进、睡眠良好、精神振作,则表示强度适当,效果良好;如果运动时身体不发热或无出汗、脉搏次数不增或增加不多,则说明应增加活动强度;如果运动后感到很疲乏、头晕、胸闷、气促、心悸、食欲减退、睡眠不良,则说明应降低活动强度;如果在运动中出现严重的胸闷、气喘、心绞痛或心率反而减慢、心律失常等,则应立即停止运动,并及时就医。

2. 老年人活动的注意事项

(1)正确选择:老年人可以根据自己的年龄、体质、场地条件,选择适当的运动项目。活动的设计应符合老年人的兴趣,并且在其能力范围内,而活动目标的制定则必须考虑到老年人对自己的期望,这样制定出来的活动计划老年人才会觉得有价值,才容易坚持。

(2)循序渐进:机体对运动有一个逐步适应的过程,所以应从不费力的活动开始,然后逐渐增加运动量、运动时间、运动频率,且每次进行新的活动内容时,都应该评估老年人对于此项活动的耐受性。

(3)持之以恒:通过锻炼增强体质、防治疾病,要有一个逐步积累的过程。取得疗效以后,仍要坚持锻炼,以保持和加强效果。

(4)运动时间:老年人运动的时间以每天1~2次,每次半小时左右,1天运动总时间不超过2小时为宜。运动应选择在天亮之后1~2小时进行。此外,从人体生理学的角度看,傍晚锻炼更有益健康。无论是体力的发挥,还是身体的适应力和敏感性,均以下午和黄昏时为佳。饭后则不宜立即运动,因为运动可减少对消化系统的血液供应、兴奋交感神经而抑制消化功能,从而影响食物的消化吸收,甚至导致消化系统疾病。

(5)运动场地与气候:运动场地尽可能选择空气新鲜、安静清幽的公园、庭院、湖滨等地。注意气候变化,夏季户外运动要防止中暑,冬季则要防跌倒和感冒。

(6)其他:年老体弱、患有多种慢性病或平时有气喘、心悸、胸闷或全身不适者,应请医师检查,并根据医嘱进行运动,以免发生意外。下列情况应暂停锻炼:患有急性疾病、出现心绞痛或呼吸困难、精神受刺激、情绪激动或悲伤之时。

3. 患病老年人的活动

老年人常因疾病困扰而导致活动障碍,卧床不起的患者如果长期不活动很容易出现失用性萎缩等并发症。因此,必须帮助患病老年人进行活动,以维持和增强其日常生活的自理能力。

(1)瘫痪老年人:要借助助行器等辅助器具进行训练。一般来说,手杖适用于偏瘫或单侧下肢瘫痪患者,前臂杖和腋杖适用于截瘫患者。步行器的支撑面积较大,较腋杖的稳定性高,多在室内使用。辅助器具的选择原则是:两上肢肌力差、不能充分支撑体重的,应选用腋窝支持型步行器;上肢肌力较差、提起步行器有困难的,可选用前方有轮型步行器;上肢肌力正常、平衡能力差的截瘫患者,可选用交互型步行器。

(2)为治疗而采取制动状态的老年人:制动状态很容易导致肌力下降、肌肉萎缩等并发症,因此,应尽可能小范围的采取制动或安静状态,在不影响治疗的同时,尽可能地帮助老年人做肢体的被动运动或按摩等,争取早期解除制动状态。

(3)不愿甚至害怕活动的老年人:担心病情恶化而不愿活动的老年人为数不少,对这类老年人要耐心说明活动的重要性以及对疾病的影响,让其理解"生命在于运动"的真理,并鼓励其一起参与活动计划的制订,尽量提高其满意度而愿意积极活动。

(4)痴呆老年人:人们常期望痴呆老年人在一个固定的范围内活动,因而对其采取了许多限制的方法,其实这种活动范围的限制可能会加重病情。护理人员应该认识到,扩大痴呆老年人的活动范围,增加他们与社会接触的机会,可以延缓病情的发展。

(聂婉翎)

第八节　性需求和性生活卫生

一、老年人的性需求与现状

多数人都简单地认为人进入老年期之后性能力就丧失了。这种认识是不科学的。大量老年医学专家的研究表明,健康的老年人普遍存在性欲,并能够正常进行性生活,有的还能繁衍后代。因此,老年人的性生理功能依然存在,是老年生活的重要组成部分。马斯洛的基本需要层次论指出,性是人们如同空气、食物般的基本需求,并且还可通过性生活的满足而达到爱与被爱、尊重与被尊重等较高层次的需要。

性是生活的一部分,因此对老年人的性卫生指导也是日常生活护理非常重要的一项内容。护理人员应树立正确的性观念及态度,了解老年人的性需求并解决影响老年人性生活的因素,以帮助老年人享受美好的性生活,提高其生活质量。

(一)老年人的性需求

传统观念认为,老年人随着身体功能的衰退,加上心血管疾病、腺体和激素的异常,对性的要求会越来越低。性是人类的基本需要,不会因为年龄或疾病而消失。相反有些老年男性对性非常敏感,偶尔不行就产生自我否定。有统计显示,中老年人通常对性有着更强的渴望和尝试心理。一项关于江西省城市离退休老年人性功能的调查发现,65~70岁的老年男性中,高达88%的老年男性仍有较强的性欲望,没有性要求者只占12%。现代医学研究也证明,绝大部分老年人的性生活可以持续到70岁以上,部分人可以持续到80岁以上,个别的到90岁仍有性需求。适度、和谐的性生活对于老年人的生理、心理及社会健康都有益处。也有很多老年女性在绝经后就想当然地认为自己会丧失"性"趣,从心底压抑自己的愿望。帮助老年人树立正确的性观念及保持积极的性态度是护理人员首先需要解决的问题。

(二)老年人性生活现状

据美国退休者协会的一项调查表明,性生活仍然是美国老年人生活中的一项重要内容。一半以上的老年人对自己的性生活感到满意。75岁以上老年人中,58%的男性仍有性伴侣;57%的女性仍对伴侣的身体充满好感,其中21%的老年人仍有性生活。国内一项针对老年人的性知识及性态度调查发现,老年人的性知识仍缺乏,83.4%的受访者误以为阳痿是老年男性必然的老化过程,63%的受访者对"老年人仍有性生活"的观点不大赞同。某地区65岁以上老年人的性生活调查结果显示,保持性生活者占30.8%,完全无性生活者占69%,而没有性生活的主要原因是失去性欲与丧偶。由于对老年人再婚的社会舆论,以及老年人的赡养、财产等问题,许多老年人丧偶后孤独终老。不仅如此,我国农村老人分居现象非常普遍,平时很少在一起,因此很难过正常的夫妻生活。

二、老年人性生活的影响因素

(一)老年人的心理改变

随着年龄的增长,无论男性还是女性都担心自己的性生活能否保持正常。男性对自己性能力的担忧更明显,和年轻时相比稍有一点变化就常常感到惊慌,怀疑自己是否阳痿了,能否让性伴侣满意;女性则相对压力少一些。产生心理压力的原因如下。

1. 传统观念、社会舆论的影响

中国几千年来的传统观念和封建意识认为"无欲则长寿",受其影响老年人常常回避正常的性要求、性欲望。社会舆论把老年人的性活动也看成是"老不正经""粗俗",甚至是"下流的"。这些负面的因素给老年人带来极大的心理压力,常常导致性压抑。

2. 其他不良心理的影响

如衰败心理、羞耻心理、恐惧心理、禁欲心理等都会导致老年人的性生活心理受到压抑。这种负面心理加上身体各脏器不同程度的衰老,使老年人误以为性功能丧失,性能力减退,使性生活兴趣完全降低。由于世俗的偏见和对性的禁锢,许多女性老年人认为性生活可耻而拒绝过性生活,有的人还误认为更年期后就没有性需求。此外,某些老年人由于疾病造成心理负担过重,对性产生恐惧心理,害怕加重病情而回避性生活;甚至由于过分相信"纵欲伤身"之说,而抑制自己的性欲望和要求。

（二）老年人生理的改变

进入老年阶段，男性生殖器官衰退，睾丸萎缩，性激素分泌减少，多表现为阴茎痿软，勃起不坚，性欲下降；女性则表现为子宫和卵巢萎缩，雌性激素分泌减少，外阴及生殖道萎缩，阴道分泌物减少，阴道干涩，性欲淡漠。这些情况的出现都会导致性交时感觉不适，甚至性趣寡然。部分骨质疏松的女性常会因性生活背痛、失眠，让人感到沮丧而影响正常的性生活。

（三）影响老年人性生活的常见疾病

老年人常常患有多种慢性病，如高血压、冠心病、糖尿病、前列腺炎等，这些疾病在老年人心理上留下很大的阴影，直接或间接地影响了老年人的性生活。如心肌梗死、慢性阻塞性肺疾病患者会担心性生活导致疾病的复发甚至危及生命，尤其是心肌梗死患者，对性活动更加恐惧，担心心脏是否能负荷这样的活动强度。糖尿病对男性性功能的主要影响有阳痿、逆行射精、早泄及生精障碍，女性患者常会出现阴道不适或疼痛的问题。帕金森病患者多有情绪沮丧，由于神经症状的存在可引起阳痿，使男性勃起功能障碍并降低性欲。另外，老年人因为慢性病要长期服用一些药物，这些药物会降低性功能。如治疗高血压的利舍平、治疗失眠的地西泮等药物，可导致性欲降低，影响性生活。

（四）社会文化及环境因素

老年人性活动的障碍之一是社会文化压力。另外，环境因素也影响老年人的性生活，例如养老院的房子如同学生宿舍般的"整洁"，夫妻同住者的房间设两张单人床，都不利于过正常的性生活。与家人同住的老年人也不一定就能拥有较为理想的私人空间，如老人要与年幼的孙子辈同住一个房间，这样的环境也使得老年人不便对配偶表达亲密的感情或行为。中国的传统文化、视性为羞耻的道德观等，都是影响老年人性生活的重要问题。

三、对老年人性生活的护理评估

老年人的性要求和性行为与年轻人不同，无论在生理还是在心理上都有老年人自己的特点。如在某些老年人而言,性代表着触摸或是较亲密的关系,而对某些人可视为身体的遐想,或定义为性交。评估时要注意个体差异。

(一)评估内容

评估包括生理方面的各项身体检查和心理方面的评估。

1.健康史

了解老年人的一般资料、婚姻状况、性生活史、性认知、性态度、性别角色、宗教信仰、疾病史及治疗情况;具体评估性生活状况,如性欲、性频率、性满意次数、性行为成功次数等;了解老年人对治疗或咨询的期望,以免其出现过高的期望;询问其配偶或性伴侣的有关情况,包括一般资料、性认知、性知识、性态度、性别角色,以及对配偶的性生活满意度。

2.身体状况

通过必要的检查来帮助确认老年人的性生活是否有问题。常见的检查有:阴茎膨胀硬度测验、海绵体内药物注射试验、神经传导检查、阴茎动脉功能检查等。

3.心理－社会状况

老年人的性知识、性态度以及性问题产生的心理因素,社会对老年人的性观念、性态度等。

(二)评估方法

评估方法包括访谈法、问卷法、生物测量法等。

(三)注意事项

1.保护隐私权

护理人员在评估时应尊重老年人,保护老年人的隐私;应具有专业的敏感度,一般而言,老年人多不会直接表达性问题的困扰,可从睡眠、焦虑现象谈起;遇到几乎没有性生活或频率异常情况时,一定不要面露惊讶。

2.注意倾听

护理人员要倾听老年人的叙述,注意沟通的技巧,用含蓄的语言来沟通(如"在一起"等),应用丰富的专业知识和专业态度来得到老年人的信任和肯定。

四、卫生指导

(一)一般指导

1.开展健康教育

首先,树立正确的性观念,应对老年人及其配偶、照顾者进行有针对性的健康教育,帮助他们克服传统文化和社会舆论对性的偏见,使其将性生活视为正常的生理需求。其次,通过健康教育使其认识到衰老过程中脑血流量的减少可使全身功能状况下降,在性活动过程中应避免起身太突然,防止直立性低血压造成的眩晕或昏厥。同时,老年人胃肠蠕动和排空减慢,不要在饱食后立即性交。因老年人的神经传导速度减慢,导致反射迟钝,要让老年人意识到性兴奋过程可能是缓慢的,要有耐心,不能急于求成。

2.鼓励伴侣间的沟通

鼓励和促进老年人与其配偶或性伴侣间的沟通。需强调的是,克服生理性的问题并不表示会有美满的性生活,只有彼此之间坦诚相对,相互理解和信任,各项护理措施和卫生指导才能取得良好的效果。

(二)对患病老年人的性指导

1.对呼吸功能不良的老年人

过度激烈的运动可使呼吸急促,易出现呼吸困难。指导老年人选择有利于呼吸的姿势(如侧位或坐位),使双方不必担负对方的体重。时间上可以选择进行雾化吸入治疗后,以提高患者的安全感。

2.对患心脏病的老年人

要经过专业的心肺功能测定来决定能否进行性生活(相当于爬楼梯时心搏174次/分的程度)。老年人性交时过度兴奋会增加心血管的负担,有可能发生意外,要避免过分紧张和过分剧烈的运动。因此,指导老年人性生活的动作要缓慢,适当控制兴奋性。在性交时或性交后出现心悸气短、食欲锐减,提示有心肌损伤的可能,除暂停性生活外还要及时求助医师。经常监测心功能变化,按医嘱服药物,在性活动前15～30分钟服用硝酸甘油,以达到预防效果。

3.其他老年人

患有糖尿病的老年人可以通过适当使用润滑剂等药物减轻疼痛;对患有前列腺增生的老年人,应告知逆向射精是无害的,从而减轻其恐惧心理;患有关节炎的老年人可通过改变姿势或服用止痛药等方法来减轻不适,或在性活动前30分钟洗热水澡,使关节、肌肉放松。

(三)性卫生的指导

性卫生的指导包括性生活频度的调整、性器官的清洁以及性生活的安全等。性生活频度是指性生活的间隔时间,因个体差异极大,难以有统一的客观标准,一般以性生活的次日不感到疲劳且精神愉快为宜。性器官的清洁卫生在性卫生中十分重要,男女双方在性生活前后都要清洗外阴,即使平时也要养成清洗外阴的习惯,因不洁的性生活可以引起男女双方的生殖系统感染。应指导老年人注意必要的安全措施,如性伴侣的选择及避孕套的正确使用方法等。

(聂婉翎)

第九节　环境与养生保健

环境包括自然环境、人工环境和社会环境三个部分,是人生命形成、发展与生存的外部条件。自然环境包括大气、水、土壤、生物和各种矿物质资源等,是人类赖以生存和发展的物质基础;人工环境是指在自然环境的基础上经过人为加工改造或创造的环境;社会环境是指由人与人之间的各种社会关系所形成的环境,包括政治制度、经济体制、文化传统、邻里关系等。

人与环境是有机的统一整体,相互依存,密不可分。人类依存于环境,受其影响并不断与之相适应;人类又通过自身的活动不断地改造环境,使人与自然更加和谐。环境与养生保健,主要是研究人类如何利用和改善生存环境,来提高人类的生活质量和健康水平,达到健康长寿的目的。人与大自然是一个有机的整体,人生活于天地之间,其健康必然受到自然环境的影响;自然界的季节变换、昼夜更替、地域高低、水质、土壤、空气以及家居环境等均可影响人的身心健康。因此,要研究老年人的养生保健,必须非常重视环境因素的影响。

一、自然环境与养生保健

1.顺应季节气候变化以养生

自然环境是人类和一切生物赖以生存和发展的物质基础。包括人类在内的一切生物都生活在地球的表层,这个有生物生存的地球表层称为生物圈。与人类健康密切相关的自然环境有空气、阳光、水、土壤、岩石、动物、植物和气候等。自然环境的优劣,直接影响人的寿命长短。这里将重点讨论气候和养生的关系。

一年有四季,一天有昼夜。四季气候的变化不可避免地对人的身体健康产生重要影响,四季气候的变化基本呈现"春温、夏热、秋凉、冬寒"的规律,自然界的一切生物都在顺应着这种自然的变化规律,并相应形成了"春生、夏长、秋收、冬藏"的特点。人类生活在自然界中也必须顺应这种自然规律来调节自己的生活起居与饮食等。

春季始于立春、止于立夏,是万物启故从新、生发向荣的季节。此时春回大地,阳气升发,阴气转衰。由于春天气候变化无常,乍暖还寒,人体容易生病;老年人身体调节功能降低,更易生病。老年人在春季应晚些入睡,早点起床,起床后到户外散散步,披开头发,舒缓形体,多做些户外活动,沐浴大自然的阳光雨露,呼吸新鲜空气,保持心情舒畅。要坚持作息规律和体育锻炼,进行饮食调理,防止脑血栓、心脏病等。老年人抗寒能力较弱,受凉可使人体血管收缩或痉挛,易患感冒、支气管炎和肺炎等疾病。老年人春季要注意保暖,坚持穿丝棉背心或羊毛背心。

夏季始于立夏、止于立秋,是万物华实、繁荣秀丽的季节,气候由温到热再到暑热,而且湿气较重。夏季阳光强烈,老年人要减少户外活动时间,不要在过强阳光下久晒,不要在上午11点至下午3点晒太阳。外出时宜穿长袖衫,戴宽边帽,打遮阳伞,可适当使用防晒霜。尽管天气炎热,也不宜在阴凉处久卧、久睡,以防风寒湿痹、鼻塞咽痛及皮肤湿疹等疾病。不宜久吹电风扇及冷气空调。冷风久吹易使老年人皮肤温度迅速下降,局部血液循环受阻,致使肌肉酸痛、头痛、腰肌劳损、肩周炎等,甚至可诱发脑卒中或心肌梗死。长久地待在空调房内,会使人感到头晕、胸闷等不适,降低人体的抗病能力。空调房间最好放一盆水,以免室内空气过分干燥。老年人体内阳气不旺,既不宜洗冷水澡,以免使筋骨受寒、关节疼痛、肢体麻木;也不宜过多食用冷饮,以防寒伤脾胃致脾胃功能失调。炎热夏季,体质较弱、脾胃功能较差的老年人易出现困倦、疲惫、手脚酸软、汗出不畅、头昏脑涨和食欲缺乏等症状,中医学称之为"疰夏",又称"苦夏"。闷热天气易使人烦躁,老年人应息怒、静心、安神,"心静自然凉"。长夏季节,应多吃些清淡而又易于消化的瓜果、蔬菜等,忌食过多的生冷油腻食物,可以绿豆汤、酸梅汤代茶饮。适当准备些防暑药物,如人丹、清凉油、六一散、藿香正气水等,以备不时之需。

秋季始于立秋、止于立冬,是万物成熟、果实累累的收获季节。时至秋令,自然界阳气日退而阴气萌动,气候由热转凉,由凉转寒。人体养生应适应自然变化,"早睡早起,与鸡俱兴",早睡以顺应阴精的收敛,早起以适应阳气的舒长。老人出汗较多,皮肤不洁易生疖,要注意清洁皮肤,勤洗澡。老年人如不适应秋燥气候,易致肺燥津伤,引起口鼻和皮肤等处干燥、咳嗽、小便短少、大便干结等症状。秋燥时注意通便,饮食应少吃煎炒之物,可多食用水果、蔬菜及富含纤维素的食物,多饮水,多吃粗粮,食用润肺生津之品。秋季也要注意预防感冒,穿衣要适当少点,以不出汗为度。

冬季始于立冬、止于立春,是万物闭藏之季节。阳气潜伏,阴气盛极,时有寒潮。避寒就暖、敛阳护阴是冬季养生的关键。老年人可多以室内锻炼来取代户外活动,晨起锻炼最好是待太阳出来后才进行,以应冬季闭藏之气。冬季是温补肾阳的季节,老年人多肾气亏虚,此时可以适当进补温阳之品。身体比较虚弱的老年人,冬季可适量地服用滋补药酒。60~70岁的老年人,机体生成维生素D的能力只有青少年的一半,因此老年人冬季应到阳光充足的地方晒太阳,有助于预防骨质疏松症。老年人末梢血液循环较差,且皮脂腺萎缩,冬季易出现冻伤,故要注意保暖,加强肌肤耐寒锻炼。冬季室内取暖时,室温也不宜过高,以保持15~20℃为宜,而且要定时开窗通风,保持室内空气新鲜。研究表明,当人在安静状态时,如环境温度为15℃,可从头部散失30%的热量。老年人产热功能较差,冬季最好戴帽子,以健身抗病。寒冬季节常导致一些慢性病复发或病情加重,慢性支气管炎等患者在冬季要尽量减少外出,外出时最好戴上口罩。老年人要坚持冬季锻炼,提高身体对寒冷气候的适应能力,增强免疫功能,延缓衰老。

了解季节气候变化规律与健康之间的关系,就能顺应并利用自然气候,调整行为,积极地适应气候变化,达到养生防病的目的。

2.适应地理环境以养生

我国地域辽阔,气候各异,养生也要根据不同地区的气候特点来调养身体,才能达到健康长寿的目的。气候环境的不同对人的寿命影响是不同的,居住在空气清新、气候寒冷的高山地区的人多长寿;居住在空气污浊、气候炎热的低洼地区的人常短寿。我国不同地区、不同环境的人体质各不相同,各具不同的发病特点,因而治疗方法、养生方法也各有所异。东部地区气候特点偏于温和,养生要注意养阴气以制阳热,尤其是在春夏季节应穿轻薄透气的衣服,炎热之季可适当服用清热解毒之品以防病保健,平时饮食应清淡不要太咸,以防止过咸对身体不利。西部地区养生应着重调摄精神情志,保持心境的宁静快乐以养神,饮食上尽量多吃蔬菜、瓜果,少吃一些肥甘厚味之品,保持清洁饮食;气候寒凉干燥,应注意防寒保暖,多饮水以防体内水分丢失太多,或服用一些养阴润燥之品。北部地区为天地之气闭藏的地区,其地势高,气候特点是风寒凛冽,养生应主要顾护阳气以抵御阴寒,秋冬寒冷季节尤其要注意加厚衣被鞋袜以防寒保暖,可服用一些温中助阳之品以助人体阳气。南部地区为阳气最盛、万物生长繁茂的地区,其气候特点偏于炎热,类似于夏季。养生应以养阴清热、祛湿通经为重点,尤其是在气候炎热的季节,要注意穿轻薄透气的衣服,居通风透气、遮阳清凉的房子,饮清凉饮料。中原地区地势平坦而湿润,其气候特点是寒温适宜,养生应以扶养阳气、祛除湿气为主,平时应多练太极拳、五禽戏之类的导引之法锻炼身体,也可服用一些益气助阳、化湿强筋之品进行保健。

3.根据身体状况养生

老年人对气候的变化最为敏感,过冷、过热、冷热突变以及其他异常的天气现象对老年人都是不利的。老年人要了解自己的身体状况,根据自身的身体素质和疾病状态,在不同的气候环境条件下注意保养,以防疾病的发生或病情的恶化。有研究表明,气温在25℃时对老年人最为适宜,在此温度下老年人心脏病、脑卒中等发病率最低。如果气温过高,会使人体失去水和矿物质过多,老年人容易出现中暑;如果气温过低,易诱发老年人高血压、脑出血、脑梗死、冠心病等疾病的发作;寒冷还会引起人体免疫功能低下,使人体黏膜屏障与病毒、细菌之间的免疫平衡遭到破坏,慢性支气管炎、肺炎、哮喘、心肌炎、肾炎、溃疡病、类风湿性关节炎、高血压病等疾病明显多发。季节交替变换时期(如冬末春初),气象变化剧烈,寒潮、冷空气频繁侵袭,对老年人健康的影响更大,其饮食、起居更要特别注意,如春天不宜立刻脱掉棉衣,减脱冬装宜谨慎。

二、居住环境与养生保健

良好的居住环境,例如充足新鲜的空气、充沛的阳光等,不但是人类生存的前提,还能为养生提供各种有利条件。因此,人们应该学会选择合适的居住环境。环境是多种多样的,并非所有的环境都是适宜的居住环境。因此,人们不应该被动受环境的控制,还需对环境进行积极的改造,因地制宜。这样,不利的居住环境也能变为有利养生的居住环境。

(一)理想的居住环境应满足的条件

1.依山傍水

依山傍水建筑房子,不但可以为人们带来山、水本身的优势,如增强环境的美感、丰富水资源,而且能改变大的气候环境的不良影响,形成一个小的气候循环带,例如在夏季,它可以减少阳光的照射,降低气温,使得人们拥有一个相对清凉的夏季。

2.坐北朝南

我国的房子大都是坐北朝南,它不但是人们长期形成的一种生活习惯,而且坐北朝南有利于调节室温、室内采光。

(二)对环境进行积极改造

理想居住环境应满足的条件并不是任何地区都可以满足的,尤其是依山傍水这一条件更加难以满足。因此,人们应该发挥自己的主观能动性,对环境进行积极的改造,使得不适宜养生的居住环境变为适宜养生的居住环境。具体而言,改造环境的方法主要有以下两个方面。

1. 人工景观

在有些地区,尤其是某些城市中,可以建造一些人工景观,例如建造假山、植树、绿化公园、设置喷泉等,使得人们的居住环境空气新鲜、风景秀丽。

2. 改良居室建筑

人们可以根据生活地区的地理位置、气候、生活习惯等,因地制宜改良居室建筑,使得居住环境有利于人们的养生。例如,南方居室的屋顶坡度较大,这是因为南方多雨,屋顶坡度大有利于减少雨水对屋顶的侵蚀,减少潮湿对人体的侵害。

（聂婉翎）

第八章 眼科疾病患者的护理

第一节 眼睑病与泪器病

一、睑腺炎

睑腺炎俗称麦粒肿,是眼睑腺体因细菌性感染而在局部产生的急性炎症。

(一)护理评估

1.健康史

(1)患病情况及既往病史:了解病人有无糖尿病等慢性病;评估病人眼睑肿痛的时间、程度,有无体温升高、寒战,有无挤压或针挑,了解用药史;了解病人用眼卫生情况。

(2)心理与社会支持状况:睑腺炎起病较急,疼痛不适且影响外观,病人较为着急,尤其在脓肿未溃破之前喜自行挤压或针挑,应评估病人对疾病的认知程度。

2.身体评估

(1)内睑腺炎:检查是否有硬结、疼痛和压痛,睑结膜面局部是否充血、肿胀。

(2)外睑腺炎:炎症反应集中在睫毛根部的睑缘处,检查眼睑红肿范围,是否有压痛、硬结,同侧耳前淋巴结是否肿大、有压痛;局部皮肤是否有黄色脓点,是否破溃、流出脓液。

3. 辅助检查

辅助检查可进行分泌物细菌培养及药物敏感试验,但临床上较少选用。

(二)护理措施

1. 指导热敷

早期局部热敷可以促进血液循环,有助于炎症吸收,消散硬结。热敷每日进行 2 ~3 次,每次 15 ~20 分钟。

2. 用药护理

根据医嘱应用抗生素,如选用 0.1% 利福平溶液、0.25% 氯霉素溶液或 0.3% 环丙沙星溶液等眼液。指导病人正确地滴用眼药水或涂用眼药膏的方法。对重症者全身应用抗生素。

3. 切开排脓

切开排脓用于脓点已出现但未破溃,或虽已破溃但排脓不畅者。外睑腺炎在皮肤面平行于睑缘切开,以求与眼睑皮肤纹理一致而不影响外观;内睑腺炎在睑结膜面垂直于睑缘切开,以避免过多损伤睑板腺腺管。脓肿切开后,让脓液自行排出,脓液排出不畅时,可用小镊子夹出脓栓。术毕,在结膜囊内涂抗生素眼膏。

睑腺炎尚未完全成脓时不宜切开,更不可挤压排脓,以防炎症扩散引起眼睑蜂窝织炎,甚至海绵窦血栓性静脉炎或败血症。

二、泪囊炎

泪囊炎是发生于泪囊的炎症,多由周围结构的炎症蔓延而来,但更多情况下病因不明。

(一)护理评估

1. 健康史

(1)患病情况及既往病史:了解患者的病情发展史、治疗经过及效果。评估病人有无沙眼、鼻炎、鼻窦炎、鼻息肉等病史及外伤史。

(2)心理与社会支持状况:慢性泪囊炎不直接影响视力,部分患者不够重视,缺乏对其潜在危害的认识。

2.身体评估

溢泪是泪囊炎的主要症状。检查内眦部皮肤是否潮红、糜烂和湿疹,结膜有否慢性充血,指压泪囊区是否有大量黏液或黏液脓性分泌物自泪点溢出。分泌物大量滞留时,泪囊扩张,可形成泪囊黏液性囊肿。

3.辅助检查

(1)分泌物涂片染色:可鉴定病源微生物。

(2)X线泪道造影检查:可了解泪囊的大小及阻塞部位。

(二)护理措施

1.慢性泪囊炎患者的护理措施

(1)指导病人正确滴眼药,每日4~6次,每次滴抗生素眼药前,先用手指按压泪囊区或行泪道冲洗,以排空泪囊内的分泌物,利于药物吸收。

(2)冲洗泪道:选用生理盐水加抗生素行泪道冲洗,每周1~2次。

(3)手术护理:做好泪囊鼻腔吻合和鼻内镜下鼻腔泪囊造口术的护理。对泪囊摘除术者,应向患者及家属说明,手术可以消除病灶,但仍可能有泪溢症状存在。

(4)及早治疗沙眼和鼻炎、鼻中隔偏曲等疾病,预防慢性泪囊炎的发生;积极治疗泪囊炎,可预防角膜炎和眼内炎等并发症的发生。

(5)向患者讲解及时治疗慢性泪囊炎及其他相关疾病的重要性,因慢性泪囊炎使结膜囊处于带菌状态,眼外伤或眼部手术极易引起化脓性感染,导致角膜炎、角膜溃疡和眼内炎。

2.急性泪囊炎患者的护理措施

(1)指导患者正确热敷和行超短波物理治疗,以缓解疼痛,但要注意防止烫伤。

(2)按医嘱应用有效抗生素,注意观察药物的不良反应。

(3)急性期切忌行泪道探通或泪道冲洗,以免导致感染扩散,引起眼眶蜂窝织炎。

(4)脓肿形成前切忌挤压。脓肿形成后,应切开排脓,放置橡皮条引流。术后观察引流情况及敷料是否清洁干燥,如有污染及时更换。

三、泪腺炎

急性泪腺炎是由感染或特发性炎症引起泪腺急性红肿、增大的疾病,迁延日久可发展为慢性泪腺炎。

1.急性泪腺炎患者护理

(1)指导患者热敷:热敷可以促进血液循环,有助于炎症消散和疼痛减轻,早期热敷有利于脓肿成熟。热敷时应特别注意温度,以防烫伤。常用方法有蒸汽热敷法、干性热敷法、湿性热敷法。

(2)用药护理:遵医嘱局部及全身应用抗生素、抗病毒药,并指导患者正确滴用抗生素眼药水或涂用眼药膏的方法。

(3)脓肿形成时,协助医师进行脓肿切开引流手术,睑部泪腺炎可通过结膜切开,眶部泪腺化脓则可通过皮肤切开排脓。

2.慢性泪腺炎患者护理

根据医嘱局部及全身应用抗生素和皮质类固醇,注意观察药物不良反应,指导患者正确应用眼药。如果行手术治疗,要做好围术期护理。告知患者积极配合医师治疗原发病,预防慢性泪腺炎。

第二节　结膜病

一、急性细菌性结膜炎

急性细菌性结膜炎是由细菌感染引起的常见的急性流行性眼病,俗称红眼病。

(一)护理评估

1.健康史

了解病人是否有不卫生用眼习惯, 有无与其他结膜炎病人接触史;本人或家人有无淋病病史等。

2. 身体评估

急性细菌性结膜炎起病急,潜伏期短,常见双眼发病。病人有异物感、灼热感、痒感及畏光,流泪、分泌物增多,并发角膜病变时可有视力下降、疼痛。检查可见:①急性卡他性结膜炎患者结膜充血、水肿,眼部有较多黏性、脓性分泌物。②淋球菌性结膜炎者眼睑结膜高度水肿、充血,重者球结膜可突出于睑裂外,有大量黄白色脓性分泌物从睑裂溢出,临床又称"脓漏眼",可并发耳前淋巴结肿大、压痛,严重者可引起角膜病变。

3. 辅助检查

结膜刮片和结膜分泌物涂片可见相应病原体。

4. 社会 - 心理评估

病人可因眼部不适而紧张、焦虑。

(二)护理措施

1. 结膜囊冲洗

常选用生理盐水、3% 硼酸溶液冲洗结膜囊;淋球菌感染选用 1∶5000 的青霉素溶液。注意冲洗时使患者取仰卧位,患侧倾斜,以免冲洗液流入健眼。冲洗动作要轻柔,以免损伤角膜。如有假膜形成,应先除去假膜再进行冲洗。

2. 用药护理

根据医嘱选择眼药,急性期每 15~30 分钟滴眼 1 次,夜间涂眼膏。分泌物较多时,应先清除分泌物再用药。

3. 禁忌包盖患眼

因包盖患眼使分泌物排出不畅,不利于结膜囊清洁,反而有利于细菌生长繁殖,加剧炎症。健眼可用透明眼罩保护。

4. 严密观察病情变化

注意观察病情变化,特别是角膜刺激征或角膜溃疡症状,需严密观察。

5. 冷敷及戴太阳镜

为减轻患者不适感,炎症严重时可用冷敷减轻充血、水肿、灼热等不适;为减少眼部的光线刺激,可以佩戴太阳镜。

(三)健康教育

(1)嘱患者注意洗手和个人卫生,勿用手拭眼,勿进入公共场所和游泳池,以免交叉感染。嘱患者家属接触患者前后双手要立即彻底冲洗与消毒。

(2)接触过眼分泌物和病眼的仪器、用具等都要及时消毒隔离,用过的敷料要焚烧。

(3)双眼患病者实行一人一瓶眼药;单眼患病者,实行一眼一瓶眼药;做眼部检查时,应先查健眼,后查患眼。

(4)向患者和家属传授结膜炎预防知识,提倡一人一巾一盆。淋球菌性尿道炎患者要注意便后立即洗手。

(5)嘱患有淋球菌性尿道炎的孕妇须在产前治愈。未愈者,婴儿出生后,立即用1%硝酸银液、青霉素溶液滴眼,0.5%四环素或红霉素眼膏涂眼,以预防新生儿淋球菌性结膜炎。

二、病毒性结膜炎

病毒性结膜炎是由各种病毒引起的结膜的急性炎症,疾病常为自限性。

(1)用生理盐水冲洗结膜囊,行眼局部冷敷,以减轻充血和疼痛。

(2)药物护理:根据医嘱选择药物,每小时滴1次抗病毒眼液;对合并感染者,可配合使用抗生素眼药水;对角膜基质浸润者,可酌情使用糖皮质激素,如0.02%氟美瞳。角膜上皮病变可选择人工泪液及促进上皮细胞修复药物。

(3)一旦发现本病,应及时按丙类传染病要求,向当地疾病预防控制中心报告。注意做好传染性眼病的消毒隔离和健康教育。

三、沙眼

沙眼是由沙眼衣原体感染所致的慢性传染性结膜角膜炎。

1. 药物护理

根据医嘱局部滴眼液及涂眼膏,需坚持用药1~3个月,重症者需要用药半年以上。对急性沙眼或严重的沙眼,可加用口服抗生素等。

2.并发症及后遗症的治疗与护理

对倒睫者可行电解术,对睑内翻者可行手术矫正,对角膜混浊者可行角膜移植术。参照外眼手术护理常规和角膜移植护理常规,并向患者解释手术目的、方法,使患者缓解紧张心理,积极配合治疗。

四、免疫性结膜炎

1.药物护理

根据医嘱选用眼药,提醒患者不能随意使用和停用,告知其危害性。长期用药者应警惕糖皮质激素性青光眼的发生,注意观察眼痛、头痛和眼压变化。合并角膜炎或使用糖皮质激素时,要配合使用抗生素眼药水,以预防继发感染。对于角膜炎患者还要遵医嘱选用散瞳剂。

2.饮食指导

提供清淡、易消化、足够热量的饮食,多补充维生素,加强营养,改善体质。不宜食用鱼、虾、蟹、蛋类、牛奶等易致过敏食物。

3.预防措施

根据发病的季节性和规律性,在发病前 1 个月提早应用抗组胺药物和肥大细胞稳定剂,可以预防疾病发作或减轻症状。

第三节　　角膜炎

一、细菌性角膜炎

细菌性角膜炎是由细菌感染引起的角膜上皮缺损及缺损区下角膜基质坏死的化脓性角膜炎。

(一)护理评估

1.健康史

(1)患病情况及既往病史:了解患者有无角膜外伤史、角膜异物剔除史、慢性泪囊炎、倒睫、糖尿病、维生素缺乏、营养不良等病史;有无长期戴角膜接触镜、长期使用糖皮质激素或免疫抑制剂等。

(2)心理与社会支持状况:了解病人对细菌性角膜炎的认知程度,有无紧张、焦虑、悲哀的心理表现;了解疾病对病人的工作、学习和生活影响。

2.身体评估

(1)匍行性角膜溃疡:发病急,常在角膜外伤后 1～2 天发病。检查病人是否有明显的眼痛、畏光、流泪及眼睑痉挛等症状,球结膜睫状是否充血或混合充血;早期角膜病变部位出现灰白色或黄白色浸润,形成溃疡,呈匍行状向中央发展,检查溃疡表面是否有白色分泌物附着。

(2)铜绿假单胞菌性角膜溃疡:起病急,进展迅速,角膜损伤后 24 小时内即可发病。检查病人是否眼痛明显、充血严重。

3.辅助检查

角膜溃疡刮片镜检和细菌培养可发现致病菌。

(二)护理措施

1.一般护理

(1)床边隔离,严禁与内眼手术患者同住一室;房间、家具定期消毒;个人用物及眼药水专用;器械用后消毒,敷料焚毁;治疗操作前后消毒双手;对铜绿假单胞菌性角膜溃疡患者,按传染病患者进行护理,污染物品严格消毒,避免交叉感染。

(2)加强生活护理,根据视力障碍的程度采取相应的防护措施,避免因视力障碍发生意外,避免患者受伤;物品放置合理,便于患者取用。

(3)为患者提供清洁、安静、舒适的病室环境,保证患者有充足的睡眠,且光线宜暗(患者可戴有色眼镜或遮盖眼垫),以保护溃疡面,避免光线刺激,减轻畏光、流泪症状。

(4)有前房积脓者取半卧位,使脓液积聚于前房下部,防止脓液流向后方,减少对角膜内皮的损害。

(5)避免剧烈运动,减少户外活动,告知患者勿用手擦眼球,勿用力咳嗽及打喷嚏,防止角膜溃疡穿孔。

(6)服用多种维生素和易消化的食物,避免因便秘而增高眼压,防止角膜穿孔。

2.用药护理

(1)急性期选用高浓度抗生素眼液频繁滴眼,5分钟1次,病情控制后每30分钟1次。在细菌培养、药物敏感试验报告出来之前,常选用0.3%氧氟沙星、0.3%妥布霉素等眼液。睡前涂眼膏。

(2)散瞳:用1%阿托品眼膏涂眼,阿托品有扩张血管和抑制腺体分泌的作用,可以充分散瞳,使眼内肌肉得以休息,减轻炎症反应,预防虹膜后粘连。嘱患者多饮水。

(3)降眼压:为预防角膜溃疡穿孔可加压包扎,局部及全身应用降眼压剂。

(4)糖皮质激素的应用:细菌性角膜炎急性期不能使用糖皮质激素,可影响角膜溃疡的愈合,导致穿孔;待慢性期病灶愈合后可酌情使用。

(5)其他辅助治疗:局部应用胶原酶抑制剂,可减轻角膜溃疡发展。口服大量维生素C、B族维生素可促进溃疡愈合。局部热敷、用眼垫包盖,可促进血液循环,有助于炎症吸收及保护溃疡面。

(6)严密观察患者角膜刺激征、病灶分泌物、结膜充血、视力减退及角膜有无穿孔等情况,如出现异常,立即通知医师并协助处理。

3.心理护理

耐心地进行心理护理,鼓励患者表达自己的感受并及时给予安慰;向患者解释眼痛的原因、治疗方法及预后,消除其恐惧、悲观情绪,使其能积极配合治疗、护理工作。

(三)健康宣教

(1)饮食指导:进食清淡、易消化、富含营养饮食。

(2)保证充足睡眠,注意用眼卫生,避免长时间用眼。

(3)避免揉眼、碰撞眼球或俯身用力等动作,保持排便通畅,以免增高眼压,增加溃疡穿孔的危险。

(4)患者的生活用品应专用,以免交叉感染。

(5)注意安全,避免眼部外伤的发生。

(6)嘱患者出院后按时复诊、按时用药,眼部出现异常及时就诊。

(四)预防

细菌性角膜炎的预防措施主要是防止角膜外伤,注意劳动保护,例如在农村和工厂要积极宣传和采取措施以防止眼外伤的发生。已受伤者应立即治疗,防止感染。此外,还应积极治疗沙眼,矫正倒睫,根治结膜炎、睑缘炎及泪囊炎,矫正睑外翻或睑闭合不全等眼病。

二、真菌性角膜炎

真菌性角膜炎是一种由致病性真菌引起的致盲率极高的感染性角膜病变。

(一)护理评估

1.健康史

了解病人有无植物性角膜外伤史或长期使用抗生素及糖皮质激素药物史。

2.身体评估

真菌性角膜炎病程进展相对缓慢,呈亚急性。检查病人刺激症状,是否视力下降、眼部充血明显;检查角膜病灶是否呈灰白色或黄白色,外观粗糙而隆起,有无牙膏样或苔垢样病变;病灶周围有无浅沟出现。

3.辅助检查

(1)角膜溃疡刮片:可发现真菌菌丝。

(2)PCR技术:用于真菌诊断具有高敏感性。

(3)共焦显微镜:作为非侵入性活体检查,可直接发现病原微生物,并可动态观察,从而指导临床治疗。

(二)护理措施

1.一般护理

(1)床边隔离:严禁与内眼手术患者同住一室,房间、家具定期消毒;个人用物及眼药水专用;医疗操作前后消毒双手,避免交叉感染。

(2)为患者提供清洁、安静、舒适的病室环境,保证患者有充足的睡眠,光线宜暗,以减轻畏光、流泪症状。

(3)告知患者保持排便通畅,勿用力咳嗽及打喷嚏,避免腹压增高。

(4)嘱患者宜多进食含有丰富蛋白质、维生素类的易消化食物。

(5)密切观察患者病情变化,如视力、角膜刺激征以及有无角膜穿孔发生,发现异常,及时通知医师给予处理。

2.用药护理

(1)遵医嘱正确应用抗真菌药物:白天滴眼液,每0.5~1小时滴眼液1次,睡前涂眼膏。联合应用抗真菌药物,可减少药量和降低不良反应。临床治愈后仍要坚持用药1~2周,以防复发。

(2)伴有虹膜睫状体炎时,应用散瞳剂,散瞳后可防止虹膜后粘连,解除瞳孔括约肌痉挛和睫状肌痉挛,减轻疼痛。滴眼液后应压迫泪囊部位2~3分钟,防止眼液通过鼻黏膜吸收。引起不良反应、有穿孔危险者不宜散瞳。

(3)按医嘱用药,角膜溃疡患者眼药种类多时,合理安排滴眼液的时间、次序。

(4)注意观察药物的眼表毒性反应,如结膜充血水肿、点状角膜上皮脱落等。

3.眼部护理

(1)保持眼部及周围皮肤清洁,每天早上用生理盐水棉签清洁眼部及周围皮肤。如结膜囊脓性分泌物较多时,可行结膜囊冲洗。

(2)检查、治疗及护理操作动作要轻巧,切忌不能向眼球加压,不能翻转眼睑以免溃疡穿孔。

(3)点眼后嘱患者不要用力闭眼及用手揉眼,以防挤压眼球,引起溃疡穿孔。

(4)角膜后弹力层膨出时要用绷带包扎,防止穿孔。

(5)眼部疼痛者,根据病情适当使用止痛药。

三、单纯疱疹性角膜炎

单纯疱疹性角膜炎是由单纯疱疹病毒引起的角膜感染。

(一)护理评估

1.病史

(1)患病情况及既往病史:了解病人有无上呼吸道感染和其他发热疾病史,全身或局部有无应用糖皮质激素、免疫抑制剂,是否有疾病反复发作史。

(2)心理与社会支持状况:单纯疱疹性角膜炎反复发作,病程较长,严重影响视功能,病人易出现烦躁、悲伤等心理。了解家庭成员、亲属、朋友等对病人所患疾病的认识,给予的理解、支持、帮助等。

2.身体评估

(1)幼儿:常见原发感染。检查病人是否有发热及耳前淋巴结肿大;眼睑皮肤是否出现疱疹。

(2)成年人:常见复发感染。了解病人是否有发热、疲劳、饮酒、紫外线照射、角膜外伤和免疫缺陷性疾病等;角膜炎是否为单侧发病;是否有轻微眼痛、畏光流泪等症状;是否视力下降。

3.辅助检查

(1)角膜上皮刮片检查:见多核巨细胞。

(2)角膜病灶分离培养:可发现单纯疱疹病毒。

(3)酶联免疫法:可发现病毒抗原。

(4)PCR 技术:可检测角膜、房水、玻璃体及泪液中的病毒 DNA 等,有助于病原学诊断。

(二)护理措施

1.一般护理

(1)加强生活护理。避免患者受伤,物品放置合理,便于患者取用。

(2)为患者提供清洁、安静、舒适的病室环境,保证患者充足的睡眠,必要时患者可戴有色眼镜或遮盖眼垫,以保护溃疡面,减轻畏光、流泪症状。

(3)告知患者勿用手擦眼球,保持排便通畅,勿用力咳嗽及打喷嚏。

(4)密切观察患者病情变化(如视力下降、角膜刺激征、结膜充血),以及角膜病灶和分泌物变化,有无角膜穿孔发生,发现异常及时通知医师给予处理。

2.治疗与用药护理

(1)使用抗单纯疱疹病毒眼药水及眼膏,常用的有更昔洛韦、三氟胸腺嘧啶、安西他滨,用药时注意观察肝、肾功能。

（2）有虹膜睫状体炎时，应用散瞳剂，可防止虹膜后粘连，解除瞳孔括约肌痉挛和睫状肌痉挛，减轻疼痛。点眼后应压迫泪囊部 2～3 分钟，防止药物通过鼻黏膜吸收，引起不良反应。外出可戴有色眼镜，以减少光线刺激。

（3）遵医嘱使用糖皮质激素眼药水者，要告知患者配合使用抗单纯疱疹病毒眼药水，停药时，要逐渐减量，注意激素类药物的并发症，如细菌和真菌的继发感染、角膜溶解、青光眼等。

（4）对于树枝状、地图状上皮性角膜炎或有角膜溃疡者，禁用糖皮质激素药物。

3. 心理护理

加强与患者的沟通，进行细致的心理护理，向患者解释疾病的诱因、复发原因、治疗方法及预后，解除其恐惧、悲观情绪，使病人能积极配合治疗、护理工作。

（三）健康宣教

（1）指导家属开展医疗护理，帮助患者消除诱发因素，合理用药，减低复发率。

（2）加强身体锻炼，增强机体免疫力。

（3）保持个人卫生，注意休息，饮食清淡、富有营养。避免揉眼、碰撞眼球或俯身用力等，保持排便通畅，以免增大眼压，增加溃疡穿孔危险。

（4）生活用品专用，以免交叉感染。

（5）出院指导患者按时用药、按时复诊，直至病情稳定、痊愈。

（四）预防

单纯疱疹性角膜炎病程长，易复发，平时应注意增强体质，一旦患病应频繁滴用抗病毒眼药水，同时用抗生素眼药水以预防细菌感染。在溃疡活动期，不能为了缓解症状而滥用皮质类固醇眼药水，以免引起病情加重，甚至角膜穿孔等严重并发症的发生。纠正偏食，补充多种维生素，对预防本病的发生也起到重要的作用。

（姜万梅）

第九章　手术室护理管理及患者围术期护理

第一节　手术室布局与净化

手术室是外科诊治和抢救患者的重要场所,是医院的重要技术部门。随着临床医学科学的迅猛发展,外科手术越来越细微、难度越来越大,对手术室的要求也越来越高,这也促使手术室学科向更专业、更现代化方向发展。

一、手术室布局与设备

手术室包括手术区(又称手术部或限制区)和非手术区两部分,手术区又分为手术间和辅助用房两部分。洁净手术部设置洁净手术室间数应根据医院类型、床位和年手术例数核定。应规定和控制室内医护人员的设定人数,设计负荷以设定人数为基础。当不能提出设定人数时,设计负荷可按以下人数计算:Ⅰ级 12~14 人,Ⅱ级 10~12 人,Ⅲ、Ⅳ级 6~10 人。洁净手术部的具体组成是洁净手术部平面布置的依据,以洁净手术室为核心配置其他辅助用房,组合起来既能满足功能关系及环境洁净质量要求,又是与相关部门联系方便的相对独立的医疗区。洁净手术部洁净区与非洁净区之间必须设置缓冲室或传递窗,以供人流、物流使用,防止两区气流因人、物的流动而交换对流,能有效防止污染气流侵入洁净区。

(一)建筑环境

新建洁净手术部应避开污染源,不宜设在首层和高层建筑的顶层,首层易受到污染和干扰,高层建筑顶层不利于节能和防漏。洁净手术部应独立成区,并宜与有密切关系的外科重症护理单元临近,宜与有关的放射科、病理科、消毒供应中心、输血科等联系便捷。

(二)洁净手术室

洁净手术室是指采取一定空气洁净技术,使空气菌落数和尘埃粒子数等指标达到相应洁净度等级标准的手术部(室)。创建洁净手术环境、降低手术感染率、提高手术质量,是外科手术发展的需要。

1.环境要求

手术室宜选择在大气含尘浓度较低、自然环境较好的地方,避免严重空气污染、交通频繁、人流集中的环境。手术部的位置宜远离院内或周边的污染源,并宜在其上风向(上风向是通俗称呼,原来有关标准称为"最多风向")。由于建筑首层易受到污染和干扰,而高层建筑顶层又不利节能、防漏,因此,在大、中型医院中,宜采用与相关部门同层或近层布置洁净手术部,以创造有利于满足室内空气洁净度要求,并且节约能源、降低投资与运转费用的良好外部环境。在医院规模不大时宜采用同层布置。洁净手术部在建筑平面中的位置,应自成一区或独占一层,有利于防止其他部门人流、物流的干扰,有利于创造和保持洁净手术部的环境质量。

2.洁净手术部平面布置

在洁净手术部中布置不同洁净度的手术室,应使高级别的手术室处于干扰最小的区域,这样有利于洁净手术部的气流组织,避免交叉感染,使净化系统经济合理。洁净手术部分为三个区,即限制区、半限制区、非限制区。限制区包括:手术间、手术间内走廊、无菌物品间、储药室、麻醉预备室等;半限制区包括:器械室、敷料室、洗涤室、灭菌间、手术间外走廊、复苏室、病理标本室、污物室等;非限制区包括:会议室、值班室、更衣室、更鞋室、医护人员休息室、手术患者家属等候室等。三个区必须严格区分。

洁净手术部平面组合的重要原则是功能流程合理、洁污流线分明并便于疏散。这样做有利于提高医院效率,减少交叉感染,有效地组织空气净化系统,既经济又能满足洁净质量。洁净手术室在手术部中的平面布置方法很多,形式不少,各有利弊,但必须符合功能流程合理与洁污流线分明的原则。

一般洁净手术部的平面布置有如下五种形式。

(1)单通道形式:整个手术部仅设置单一通道,即手术室进病人手术车的门前设通道。将手术后的污、废物经就地打包密封处理后,可进入此通道。

(2)双通道形式:即手术室前后均设有通道,将医务人员、术前患者、无菌物品供应的洁净路线与术后患者、器械、敷料、污物等污染路线分开。

(3)多通道形式:即手术部内有纵横多条通道,设置原则与双通道形式相同。该形式适用于较大面积的大型手术部,使同一楼层内可容纳多排手术室。

(4)集中供应无菌物品的中心无菌走廊:手术室围绕着无菌走廊布置,无菌物品供应路径最短。

(5)手术室带前室:使用方便,减少了交叉感染,但需要较大面积布置。

以上五种形式各有利弊。手术室还应设三个出入口,即患者出入口、工作人员出入口、污物出口,尽量做到有效隔离、洁污分流,避免交叉感染。

3.工作流程

洁净手术室的人、物流动是影响室内空气洁净度的重要因素,因此,划分洁污流线是洁净手术室平面组合的重要原则之一。手术人员、病人、手术用品(敷料、器械等)进出洁净手术室必须受到严格控制,并采取适宜的隔离程序。医务人员应严格执行无菌技术操作规程。医务人员在非洁净区换鞋、更衣后,进入洁净区,手卫生后进入手术室,术前穿手术衣和戴手套,术毕原路退出手术部。

病人从非洁净区进入后,应在缓冲区换清洁车,并应在洁净区进行麻醉、手术和恢复,术后退出手术部至病房或ICU。

无菌物品应在供应中心灭菌后,通过密闭转运或专用洁净通道进入洁净区,并应在洁净区无菌储存,按需要送入手术室。

手术使用后物品进出流程应符合相关规定。可复用器械应在消毒供应中心密闭式回收,并应在去污区进行清点、分类、清洗、消毒、干燥、检查和包装,灭菌后的复用器械应送入无菌储存间,并按要求送入手术部。可复用的布类手术用物应在洗衣房密闭式回收,并应清洗、消毒、集中送回消毒供应中心进行检查、包装和灭菌处理,灭菌后送入无菌储存间,并按要求送入手术部。

4. 主要房间配置

(1)手术间:除设置标准的洁净手术间外,宜设立急症手术间和感染手术间。急症手术由于患者时间紧迫、术前准备不充分、创口清洁度差等原因,应设在限制区的最外面;感染手术具有污染性或传染性,宜设在最近外走廊的一端,尽量减少对其他手术室的污染。

(2)洗手池:宜采取分散布置的方式,以便手消毒后的手术人员通过最近的距离进入手术间。洗手池及水龙头数量应根据手术间的数量合理设置,每 2～4 个手术间宜独立设置 1 个洗手池,水龙头数量不少于手术间数量,水龙头开关应为非手触式。配备清洁指甲用品、一次性手消毒剂、无菌干手用品、计时装置、外科手卫生流程图等。

(3)无菌物品间:可放置无菌手术器械、敷料、一次性手术用品等无菌物品。室内物品架应与墙壁距离 >5cm、与房顶距离 >50cm、与地面距离 >20cm。若无空气净化系统,需备空气消毒装置。

(4)储药间:室内备有各种注射液、常用药物、急救药物、麻醉药物、外用药物、消毒液等,且备有冰箱以存放药品。

(5)麻醉预备室:备有各种麻醉插管用具、导管、呼吸囊、急救箱等。

(6)灭菌间:设高温蒸汽灭菌器、低温灭菌器等。备有排气、排毒通道以及计时钟。原则上,手术器械物品包的灭菌应实施归口管理,统一由中心供应室负责。手术室只备小型灭菌器,作为术中临时器械的灭菌。

(7)污物暂存间:应临近污物运送专用电梯,并配置门锁,防止污染扩散。

(8)器械预清洗室:洗涤室有多个水池,有利于器械工程处理;排水口要够大,排水管要利于拆卸,便于清除堵塞物。水池应严格按用途及清洗步骤分类使用,有条件者可安装腔镜器械清洗槽。

(9)麻醉复苏室:备有交换车或病床、氧气、负压吸引器、监护仪、呼吸机、起搏器、除颤器、输液泵及各种药品等,供复杂、病危手术患者术后呼吸、循环的继续监护,也供术后麻醉效应未能消失以及主要生理功能未能恢复的患者急需时使用。

（10）信息化示教室：设在手术室非限制区内，备有电视机、录像机、音响、桌椅等转播设备，供参观手术者使用，可避免非手术人员到现场参观手术，有利于防止交叉感染，也可作为教学、培训的场地。

5.负压手术间

负压手术间是为医院中疑有空气传播感染或未知原因感染的手术而设的，一旦经过空气传播，影响范围大、速度快，但又不同于传染病医院中烈性传染病的情况。负压手术间设独立出入口，防止因人流、物流而将污染空气传播到其他区域；设准备室，既是为了做消毒等准备工作需要，也是作为缓冲室，可起到"气闸作用"，能起到有效隔离作用。

6.室内设置要求

手术室建筑装饰材料应遵循不产尘、不积尘、耐腐蚀、防潮、防霉、容易清洁和符合防火要求的总原则。

（1）墙面、吊顶：应使用光滑、少缝、抗菌、易清洁、易消毒、耐腐蚀、保温、隔声、防火、耐碰撞的材料。颜色采用浅色为佳，也可采用大理石暗纹，能消除术者视觉疲劳。墙面安装阅片灯及自动或手动温湿度调节开关。

（2）地面：采用具有弹性、防滑、耐磨、抗菌、抗酸碱腐蚀、保温、隔声、防火、抗静电、撞击声小、易刷洗特点的塑胶地板，因其具有弹性、步感舒适，可减轻长时间手术人员的足部疲劳。墙面与地面、天花板交界处呈弧形，防积尘埃。

（3）门：洁净手术室建筑技术的重点在于空气净化及气流组织，为防止空气途径的污染，进入手术室的门需设置吊挂式自动推拉门，以减少外界气流干扰，避免地面出现凹槽积污。如果术中经常敞着门，则正压作用完全丧失，因此要求洁净手术室的门应有自动延时关闭装置。

（4）窗：手术室不应设外窗，应采用人工照明，主要是避免室外光线对手术的影响及室外环境对手术室的污染。

（5）医用供气系统：洁净手术部医用气体（如氧气、负压吸引、压缩空气）一般由医院中心站供给。为保证手术部正常使用，防止其他部位用气的干扰，医用气体应单独从中心站直接送来。洁净手术部使用的医用气体中，氮气、氧化亚氮、氢气、二氧化碳一般普通病房不用,氧气、负压(真空)吸引和压缩空气是必不可少的。氧气主要为医疗设备所自带,无需设供应系统。腹腔手术室最好备有二氧化碳。为缩短管路,降低造价,减少管路损失,该站应设在离手术部较近的非洁净区,且位于运输方便、通风良好和安全可靠的部位。中心站气源要求设两路自动切换。手术室气体终端一般设悬吊式和壁式两种装置,起到安全互补作用,且不同种类快速接头不允许有互换性,从结构上防止因插错而出事故。

(6)供电系统:手术室所在建筑体配电中心应有来自两个不同供电站的10kV电源,在本配电中心可实施切换,这个切换不能瞬间完成;如果本地没有两个供电站供电,医院内必须有备用发电机组,当外部市电中断时由发电机组自启动并供电,互设电源柜实施切换,保证医疗正常用电。发电机投入使用需要一定的准备时间,因此,有生命支持电气设备的洁净手术室必须设置应急电源设备,保证手术正常用电。部分心外手术在手术过程中要使用体外循环机,为保证病人生命安全,生命支持电气设备还应有在线切换功能。设计应急电源的容量不宜过大,一般供电时间≥30分钟即可。

(7)数据、通信系统:每个手术间有温度表、湿度表、温度调节开关、医用数据通信系统、内部电话系统接口、计算机联网插口等。手术室具有对讲、群呼等功能系统,以便迅速、及时沟通信息或紧急呼叫,争取抢救时机。有条件者最好备有背景音乐系统,以创造一个轻松的手术环境,减轻患者的恐惧感。

(8)电视教学系统:在无影灯上安装正中式、旁置式或单悬臂可移动摄像头,建立图像传出系统,减少进入手术间的观摩人员。

(9)壁柜的设计:尽量利用墙面空位安装与墙壁厚度一致的、不同规格与用途的壁柜,使手术间物品密闭化、定位化,有利于保持整齐,具有减少手术用房、减少物品积灰、避免手术间频繁开门取物扰乱空气流层、确保护士在位率高等优点。

二、手术室空气净化

空气净化技术是各国有关手术室标准所采用的唯一技术措施、关键点控制,也是现代质量控制的一个重点。为控制不同用房的室内环境卫生质量,降低手术外源性感染风险,洁净手术部用房应按环境空气中细菌浓度分级,并以空气洁净度级别作为必要保障条件。控制手术部位感染主要包括两种,即:感染源为病人自身的内源性感染和感染源来自医护人员、器械及室内空气环境的外源性感染。由于净化技术综合措施既除尘又除菌,可在全手术过程中有效控制医疗环境,除菌效率常在99.999%以上,且不会产生副作用和有害物质,简单易行,所以,目前为止所有国家的医院和手术室的标准在室内空气环境方面只涉及这种空气洁净技术和系统。

(一)洁净手术部用房分级

洁净手术部是由洁净手术室、洁净辅助用房和非洁净辅助用房等一部分或全部组成的独立的功能区域。洁净手术室是指采用空气净化技术,把手术环境空气中的微生物粒子及微粒总量降到允许水平的手术室。手术室也可称手术间。洁净手术室洁净用房应按空态或静态条件下的细菌浓度分级(表9-1)。

表9-1　洁净手术室用房的分级标准[《医院洁净手术部建设技术规范》(GB 50333 - 2013)]

洁净用房等级	沉降法(浮游法)细菌最大平均浓度		空气洁净度级别		参考适合的手术
	手术区	周边区	手术区	周边区	
I	0.2cfu/30min·ϕ90 皿(5cfu/m^3)	0.4cfu/30min·ϕ90 皿(10cfu/m^3)	5	6	假体植人、某些大型器官移植、手术部位感染可直接危及生命及生活质量等手术
II	0.75cfu/30min·ϕ90 皿(25cfu/m^3)	1.5cfu/30min·ϕ90 皿(50cfu/m^3)	6	7	涉及深部组织及生命主要器官的大型手术
III	2cfu/30min·ϕ90 皿(75cfu/m^3)	4cfu/30min·ϕ90 皿(150cfu/m^3)	7	8	其他外科手术
IV	6cfu/30min·ϕ90 皿		8.5		感染和重度污染手术

注:①浮游法的细菌最大平均浓度采用括号内数值。细菌浓度是直接所测得的结果,不是沉降法和浮游法互相换算的结果。

②眼科专用手术室周边区的洁净度级别可比手术区的低2级。

(二)手术室净化级别划分

手术室净化级别划分见表 9 - 2。

表 9 - 2　医院手术室净化级别划分[《医院洁净手术部建设技术规范》(GB 50333 - 2013)]

级别	≥0.5μm 微颗粒数	≥5μm 微颗粒数	相当于原标准级别
5	>350 粒/m³(0.35 粒/L) ~ ≤3500 粒/m³(3.5 粒/L)	0 粒/L	百级
6	>3500 粒/m³(3.5 粒/L) ~ ≤35200 粒/m³(35.2 粒/L)	≤293 粒/m³(0.3 粒/L)	千级
7	>35200 粒/m³(35.2 粒/L) ~ ≤352000 粒/m³(352 粒/L)	>293 粒/m³(0.3 粒/L) ~ ≤2930 粒/m³(3 粒/L)	万级
8	>352000 粒/m³(352 粒/L) ~ ≤3520000 粒/m³(3520 粒/L)	>2930 粒/m³(3 粒/L) ~ ≤29300 粒/m³(29 粒/L)	十万级
8.5	>3520000 粒/m³(3520 粒/L) ~ ≤11120000 粒/m³(1 1120 粒/L)	>29300 粒/m³(29 粒/L) ~ ≤92500 粒/m³(93 粒/L)	三十万级

(吴忠辉)

第二节　手术室仪器设备管理

一、概述

(一)目的

手术室仪器设备管理的目的是规范仪器设备的操作规程,指导手术室护士正确评估、使用、维护仪器设备,减少操作过程中的安全隐患,最大限度地确保使用过程中患者及医护人员安全。

(二)适用范围

手术室仪器设备管理适用于各种不同的医疗环境,包括住院部手术室、日间手术室、麻醉复苏室、普通住院病房、重症监护室、导管室、诊疗间等所有临床区域。

(三)名词术语

1.非计划性围术期低温症

非计划性围术期低温症(inadvertent perioperative hypothermia,IPH)指围手术期患者核心温度低于36℃,是手术中常见的临床表现。

2.体温管理系统

体温管理系统是应用于医疗环境(包含手术室)中的一种体温管理解决方案,由加温设备和配套使用的加温毯等组成,用于预防和治疗低体温症及为患者提供舒适的温度,对成人和儿童患者均适用。

二、手术室本部器械的使用与管理

(一)手术中器械的使用

(1)合理选用器械包,使用手术器械时轻拿轻放,尖端及锐利部分应加保护套,防止损坏。

(2)禁止将手术器械浸泡在生理盐水中,术中应保持器械清洁,使用后及时用无菌湿纱布去除器械表面的污渍、血迹,防止污物残留。

(3)禁止用手术钳、持针器、剪刀拧剪钢丝、搅拌骨水泥等,以免器械发生不可修复的损坏。

(4)手术结束后应及时收集各种器械及巾钳等,以免损坏与丢失。

(5)不得随意投掷、搬弄手术器械,搬运及存储过程中避免器械受压。

(6)精细、贵重器械应与其他器械分开放置,避免被碰撞、受挤压,术后应用专用油保养。

(二)器械丢失的赔偿

(1)手术器械包归手术室所有,器械丢失应由丢失者赔偿,丢失的器械从备用器械内取出补充。

(2)每台手术在器械包打开后开始计时。30分钟内实际器械数目与每包器械总数不符时,由供应室护士负责器械赔偿;30分钟后器械数目不符时,由手术室该台手术护士负责赔偿。

(3)供应室护士在接收到手术室器械时即开始计时。30分钟内数目不符时,由该台手术护士负责赔偿;30分钟后器械数目不符时,由供应室护士负责赔偿。

(4)精细及特殊器械一旦发生损坏、丢失,应及时向护士长汇报。

(5)每月底供应部责任护士统计丢失器械者姓名后,上报护士长,按有关规定进行赔偿。

(三)手术器械的报废

(1)手术器械的报废工作由手术室人员负责。

(2)每月底由手术室人员对更换出的器械进行检查、确认,可维修的器械通知相关人员维修,对无法维修的器械进行统一报废处理。

(3)报废器械每月统计后,交库管员统一送医院设备科处理并登记备查。

(四)手术器械的请领

(1)由手术室供应部责任护士负责制定常规器械的请领计划。

(2)每月根据备用器械柜内的器械多少及实际需要请领手术器械。

(3)器械请领计划在每月20日前交手术室总护士长、科主任批示,同意请领后,由手术室库管员送医院设备科购买。

(4)器械购入医院设备科后,设备科及时通知手术室领取。

(5)器械领入手术室,统一入账与管理。

(6)贵重器械的请领按有关规定执行。

(五)常用手术器械的清洗、保养、打包流程

(1)器械核对清点完毕,应分类清洗,污染器械需注明并经特殊处理后,方可按常规清洗。需灭菌的器械必须经过清洗、干燥、保养、分类打包后方可送灭菌。

(2)器械在打包前必须经过专业人员的严格检查,保证每把器械性能良好,无锈、无血迹。

（3）器械打包时应遵循器械分类、摆放固定、先重后轻、先常用后备用、分类排序、先小后大、先直后弯、先短后长、弯头朝左的原则。

（4）常用器械用无齿卵圆钳穿连，备用器械用布巾钳穿连，器械卡上常用器械与备用器械以无齿卵圆钳为界区分。

（5）器械包装时，器械名称与数量应与核查本上的器械名称、数目、每包器械总数相一致。

（6）需高压灭菌的器械包内必须放置压力蒸汽灭菌指示卡，需环氧乙烷灭菌的器械包内必须放置环氧乙烷灭菌指示卡；高压灭菌器械包外贴压力蒸汽灭菌指示胶带，环氧乙烷灭菌包外贴环氧乙烷灭菌指示胶带，并在胶带上注明器械包名称、所属科室、灭菌日期、过期日期，经打包者、核对者双方签名后方可送灭菌。

（7）各类器械包必须用专用包装材料采用闭合式或信封式包装方法，保证包装有效，金属器械每包重量应小于7kg。

（8）经过灭菌的手术器械包必须存放在专用的无菌物品室内，由专人统一管理、统一安排、统一调配、统一发放。

（9）器械包在使用过程中由手术室护士管理，术中发生器械损坏应用黑色丝线做标记，以提示该器械不能使用，术毕及时更换。

（10）术毕，手术室手术护士将器械与敷料分类放置后，将器械清点正确，排列整齐后放入器械整理箱内，一包器械入一个箱，并在箱外标明器械包名称、器械总数、手术室护士姓名、手术间号及联系电话号码等，及时通过污梯送供应室清洗。

（11）供应室器械回收人员在接收到器械后应及时清点，30分钟内发现器械数目不相符时，及时与手术室护士联系。

（六）备用手术器械的管理与维护

（1）备用手术器械由手术室供应部责任护士管理。

（2）器械分类存放在供应室打包间库房内，每月进行一次保养。

（3）手术器械按使用科室分柜放置，在器械请领、更换、报废及新组器械包时，应及时调整、记录库存器械。

三、外来器材出入手术室流程

(一)外来器材进入手术间的流程

外来器材指由科室手术医师自备的器材或因手术需要由公司提供使用的器材。

(1)常规使用的外来器材必须经过主管医师或科室特殊器材保管员的核查、确认后方能使用。

(2)在手术前一天,手术科室相关人员应将器材送中心供应室进行登记、打包、灭菌处理,包装时注明该器材的使用科室、使用时间、使用者姓名、手术名称等,以便手术室供应部责任护士及时发放。

(3)器材灭菌后由中心供应室直接经洁梯送手术室,由供应部直接发放到手术间,交手术护士。

(4)手术护士在接到器材后应及时进行清点、核查。

(5)紧急情况下使用的小器材可直接用便携式高压锅灭菌。

(二)外来器材送出手术间的流程

送出手术间的外来器材包括手术使用后、灭菌后未使用的科室或公司自备器材。

(1)术后由科室手术人员或公司人员自行填写器械交接卡(一式两份),一份自行保存,另一份随器材经污梯送中心供应室进行处理。

(2)更衣后由公司人员凭卡到供应室领取器材。

(3)消毒、灭菌后未用的手术器械,必须经该手术间护士、门卫核查后方能经清洁通道带出手术室。

四、手术仪器管理制度

(一)入档

(1)仪器领回后,将领取单由科主任签字后交库管人员统一保管并入账。

(2)随机带来的全部资料(如使用说明书、操作手册、维修手册、电路图等)由总务护士长集中管理。

(二)培训制度

新仪器引进后,由公司人员介绍仪器的性能与使用方法,使每个人都能熟悉仪器的使用原理及操作步骤,掌握清洁、消毒、灭菌和保养方法。

由专科护理组将新仪器的相关资料整理成文字,保存在手术室护士须知手册上,便于随时查阅。由医师或手术室护士不定时给新人员讲解手术仪器的使用与注意事项。

(三)使用登记制度与管理

(1)每台仪器均建立使用登记本,由使用人员记录运转情况。

(2)维修人员检查、维修并记录。

(3)由供应部护士负责检查,定位放置,统一安排使用。

(4)每天由巡回护士检查所在手术间内仪器的配置是否完整并记录,如发现配件缺少或损坏应立即报告。

(5)每日专科组长检查巡回护士的工作落实情况。

(6)手术室的仪器原则上不外借,特殊情况必须经过护士长同意。

(7)定期由技工负责清洗、保养、维护仪器。

(8)技工定期检查仪器使用情况并登记,如发现问题及时修理或送修。

(9)根据仪器的消毒、灭菌要求,采用合适的消毒、灭菌方法,如浸泡消毒、高压灭菌、低温灭菌等。

五、精密仪器保管制度

(1)各种精密仪器应建立档案,档案内容包括使用说明书、线路图等有关技术资料及注意事项等。

(2)精密仪器应做到"三定",即定人操作、定人保管、定位放置,并注意通风、防潮、防湿、防尘。

(3)保管人员应熟悉各种精密仪器的性能、操作程序及保养方法,熟练掌握各种器械的消毒、灭菌方法。

(4)建立使用登记本,随机器保管,记录使用时间、使用人员、仪器运转情况及维修情况,由使用者及操作者负责填写,护士长督促检查。

(5)使用者应熟悉精密仪器的性能及使用方法,严格按照规定程序操作。每次操作前由巡回护士负责准备、检查及消毒,术者使用完毕后与巡回护士共同检查,清点无误后交巡回护士清洁、消毒、保管。如发现有损坏及丢失时,应及时报告护士长。

(6)各种精密仪器(如手术显微镜、超声刀、关节镜、腹腔镜、引向导航仪等),每次使用前应认真检查各种接头的吻合标记、线路电压等,以防损坏。

(7)对各种精密仪器应定期检查,做到:①每次使用前后检查;②每季度进行一次性能检测;③每半年进行一次保养维修。检查内容包括仪器附件是否齐全、螺丝是否松动、性能是否良好、运转及使用效果是否正常等。

六、手术室仪器设备的使用及保养

(一)高频电刀

高频电刀是利用高频电流对人体组织进行切割、止血的一种高频、大功率的电器设备。由于频率高、有效面积小、电流强度大,一旦出现问题,后果十分严重,所以对其安全性能的要求非常严格。

1.组成

高频电刀除配有主机部分外,尚配有十几种不同规格、不同形状的手柄电刀头及电凝镊、负极板,可以根据术中不同部位的需要更换使用。

2.操作步骤

(1)接通电源,打开电刀背面总电源开关。

(2)打开机器自检开关,所有显示屏均显示"8",所有指示灯均亮过一遍,同时伴有"嘟"的声音,负极板接口显示为黄色,方可使用。

(3)将电刀、电凝的输出调节至所需的量:前面板中间黄色显示部分为切割功率显示,LOW 为低压切割模式,主要用于腹腔镜外科或精细组织的切割;PURH 为纯切割,主要用于对组织的清晰、精确、无损伤的切割;BLEND 用于对任何组织的切割,同时具有很好的凝血作用。前面板蓝色显示部分为凝血功率大小显示控制部分,DESICATE/LOW 为低压接触式凝血,适用于腹腔镜手术和精细组织;FULGURATE/MED 用于大部分组织的有效非接触式凝血;SPRAY/HIGH 为喷射式凝血,适用于大面积组织渗血,并形成非常薄浅的组织焦痂层。

(4)将负极板贴在患者肌肉丰富处。

(5)将电刀笔的插头插入电刀机器插口上,即可使用。

(6)关机时,拔下电刀笔插头,关机器自检开关。

(7)关电刀背面电源开关,拔掉电源线。

(8)整理机器,在登记本上记录。

3.使用注意事项

(1)正确连接各种连接线,尤其是负极板接头连接要牢固;在使用过程中,若有异常声音发出时,应立即停止使用。

(2)选择适当的负极板粘贴部位:①干燥、清洁的皮肤;②富含血管肌肉,且血供良好的部位;③平整或凸起的表面;④尽量接近手术区;⑤负极板粘贴应避免高阻抗部位,如血管不足处、身体外形不规则处(骨凸处)、瘢痕组织、假体置入物部位、毛发较多部位、受压处、脂肪组织表面;⑥使用止血带时,负极板应靠近手术侧。

(3)负极板粘贴的准备工作:①按照厂商提供的手册去毛、清洁,干燥负极板粘贴处的皮肤;②严禁将易燃物质用于负极板粘贴处的准备工作;③防止液体渗入负极板;④避免加热负极板;⑤摆好体位后再粘贴负极板,防止负极板脱落或受压。

(4)使用一次性负极板前必须检查导电胶是否完好,如有折(裂)痕现象,禁止使用。

(5)在手术过程中患者身体不得直接接触金属物品,以免引起高频电流灼伤。

(6)注意手术台上刀头的管理,暂不使用时应置于器械托盘边的器械袋内,勿放置在手术切口周围,以免手术医师误击刀柄开关而灼伤患者。

(7)在闭合环境中进行电外科手术时应该格外小心,不可使用电刀切开气管进入气路,应使用手术剪或手术刀,以避免着火的危险。在胸腔手术中,肺组织可形成富氧环境,增加患者损伤危险。

(8)调节输出功率时,必须由小到大。

4.保养及维护

(1)每次使用完毕,应将主机上的开关关闭后再拆除电源,以防再次使用时突然通电,烧坏计算机控制板。

(2)手柄使用后应彻底擦拭清洁,电极接线插头勿碰撞、摔裂,以防漏电或接触不良。最好采用环氧乙烷灭菌。

(3)双极电凝镊的尖端应使用橡胶或塑料管保护,避免硬物碰损而影响其使用性能。

(二)双极电凝

双极电凝止血效果可靠,可电灼1.0mm以下的小血管或其分支,而不损伤周围组织;能用于分离组织,已广泛用于神经外科、脊椎骨科、整形外科、肝脏外科、颌面及耳鼻咽喉科等手术。

1.组成

双极电凝分功能单一的机体和与高频电刀结合使用的机体两种,一般由主机、脚踏控制板、输出导线和镊子组成。

2.操作步骤

(1)接通电凝器电源,接好脚踏板线路。

(2)检查电凝旋钮是否在"0"位。

(3)打开电器开关,接好台上递下的电凝线接头。

(4)按术者要求调好输出功率,即可使用。

(5)使用完毕后,先将旋钮调回至"0"位,再关上电源,拔下脚踏板及电凝线接头。

(6)最后拔下电源插销,在记录本上记录。

3.保养及维护

(1)发射频率以1MHz左右最为合适,频率过高会产生切割作用,过低则组织焦痂,易粘连在电凝镊上。

（2）不断地用生理盐水冲洗，以保持术野洁净，并避免温度过高影响周围主要结构，同时还可减轻组织焦痂与电凝镊尖的粘连。

（3）在重要结构（如脑干、下丘脑等）附近电凝时，功率要尽量小。

（4）对黏结在电凝镊尖（银铜合金）的组织焦痂，不要用锐器刮除，可用湿纱布擦去。

（5）不可随意掰动电凝镊头上的接头，以免损坏。

（6）使用完毕后，要用清水冲洗干净、上油后，将镊尖上好保护套，在专用盒内摆放好，包好消毒备用。

（7）双极电凝线用清水擦洗干净，盘好置于盒内，注意与镊子的接头处不要打死结，以免线路折断。

（8）电凝器要先关电源，再拔除电源线。

（9）专人负责，定期检查、测试和维修。

(三) 手术显微镜

手术显微镜的应用使术者在进行精确、细致的外科操作的同时，尽可能地减轻手术的损伤，有利于患者术后功能的恢复，提高手术疗效，并使外科各领域的高难度手术得以顺利开展。

1. 组成

一般显微镜是由镜体、镜架、脚闸开关、电源及照明等部分组成。镜体包括目镜、变倍系统（可调节焦距）、分光镜（可引出助手镜、照相系统、录像系统、示教镜）、物镜（可根据需要更换不同焦距）；镜架上有旋钮，可调节 X－Y 方向；照明为冷光源；附件有镜头盖、镜套等。

2. 操作步骤

（1）松开底座刹车，移动显微镜至手术床旁的合适位置，并固定底座刹车。

（2）将制动手轮放松，根据手术部位安放显微镜，使显微镜位于可调节范围的中间位置，正对手术野的中心，重新旋紧制动手轮。

（3）插上电源插座，摆放脚控开关，开启显微镜电源开关。

（4）光源的调节应从最小的亮度开始，调节至合适。

(5)根据术者的瞳距和眼睛的屈光度进行目镜的调节,再调节物镜焦距,达最大清晰度。

(6)术中调节时应无菌操作,使用一次性无菌显微镜透明塑料薄膜袋,套住显微镜的镜头及前臂,剪去镜头下的薄膜,方便术者观看;或将各调节手轮用无菌手套套上后再进行调节。禁止包裹显微镜的光源,避免温度过高。

(7)可根据需要摄取目镜中所见的影像。

(8)使用完毕,应将亮度调至最小时再关闭电源开关,以延长灯泡的使用寿命。

3. 保养及维护

(1)手术显微镜结构复杂,应注意正确使用、维护和保养。禁止采用高压、熏蒸等方式消毒手术显微镜,高压会使旋钮变形、镜片分离。

(2)注意防尘、防潮、防高温或温差剧变:①使用完毕,用防尘布罩盖住显微镜,保持光学系统的清洁。②透镜表面定期用橡皮球将灰尘吹去,然后用脱脂棉蘸95%的乙醚和无水乙醇混合液轻轻擦拭镜头表面,从中央到周边反复轻抹至干净,切勿擦拭镜头的内面,以免损伤透镜;勿用乙醇、乙醚、丙酮擦拭显微镜镜身。③平时每天用拭镜纸抹拭镜头表面即能达到清洁目的。④存放间应有空调器控制温湿度,相对湿度不超过65%,以保持仪器的干燥。暂不使用的光学部分应放置于干燥箱或干燥瓶内,同时加入硅胶干燥剂。如果镜筒内受潮,应将目镜、物镜和示教镜等卸下,置于干燥箱内干燥后再用。

(3)显微镜应防止振动和撞击,宜固定在手术间放置,避免反复移动。每次使用完毕后收拢各节横臂,拧紧制动旋钮,锁好底座的固定装置。

(4)导光纤维和照明系统保护不良和使用时间过久会导致光通量下降,严重影响光照强度。使用时切勿强行牵拉和折叠,使用完毕后理顺线路,不要夹压或缠绕于支架上。导光纤维的两端需定期清洁,防止污染和积尘。

(5)保持各部位的密封性。严禁随意拆卸目镜、示教镜等可拆卸部分,拆卸后立即加防护盖。如密封性破坏,外界的潮气进入仪器内,可造成内部发霉、生锈。

(四)C 形臂 X 线机

X 线的产生是一系列复杂的物理过程,而产生 X 线的装置称为 X 线机,其中可移动式 C 形臂 X 线机常应用于外科手术定位。其结构较简单,活动车架上装有全部部件,移动方便。

1. 组成

一般由高压发生器、X 线管、操纵控制系统、显示器等组成。

2. 应用范围

C 形臂 X 线机用于外科手术定位,如骨科内固定手术、溶栓术、支架置入术、介入手术等,还可用于体内金属异物或器械、敷料、纱布等异物遗留体内的定位。

3. 操作步骤

(1)松开脚刹车,将操作机推至手术床,调节手术床。显示器放于面对术者便于观看的位置。

(2)连接操作机和显示器的高压电缆,接通电源。

(3)打开操作机控制面板上的电源开关。

(4)松开 C 形臂上的制动开关,调节 C 形臂使球管和接收器对准拍摄部位,然后锁定制动开关。

(5)在操作机控制面板上选择透视或拍片功能,选择手动程序或自动程序调节能量大小。

(6)工作人员穿戴防护用具,做好防护准备,选择手控开关或脚控开关进行放电拍片。

(7)操作完毕,关闭控制面板上的电源开关,拔下电源插座,整理线路。

(8)将操作机退出术野,分离操作机和显示器的高压电缆。将设备放回原处,锁定所有的制动开关。

4. 保养及维护

(1)手术床应可以让 X 线透过。

(2)保持清洁,防止灰尘引起 X 线管面放电致使球管破裂。

(3)保护高压电缆避免受损,禁止过度弯曲高压电缆。

(4)操作人员必须经过培训后方能使用机器。

(5)移动设备时注意控制方向,防止撞击 C 形臂使球管受损。

（6）在无菌管理术中使用时,可预先在 C 形臂两头套灭菌套,或者在手术拍摄部位加铺无菌单,照射完毕再撤除,避免污染手术无菌区域。

（7）X 线的安全防护。①手术室内应设有防 X 线的专用手术间,墙壁、天花板、门含有铅层可防 X 线;手术室外的辐射剂量应低于 $3\mu Gy$。②手术间门口悬挂警示标志,使用 X 线时应打开手术间门口的红色警示灯。③使用防护设备,如可移动的铅挡板、铅衣、铅围裙、铅围颈、铅短裤、铅橡皮手套等。除工作人员使用防护用具外,也应注意使用防护用具保护患者的生殖器官和甲状腺。④放电时室内人员尽量远离球管 2m 以上,距离球管 0.91m 的工作人员必须穿戴防护用具,避免射线的照射。

（五）电子气压止血仪

目前临床上使用的止血仪有手动充气止血仪和电子气压止血仪。电子气压止血仪是采用计算机数字化控制,带有电子调控的气压止血带,用于肢体手术,能最大限度地制止创面出血,但使用不当,可发生软组织压轧伤及神经、血管、皮肤的损伤等,甚至造成患者伤残。因此,了解止血带的功能、特性,掌握正确的止血带使用方法,提高止血带使用的安全性十分重要。

1. 组成

电子气压止血仪由主机、气囊止血带、电源线三部分组成。主机面板上有压力显示屏、时间显示屏、充气按键、放气按键、止血带连接口、压力调节按键、时间调节按键、报警静音键、电源开关。主机内主要有压力监测器、压力调节器、空气灌注泵、定时钟、报时钟等。

2. 工作原理

根据手术部位的需要设定压力、时间等各种参数,通过高效气压泵快速泵气,充气于止血带,从而压迫肢体,暂时阻断血流流向肢体、阻断血液循环,提供一个无血的手术视野,同时减少手术出血量,有助于手术操作。形成的"无血区"能最大限度地制止创面出血,使肌腱、神经等微细结构清晰可辨,提高手术效率和手术质量。

3. 优点

电子气压止血仪的优点:①当压力到达设定值时,自动停止泵气;②能自动调节压力,使压力恒定于设定的工作压力;③当系统中发生漏气、压力下降时,计算机系统能自动反馈,气泵自动补气到所设定的工作值,达到恒压止血的最佳效果;④当肢体位置改变引起袖带压力变化时,能随时放气或补气,为止血带提供均衡的压力;⑤时间设置好后,能自动计时,工作时间剩余 10 分钟、5 分钟、1 分钟时有自动报警提示。

3. 应用范围

电子气压止血仪多用于四肢手术,如骨折复位内固定术,肢体肿块或囊肿切除,神经、肌腱、血管探查、修复、吻合术,骨移植术,关节镜手术,指关节、肘关节、膝关节手术,截肢术,断肢、断指、断趾再植术等。

4. 操作步骤

(1)连接电源。

(2)打开电源开关,开机自检。

(3)检查止血带是否漏气。

(4)设置参数:分别设定保险压力、工作压力及工作时间。一般工作压力小于保险压力 5 ~ 10kPa,上肢工作压力不超过 35kPa,下肢不超过 75kPa。工作时间不超过 1 小时。

(5)放置并固定止血带:根据患者的情况选择合适的止血带,松紧适中地缚于患者入手术肢体的适当部位。一般距离手术部位上方 10 ~ 15cm。

(6)连接止血带:将止血带的充气导管与仪器的止血带接口紧密连接。

(7)泵气:手术开始,驱血带驱血或抬高患肢后按开始键,止血带自动泵气并稳定于工作压力,时间以倒计时显示,患肢血运被阻断。

(8)自动报警提示:当工作时间剩余 10 分钟、5 分钟、1 分钟时都会自动报警提示。到达设定的工作时间,气泵自动停止泵气,排气阀自动打开,止血带压力迅速下降,肢体血运恢复。

(9)手术结束,先缓慢放气,关闭主机开关,再拔插头。

5. 止血带型号的选择

(1)袖带:大袖带长 105cm、宽 7cm,小袖带长 50cm、宽 5cm,有成人、儿童两种规格。

（2）使用时根据患者情况、年龄、手术等因素选择长短、宽度适合的止血带。

（3）应尽可能挑选宽的止血带：宽的止血带和皮肤接触的面积较大，能以较小的压力提供止血效果；对止血带边缘的神经所造成的压力较小，减少对神经和软组织的伤害，（如淤伤、起水疱、搓伤和皮肤坏死）。

（4）儿童应根据年龄大小选择袖带：一般较大儿童的手术均选用大号袖带，婴幼儿术及上、下肢部位手术均选用小号袖带。

6.止血带压力的选择

（1）止血带压力的选择没有统一标准，一般根据患者的年龄、收缩压、止血带的宽度、肢体的大小决定。

（2）AORN（Association of Operating Room Nurses，手术室护士协会）建议：就健康成人而言，上肢压力为患者收缩压加 $50\sim75$ mmHg（$6.7\sim10$ kPa），下肢压力为收缩压加 $100\sim150$ mmHg（$13.3\sim20$ kPa）。

（3）进口止血带生产厂商建议：上肢压力为收缩压加 75mmHg（10kPa），下肢压力为收缩压加 150mmHg（20kPa）。一般工作力小于保险压力 $37.5\sim75$ mmHg（$5\sim10$ kPa），上肢工作压力 $263\sim338$ mmHg（$35\sim40$ kPa），下肢不超过 562mmHg（75kPa）。

（4）国内研究建议：成人根据术侧肢体的周径来设定压力大小，下肢直接测量止血带应用部位的周径（cm）数值作为工作压力，保险压力在工作压力的基础上加 75mmHg（10kPa）。

（5）儿童：严格掌握压力大小，一般在 $33.8\sim45.8$ mmHg（$4.5\sim6.1$ kPa），上肢在 33.8mmHg（4.5kPa）以内，下肢在 45.8mmHg（6.1kPa）以内。

7.止血带使用时间的规定

止血带使用的时间无统一标准。通常由患者的年龄、生理状况及肢体的血管供应情况而定。

（1）AORN 建议：50 岁以下的健康成人，上肢使用时间应少于60分钟，下肢应少于90分钟。

（2）止血带生产厂商建议：健康成人使用止血带持续时间不应超过 120 分钟，儿童一般不超过 90 分钟。若需继续使用，可放气恢复肢体血流 10～15 分钟，再重新充气阻断血流。

8.止血带放置的部位

一般放置在距离手术部位 10～15cm 之处，止血带连接口朝上，避免污染无菌区。上肢止血可选在上臂近端 1/3（上肢中上 1/3）或远端 1/3 处，避免在中 1/3 段，否则会压迫桡神经。下肢止血应选在大腿中、下 1/3 交界处。由于前臂及小腿的主要血管均位于尺、桡骨和胫、腓骨之间，因此在上述部位扎止血带起不到止血作用。儿童根据手术部位固定止血带于肢体近端单根骨处，使之尽量远离手术野。如果止血带与骨之间的组织很薄，可能会造成神经损伤。

9.止血带固定的方法

使用止血带之前，先将止血带内空气驱净；用无皱纹保护垫保护皮肤。为避免引起皮肤压伤或水疱，不能将止血带直接绑在皮肤上，除非说明书注明不用保护垫；止血带松紧要适度，以摸不到远端动脉搏动和使出血停止为度。过紧可伤及神经引起肢体麻痹；过松没有阻断动脉仅阻断了静脉，阻断血流效果不佳。止血带固定好后，不可旋转移位。用碘酒消毒皮肤时避免消毒液流至止血带下引起皮肤化学灼伤。患有肿瘤的肢体，使用止血带时禁止使用驱血带驱血，应将该肢体抬高 45°后再扎止血带。

10.止血带的安全使用

（1）制定操作流程和指南，在使用不同型号的电子气压止血仪时要仔细阅读使用说明，制定明确的操作流程、故障排除流程等操作指南。

（2）定期维护、记录，确保设备处于功能状态。

（3）使用前检查：每次使用前预先检查气囊止血带、接管、接头，橡胶气囊是否被布套全部包住，是否漏气；接管、接头是否匹配，连接是否牢固。

（4）缚上止血带处的皮肤如果有损伤、水肿等情况，禁止使用止血带。血液病患者使用止血带应慎重。

（5）每次按开始键（start）前，必须先设置工作时间和工作压力，且工作压力必须小于保险压力,否则将不能开机;止血带压力过大或过小均可能损伤神经,不足的压力可导致肢体静脉充血和神经出血性浸润。

(6)止血带应扎在肢体或物体上才能充气,否则止血带会损坏甚至破裂。将止血带扣紧后,用绷带加固,防止充气后松脱。

(7)手术过程中可改变工作压力值及工作时间;若需要在工作中提前停机排气,可按停止键(stop);若在工作过程中,止血带压力超过工作压力,达到保险压力值时,仪器自动报警并停机。

(8)及时提醒手术医师,严格控制止血时间,防止止血带充气时间过长导致肢体发生缺血性坏死。

(9)对四肢多发性骨折者使用止血带时,应轮流间隔充气、放气,并准确记录时间。

(10)在使用过程中,如发现气囊漏气,应及时更换,否则导致气泵持续工作,影响使用寿命。

(六)动力设备

随着外科学的发展,手术使用的各种钻、锯、磨等手动工具逐渐被电动、气动工具所代替,动力系统中的多用钻可同时具备钻、锯、锉等多种功能,在人体骨部手术中代替了手术医师的许多手工操作,省力、省时、效果好。

1.组成

(1)气动钻:由钻头、钻机手柄、输气连接管、氮气减压阀及氮气筒组成。

(2)电动钻:由钻头、手柄、主机、动力线路、脚踏开关等组成。新产品中有的有冷却冲洗系统或冲水泵,可进行自动喷水。

(3)多用钻:有各式钻头、锯片、髓腔锉、锁匙等,以满足不同手术方式的需要。

2.动力工具的分类

动力工具产品种类很多,但其结构和使用原理相似,根据动力驱动不同分为气动式和电动式两种,电动式动力工具又分为充电电池(即直流电)型和交流电型;根据大小分为微型和普通型;按使用类型分类,有动力钻、动力锯、动力磨、动力刨削等。

3.应用范围

动力设备广泛应用于骨科、耳鼻喉科、颌面外科、整形外科、创伤外科、神经外科等领域。具体应用如下。

(1)动力钻:包括钻、锉、攻丝、拧螺丝等。

1)钻:用于开颅手术、内固定手术。

2)锉:用于扩张骨髓腔。

3)攻丝:用于内固定手术匹配螺钉。

4)拧螺丝:用于自动拧螺钉。

(2)动力锯:包括摆动锯、往复锯、矢状锯等。

1)摆动锯:用于骨科手术中的截骨操作。

2)往复锯:用于心胸外科手术中的开胸操作。

3)矢状锯:用于手部、足部手术。

(3)动力磨:包括角度接头、直角接头、高扭力反角接头、高速接头等。

1)角度接头:用于脊柱外科。

2)直角接头:用于脊柱外科、耳鼻喉科。

3)高扭力反角接头:用于牙科。

4)高速接头:用于神经外科、牙科、耳鼻喉科手术。

(4)动力刨削:包括半月板刨削、滑膜刨削、软骨刨削、鼻窦镜刨削等。

1)半月板刨削、滑膜刨削、软骨刨削:用于关节镜手术。

2)鼻窦镜刨削:用于五官科手术。

4.操作步骤(以电钻为例)

(1)将仪器放置在手术侧,接通电源,脚踏开关置于术者脚下。

(2)在手术台上选择合适的钻头安装入手柄。

(3)连接手柄和动力线路。

(4)打开主机电源开关,测试性能。

(5)用脚踏开关控制转速。

5. 保养及维护

(1)维护:专人保管,定期培训;建议每 6 个月送回公司做常规保养维护;不要随意打开主机和手柄,以免保修失效;爱护设备、手柄、主机,有损坏或跌落,应立即检修。

(2)使用前:①应了解设备的结构和功能,识别不同的工具系列,并做好清点记录,谨防遗失。②每次使用前检查所有配件、手柄、主机;检查钻头、磨头、锯片是否锐利和变形。

(3)使用时:①不可在潮湿的环境中操作。②使用者应熟悉操作规程;熟练掌握各驳接部分的装卸方法,正确连接各部件,确保钻头、锯片安装稳固;选择合适长度的磨头,必要时加保护套;高速动力工具由于钻速极快,金属与骨组织之间会产生大量的摩擦热,因此需要不断用盐水冲洗以实现局部降温和冷却;手术部位需暴露清楚,防止卷入其他组织或纱布。③暂不使用时将手控开关调节到关闭位置,避免意外触动开关导致误伤。④气动工具的输气管应理顺后再连接,勿扭转屈曲,不与其他锐器及重物堆放在一起,以防刺破气管漏气;电源导线勿用暴力拉扯,避免电线连接口断裂;蓄电池在消毒灭菌前应充足电力,并备有备用电池。⑤气动工具只能用惰性气体(如氮气)来推动。使用结束后,必须放完气体管道内的余气。

(4)使用后:包括动力工具的清洗及灭菌。

1)动力工具的清洗:使用完毕应立即清洁,一般没有电路的机械部分拆卸后可用清水清洗,带有电路的部件用湿布擦,不能直接用水冲洗,以防电线短路发生故障;不易清洁的小间隙可用湿棉布擦,然后对着各孔隙喷入清洗剂,把不易清除的污血冲洗出来,最后抹干。不可在手柄、主机中加润滑油。各部件的具体清洗方法如下。①主机的清洗:断开电源,用软布蘸中性的清洗剂擦主机,避免水从缝隙进入主机。②脚踏开关的清洗:用湿软布擦干表面,避免用水浸泡,有条件者用高压气枪吹干;使用时建议外套塑料保护套,以保护脚踏开关,避免血液和其他液体污染。③电池的清洁:用柔软干布擦干,避免用水浸泡。④电池外套:用流动水清洗,用柔软干布擦干。⑤手柄的清洗:手柄尖头朝下,用清洁剂冲洗;用毛刷刷去手柄上的组织残渣和碎屑,用柔软干布擦干,有条件者用高压气枪吹干。⑥器械组件的清洗:拆开各组件(如钻头、锯片、磨头等),用流动水清洗,放入多酶清洗液中浸泡5~10分钟,再用流动水清洗,用柔软干布擦干并烘干。

2)动力工具的灭菌:按照机器使用说明书进行消毒、灭菌。一般钻头和耐高温的手柄采用高压蒸汽灭菌;电源导线、输气管采用环氧乙烷气体低温灭菌或过氧化氢等离子灭菌(表9-3)。

表9-3　动力工具的灭菌

灭菌方法	温度(℃)	时间(min)	干燥
预真空式高压蒸汽灭菌	132~134	4	8分钟
100%环氧乙烷	49~57	180	通风8小时
过氧化氢等离子	50~60	60	无须干燥

(5)安全防护:①操作时建议戴防护眼镜,避免术中的血液或组织碎屑飞溅,引起损伤或传播传染性疾病。②经常检查手柄和连接装置是否过热,避免烫伤。③传递手柄过程中应确保手控开关处于关闭的安全状态,避免误伤。④在有易燃的气体、麻醉剂、消毒剂环境中谨慎使用,防止发生火灾。

(七)血液回收机

随着外科手术的不断发展,临床用血量与日俱增,血源紧张,经常出现供不应求的局面。输异体血可能会感染乙肝、丙肝、梅毒、艾滋病等各种传染病,而且手术中自体血大量丢失,不能有效利用,也会造成极大的浪费。血液回收机是用于解决血源紧张和避免输异体血危害患者健康而专门设计的新型医疗设备,可用于出血量在400mL以上的各种大手术。自体血液回收机(简称血液回收机)是通过一定的机械吸引和血液回收装置,把患者的术中失血、体腔积血、手术后引流血液收集起来,然后用高科技手段对血液进行回收、过滤、分离、清洗、净化、选择后再回输给患者。血液回收必须采用合格的设备,回收处理的血必须达到一定的质量标准。使用血液回收机可输全血或成分血(如输入血浆、血细胞、血小板等),创伤流失血液的90%以上可回输给患者,不但解决了血源问题,而且避免了异体输血带来的各种危害。

1. 组成

血液回收机的组成包括：控制面板，离心系统（包括离心井、离心井盖、离心电机），显示器，管道夹（有进血夹、进液夹和回血夹），滚柱式调速泵，血层探测装置等。

2. 工作原理

自体血液回收机通过负压吸引装置将患者创伤或术中流出的血液收集到储血器中，在吸引过程中与适当的抗凝剂混合，经多层过滤后再利用高速离心的血液回收罐把血细胞分离出来，把废液、破碎细胞及有害成分分流到废液袋中。用生理盐水或复方林格氏液等对血细胞进行清洗、净化和浓缩，最后把血细胞保存在血液袋中，回输给患者。自体血液回收机有以下功能：①把手术（如心血管手术、髋关节置换、脊柱等）过程中的失血收集、处理后回输给患者自己；②可分离红细胞、血小板、血浆，进行成分输血，还可提供洗涤红细胞，给特殊患者输用；③可用于创伤、大量出血抢救时回收血液。

3. 应用范围

（1）适应证

1）创伤外科手术，如大血管损伤、肝破裂、脾破裂、脊柱外伤手术。

2）心脏外科手术。

3）血管外科手术。

4）脑外科手术。

5）全髋置换、脊柱手术。

6）妇产科手术，如异位妊娠破裂大出血等。

7）腹部外科，如肝、脾手术。

8）器官移植手术。

9）泌尿外科大出血手术。

10）对于一些术中渗血多、血小板消耗及破坏严重的手术，可在麻醉后分离、提出血小板，术后再回输给患者，以减少血小板损耗，防止术后渗血。

11）可回收手术后无污染的引流血液。

（2）禁忌证

1）血液流出血管外超过 6 小时。

2）败血症。

3）血液被严重污染的病例，如怀疑被细菌、粪便、羊水、有毒物质、恶性肿瘤细胞污染。

4）流出的血液发生严重溶血时。

4. 优点

（1）可解决血源短缺的困难。

（2）无输异体血的不良反应，并发症少。

（3）能避免输异体血引起的疾病，如艾滋病、乙型肝炎等。

（4）不产生对异体血细胞、蛋白抗原等血液成分的免疫反应。

（5）无须检验血型和交叉配血，无输错血型的顾虑。

（6）解决特殊血型（Rh^+）病例的供血问题。

（7）红细胞活力较库血好，运输氧能力强。

（8）提高大出血时的紧急抢救成功率，避免手术中患者因出血过多、过快，而血源供应不足或因战时血源缺乏造成患者生命危险。

（9）操作简便，易于推广。

（10）节省开支，降低患者医疗费用。

5. 操作步骤

以自体 – 2000 型血液回收机为例，介绍操作步骤。

（1）用物准备

1）血液回收机一台。

2）一次性使用的配套物品一套，包括抗凝吸引管、抗凝药袋、储血器、血液回收罐、清洗液袋、浓缩血袋、废液袋、抗凝溶液。

3）生理盐水或林格氏液。

4）负压吸引装置一套。

（2）安装、连接各部件，检查各管道安装是否正确。

（3）失血的收集与抗凝处理：收集的血液和抗凝剂暂时储存在储血器内备用。抗凝药一般配500mL，常用配方根据手术需要有三种：500mL生理盐水加肝素6250U、12500U或25000U。

（4）接通电源开关，当欢迎界面出现时，按手动或电动键，机器按设置程序分别进行回收、进血、清洗、排空、浓缩、回血、总结等过程。

1）回收：利用负压吸引使储血器形成持续负压，通过吸引头和吸血管把患者创口内的血液吸入储血器中，并经多层滤网过滤。抗凝药通过连接在吸血管上的抗凝药滴管被吸入储血器内，与血液混合，使血液不凝固。

2）进血：打开进血夹，调速泵正转，通过一次性管道把抗凝血泵入离心罐。离心罐高速旋转，在高速离心作用下，血细胞留在血液回收血罐内，破碎细胞、抗凝剂、血浆等废液被分离到废液袋内。当血细胞层累积到一定厚度时，被血夹探头感知，进血夹关闭，进血停止。

3）清洗：打开进液夹，生理盐水或林格氏液等清洗液进入回收血罐，回收血罐高速离心旋转对血细胞进行清洗，血细胞保留在回收血罐内，清洗后的液体进入废液袋。一般清洗液为1000mL。

4）排空：清洗完成，排空夹打开，回收血罐停转，调速泵反转，回收血罐内的血细胞被注入储血袋中，供患者输血使用。一般情况下，一次回收血250mL，若储血罐内仍有血液，可重复进血、清洗、排空，直至储血器内血液全部清洗完为止。

5）浓缩：特殊情况下使用，即当储血器内原血全部进入血液回收罐内，血层较薄，使血层探头无法感知，而储血袋内存放有浓缩红细胞时，可按浓缩键，使储血袋中的浓缩红细胞进入血液回收罐，原来较薄的血层迅速增厚，被血层探头感知，进血停止，再进入清洗阶段。

6）回血：特殊情况下使用，当储血器内原血全部进入血液回收罐，血细胞少，血层较薄，储血袋中又无浓缩血细胞，可用回血的方式，把血液重新排到储血器中，等收集到更多的血液时，再重新进行回收处理。

7）回收结束后，按总结键，显示屏上出现总结界面，此时血液回收机会将各种数据自动显示出来。

6. 保养及维护

（1）保证无菌物品在有效期内，包装无破损；严格无菌操作技术。

（2）离心时禁止打开离心盖；离心机过热时须进行维护。

（3）回收的浓缩血红细胞可用普通输血器直接回输给患者。在常温下，处理后的浓缩红细胞须在 6 小时内回输给患者，在 4℃ 冰箱内可保存 24 小时，但原则上一般应回收后就及时回输给患者。

（4）血液回收机工作时严禁频繁开机、关机，关机后应至少等待 15 秒钟后再开机。

（5）防止液体从显示器散热孔流入显示器内。

（6）机器定期由专业人员进行检查保养，一般每三个月进行一次。

（八）加温设备

手术患者由于静脉输液原因出现低体温现象在手术室很常见。由于加温设备缺乏和工作人员的相关知识缺乏，致使手术患者的低体温问题长期以来未得到足够的重视，甚至被忽视，影响了手术患者的安全和康复。低体温可导致凝血异常、手术伤口感染、抵抗力下降等诸多不良影响。近年来已出现温箱、加温输液器、充气升温机等加温设备，在围手术期通过采用加热液体和血液制品以及为患者使用毛毯、盖被等加温措施，提高患者的安全性和舒适度，有效预防低体温及其相关不良反应的发生。

1. 液体加温的温度

使用液体加温设备将液体升温至 35℃ 左右，然后再配药输液，能使多数粉剂药物的溶解速度加快，同时防止输液产生的气泡现象和低体温反应。研究表明，加温至 36~37℃ 的液体用于静脉输液安全、可靠和舒适，且对药液成分无影响。但有些药物（如青霉素、维生素等）不能加温。也有研究提出加温至少要保持在 37℃，尤其是对已存在休克和低体温的患者，可采用加温加压快速输液，使患者尽快恢复有效循环血容量。

2. 温箱

（1）工作原理：通过电能转化为热能，利用热能的传导、辐射和对流来加热物体。

（2）应用范围：可将软包装输液袋、血液制品、瓶状液体、盖被等直接放入温箱内，多用于手术室、重症监护病房或血库。

（3）优点：使用方便，在开机状态下可 24 小时加温、保温；可预先同时加热多袋、多瓶液体；在温箱体积允许范围内，加温液体的体积、规格不受限制。

（4）缺点：加温速度较慢；离开温箱后即失去保温效果，出现先热后凉现象。

（5）操作步骤：简要介绍如下。

1）接通电源，打开主机电源开关。

2）放入待加温的软包装输液袋、血液制品、瓶状液体、棉被、毛毯或毛巾被。

3）通过调节按钮设定加热参数：用于患者输液时，设定的温度一般为 38℃。温箱电子显示屏可显示预设温度值和实际温度值。

4）当实际温度达到设定的温度时，取出加温液体即可使用。

（6）注意事项：包括如下几项。

1）当实际温度值显示超过 39℃时，温箱内取出的液体不能马上直接用于患者输液。

2）无菌溶液和清洁盖被不应混放，体积大的温箱有独立的多层设置，可分别放入无菌溶液和清洁棉被、毛毯或毛巾被，也可分别设置各自的温度。

3）打开温箱门取物后应立即关闭，避免热量散发，影响加温。

3.加温输液器

（1）工作原理：通过输液管道给液体或血液加温。将输液管或输血管安装在加温输液器上，使热交换器中的热量经过管壁传递给管内连续流动的液体。温度可以设定在 37~41℃。

（2）优点：加温输液器使用方便，加温速度快；间接地对输液管内液体加热，对药液进行加温的同时既不与药液直接接触，也不与患者接触，安全可靠；温度恒定，不出现先热后凉现象。

4.充气式升温毯

（1）工作原理：是一种充气式升温装置，即通过升温机将加热的空气持续吹入盖在患者身上的一次性充气毯内，达到主动升温的目的。

（2）优点：充气式升温毯能替代水垫和红外灯，不必提高室内温度，防止烫伤患者，是一种安全有效的升温装置。

（3）应用范围：适用于手术室、ICU 和急诊室，能预防和治疗低温症。

（4）升温毯的种类：①按部位分类有上身毯、下身毯、全身毯、外周毯；②按大小分类有成人毯、儿童毯、婴儿毯；③按类型分为消毒毯、普通毯、普通护理毯。

升温毯可于术前盖在患者身上。特殊的如消毒心脏毯，用于搭桥手术，在消毒铺巾时将升温毯提前固定在患者腰部，待取完大隐静脉、缝合切口后，再铺开充气。

（5）操作步骤

1）选择合适规格、型号的升温毯。

2）接通电源，开机自检。

3）设置温度参数：由上往下依次为 32℃、38℃、43℃，一般选择 38℃。

4）接管固定：连接升温机的螺旋软管与升温毯充气口，并用固定夹将软管固定在手术床缘，使之不下坠，然后开始充气、升温。

5）关闭电源：手术结束后，断开连接软管，整理升温机。升温毯可随患者带回 ICU 或病房继续使用。

（6）注意事项。

1）每使用 6 个月或 500 小时后，应更换升温装置过滤器。

2）不应重复使用升温毯，一位患者用一个，避免增加交叉感染的机会。避免反复长期使用一个升温毯，防止因破损或功能不全而导致烫伤。

3）没有升温毯时，不要直接用软管向棉毯下吹热气，以免烫伤患者。

（王坤）

第三节　手术室隔离技术

为传染病患者或者其他需要隔离的患者实施手术时，应当按照《中华人民共和国传染病防治法》有关规定，严格按照标准预防原则并根据致病微生物的传播途径采取相应的隔离措施，加强医务人员的防护和手术后物品、环境的消毒工作。

一、隔离的种类与方法

隔离是采用各种方法、技术,防止病原体从患者及携带者传播给他人的措施。

(一)隔离原则

(1)在标准预防的基础上,医院应根据疾病的传播途径(接触传播、飞沫传播、空气传播和其他途径传播),结合医院的实际情况,制定相应的隔离与预防措施。

(2)一种疾病可能有多种传播途径时,应在标准预防的基础上,采取相应传播途径的隔离与预防。

(3)隔离病室应有隔离标志,并限制人员的出入。黄色为空气传播的隔离,粉色为飞沫传播的隔离,蓝色为接触传播的隔离。

(4)传染病患者或可疑传染病患者应安置在单人隔离房间。

(5)受条件限制的医院,同种病原体感染的患者可安置于一室。

(6)建筑布局符合医院隔离的要求。

(二)种类与方法

随着隔离与预防技术的不断发展,1996 年美国医院感染控制实践顾问委员会(Hospital Infection Control Practices Adrisory Committee, HICPAC)对隔离系统进行了修订。疾病分类隔离系统由七类改为三类,即接触隔离、飞沫隔离、空气隔离。

1. 接触隔离

接触传播是指病原体通过手、媒介物直接或间接接触导致的传播。接触经接触传播的疾病(如肠道感染、多重耐药菌感染、皮肤感染等)患者,在标准预防的基础上,还应采用接触传播的隔离与预防。主要措施如下。

(1)应限制患者的活动范围。要求病人住单人隔离间或同种病原体感染者同室隔离,避免与其他患者接触。

(2)应减少转运。如需要转运时,应采取有效措施,减少对其他患者、医务人员和环境表面的污染。

(3)隔离病室物体表面每天定期擦拭消毒,仪器设备用后应清洁、消毒或灭菌,患者出院后做好床单位消毒或病室终末消毒。

（4）接触隔离患者的血液、体液、分泌物、排泄物等物质时，应戴手套；离开隔离病室前，接触污染物品后应摘除手套，洗手和（或）手消毒。手上有伤口时应戴双层手套。

（5）进入隔离病室，从事可能污染工作服的操作时，应穿隔离衣；离开病室前，脱下隔离衣，按要求悬挂，每天更换、清洗与消毒，或使用一次性隔离衣，用后按医疗废物管理要求进行处置。接触甲类传染病病人，应按要求穿脱防护服，离开病室前，脱去防护服，防护服按医疗废物管理要求进行处置。

2. 空气隔离

空气传播是指带有病原微生物的微粒子通过空气流动导致的疾病传播。接触经空气传播的疾病（如肺结核、水痘等），在标准预防的基础上，还应采用空气传播的隔离与预防。主要措施如下。

（1）患者应安置在单人隔离房间或同种病原体感染者同室隔离。通向走道的门窗须关闭，有条件时尽量使隔离病室远离其他病室或放置于负压病室。

（2）无条件收治时，应尽快转送至有条件收治呼吸道传染病的医疗机构进行收治，并注意转运过程中对医务人员的防护。

（3）当患者病情容许时，应戴外科口罩，定期更换，并限制其活动范围。

（4）室内空气用紫外线或消毒液喷洒消毒。

（5）医务人员应严格按照区域流程，在不同的区域穿戴不同的防护用品，离开时按要求摘脱，并正确处理使用后的物品。

（6）进入确诊或可疑传染病患者房间时，应戴帽子、医用防护口罩；进行可能产生喷溅的诊疗操作时，应戴防护目镜或防护面罩，穿防护服；当接触患者及其血液、体液、分泌物、排泄物等物质时，应戴手套。

3. 飞沫隔离

飞沫传播是指带有病原微生物的飞沫核，在空气中短距离（1m内）移动到易感人群的口、鼻黏膜或眼结膜等导致的传播。接触经飞沫传播的疾病（如百日咳、白喉、流行性感冒、病毒性腮腺炎、流行性脑脊髓膜炎等），在标准预防的基础上，还应采用飞沫传播的隔离与预防。主要措施如下。

(1)患者应安置在单人隔离房间或同种病原体感染者同室隔离。

(2)应减少转运,当需要转运时,医务人员应注意防护。

(3)患者病情容许时,应戴外科口罩并定期更换。应限制患者的活动范围。

(4)患者之间、患者与探视者之间相隔距离在1m以上,探视者应戴外科口罩。

(5)加强通风,或进行空气的消毒。

(6)医务人员应严格按照区域流程,在不同的区域穿戴不同的防护用品,离开时按要求摘脱,并正确处理使用后的物品。

(7)与患者近距离(1m以内)接触,应戴帽子、医用防护口罩;进行可能产生喷溅的诊疗操作时,应戴护目镜或防护面罩,穿防护服;当接触患者及其血液、体液、分泌物、排泄物等物质时,应戴手套。

(三)隔离手术室的设置

手术室内应设一般手术间和隔离手术间,有条件的可设置负压手术间、层流洁净手术室,隔离手术间应设置在手术室的入口处,包括前缓冲室、单独刷手间,并设有隔离标志。无条件的医院或特殊情况下不能在隔离手术间进行手术,应先做无菌手术,后做一般手术,手术结束后,应当对手术间进行终末消毒。隔离手术间清洁工具单独使用,标志明确,不能与其他手术间混用。手术室内只放置手术必备物品。手术中所用的部分医疗用品,如输液器、输血器、气管导管、套管、牙垫、吸痰管、吸氧面罩、防渗漏单、大单、中单,医务人员使用的帽子、口罩、手套、鞋套等,均使用一次性用品。必要时备隔离防护服、防护口罩、眼罩,备高效消毒液和手消毒液,以便需要时使用。

二、特殊感染手术的处理

特殊感染手术指的是甲类和按甲类管理的乙类传染病感染患者,这类传染病包括鼠疫、霍乱、传染性非典型性肺炎、人感染高致病性禽流感、肺炭疽、脊髓灰质炎以及破伤风、气性坏疽、艾滋病及其他原因不明的突发事件等。

（一）特殊感染手术的预防措施

（1）应选择靠近手术室入口的隔离手术间（最好为负压手术间）进行，手术间有隔离标志，禁止参观，以尽量减少环境的污染。

（2）参加手术人员应穿具有防渗透性能的隔离衣，戴双层手套以及具有防渗透性能的口罩、面罩或防护眼镜，穿隔离鞋。如医务人员手皮肤有破损，应避免参加手术。进入手术间后，不得随意出入。

（3）手术间物品、设备尽可能准备齐全，但力求精简。不用的物品术前移出手术间，不能移动的物品用大单遮盖，以减少污染范围。

（4）人员分工明确，应安排巡回护士2人，其中1人负责由室外专人供应物品；内外用物不能混淆，以免交叉感染；手术间内准备消毒液2盆，一盆用于手术器械初步清洗，一盆用于物体表面擦拭消毒。

（5）疑似或确诊特殊感染的患者宜使用一次性诊疗器械、器具和物品（包括治疗巾、大孔巾、手术衣、敷料、针、线、吸引瓶、吸引管、床单等），患者推车上铺一次性中单，使用后应进行双层密闭封装焚烧处理。

（6）严格执行医疗操作程序，手术操作中应小心谨慎，避免意外损伤，使用后的锐器应当直接放入锐器盒内，禁止对使用后的一次性针头复帽。

（7）术中接触伤口的敷料、一次性医疗用品，应放置在防水防漏的红色塑料袋内，尽量减少对地面的污染。切除的肢体用双层黄色垃圾袋包扎，并注有特殊感染标志，单独运送。

（8）可重复使用的污染器械、器具和物品，如为气性坏疽感染应先采用含氯或含溴消毒剂（1000～2000mg/L）浸泡30～45分钟或更久，如有明显污染物时应采用含氯消毒剂（5000～10000mg/L）浸泡至少60分钟后，送供应室清洗、消毒、灭菌。

（9）突发原因不明的传染病病原体污染的处理应符合国家当时发布的规定要求。

（10）手术间的环境消毒：包括以下几个方面的消毒措施。

1）负压手术间：于术前1小时采用高风量运行净化程序，手术开始后调节为低风量运行，在手术结束前1小时再采用高风量运行。

2)手术台及床垫(正反面):用 1000~2000mg/L 含氯消毒剂或 0.5% 过氧乙酸擦拭,作用 30 分钟,并用紫外线照射消毒 1 小时。

3)治疗车、托盘、器械桌、推车、监护仪连线、血压计袖带等物品:用含有效氯 1000mg/L 消毒液擦拭,地面及 2m 以下墙壁用消毒液喷撒、擦洗。

4)手术间空气:手术结束后,继续运转负压 15 分钟后再用 1000mg/L 含氯消毒剂擦拭回风口内表面,达到自净要求后方可进行下一台手术;Ⅰ类手术间应更换粗效滤网和粗效、中效、亚高效过滤器,Ⅱ类手术间(或非负压手术间)按照终末消毒的方法处理。①紫外线灯照射:采取悬吊式或移动式直接照射,时间≥30 分钟,强度 >70μW/cm² 且≥1.5W/m³。②熏蒸:0.1% 过氧乙酸按 1g/m³ 熏蒸消毒,或 5% 过氧乙酸按 2.5mL/m³ 或 3% 过氧化氢按 20mL/m³ 气溶胶喷雾,密闭 24 小时后通风。

(11)所有手术人员离开手术间时,应脱掉防护用品,进行手的清洁消毒,然后在门口换清洁鞋后才能外出。

(二)朊毒体消毒隔离措施

朊毒体是人畜共患的传染性中枢神经系统慢性退行性变的病原体,人类朊毒体病如库鲁病、克雅病、格斯特曼 – 施特劳斯勒尔 – 沙因克尔综合征、致死性家族性失眠症等,动物朊毒体病如牛海绵状脑病(疯牛病)、羊瘙痒症等。朊毒体对常用的理化消毒及灭菌因子抵抗力很强,消毒及灭菌处理困难。其消毒隔离措施如下。

(1)严禁朊毒体病患者及任何退行性中枢神经系统疾病患者捐献组织器官。

(2)对患者或疑似患者的血液、体液及手术器械等污染物必须彻底灭菌。使用后的器械单独放置,按"消毒—清洗—再消毒—高压灭菌"的处理方法。

(3)耐热器械先浸泡于 1mol/L NaOH 溶液 60 分钟,清洗后再行 134~138℃预真空式高压蒸汽灭菌 18 分钟(或者 132℃ 30 分钟),也可将污染器械浸泡在 4% NaOH 溶液中,再于 121℃下排气式高压蒸汽灭菌 60 分钟。

(4)不耐热器材用 2mol/L NaOH 浸泡 60 分钟或用 20000mg/L 有效次氯酸钠或优氯净浸泡 60 分钟以上,再洗净。

(5)患者用过的一次性诊疗器械、器材或物品应放入防水防漏的双层黄色医疗垃圾袋内,并标记传染性污物,单独运送到医疗垃圾站进行无害化处理。

（6）患者的提取液、血液等用10%漂白粉溶液或5%次氯酸钠处理2小时以上，可使其失去传染性。

（7）医护人员及实验室研究人员应严格遵守安全操作规程，加强防范意识，注重自我保护。同时，应将患者情况告知医院感染管理及诊疗涉及的相关临床科室。

（8）由于现有灭菌方法对朊毒体病感染的医疗设备进行灭菌时不充分，如条件允许，朊毒体感染患者使用过的神经外科器械应该丢弃。

（9）医疗设备先经清洗设备洗涤，再通过134℃预真空式高压蒸汽灭菌18分钟或于132℃下排气式高压蒸汽灭菌1小时。快速灭菌不适用于该类器材的灭菌处理。没有按正确方法消毒灭菌处理的物品应召回，重新按规定处理。

（10）污染环境的表面应用清洁剂清洗，采用10000mg/L含氯消毒剂消毒，至少作用15分钟。为防止环境和一般物体表面污染，宜采用一次性塑料薄膜覆盖操作台，操作完成后按特殊医疗废物焚烧处理。

（三）群发性特殊感染手术配合与处理

如果同一天手术中有3例或3例以上同种同源感染病例，消毒隔离措施则应特别加强。除现有特殊感染手术护理措施外，还应做到以下防护。

（1）手术科室应于术前1天或术前提前通知手术室做准备，在手术通知单上明确注明：感染疾病的名称、特殊感染类型、感染的部位/程度、手术方式、预计手术时间、术中所需的特殊手术用物和器械以及参与手术的医护人数等。

（2）手术室成立专科手术护理小组，将手术团队（手术医师、麻醉医师、护理人员、工人）分为三组。A组直接接触患者，每台手术安排护理人员1~3名及工人1名，主要负责全程的护理及手术配合；B组不接触患者，一般安排护理人员1~2名及工人1名，主要负责在隔离区内传递物品和信息，患者进出感染区后立即对隔离区进行消毒，减少对手术室环境的污染；C组不接触患者，不进入隔离区域，主要负责在隔离区域外传递物品和信息，控制人员进出。

（3）设临时手术区域，分为感染区（手术室间）和隔离区（患者进出所经过的区域），悬挂隔离标牌，严格控制参与手术人数，严禁无关人员进出，减少对手术室环境的污染。原则上应安排在负压手术间或感染手术间进行手术。若现有房间不足，应严格控制当日手术例数或实施错峰手术等。

(4)手术间门口地面铺一块浸有含氯消毒液(500mg/L)的双层湿垫,使用一次性手术包、敷料、手术衣等。

三、医疗废物管理

手术中产生的废弃物应严格按《医疗废物管理条例》及有关规定处理。

(1)严格实行分类收集。手术使用的一次性手术器械、医用耗材(如一次性注射器、输液器和各种导管等)、各种敷料及患者产生的排泄物、分泌物、血液、体液、引流物等感染性医疗废物和手术中产生的废弃的人体组织、器官、病理标本、实验动物的组织、尸体等病理性医疗废物应放入带有"警示"标志的专用包装物或容器内,医用针头、缝合针、手术刀、备皮刀、手术锯等损伤性医疗废物放入硬质、防渗漏、耐刺的专用锐器盒内。

(2)放入垃圾袋或者容器内的各类废物不得取出。包装物或者容器外表面被污染,应当对被污染处进行消毒处理或者增加一层包装。

(3)盛装的医疗废物达到包装物或者容器体积的3/4时,应当使用有效的封口方式,使包装物或者容器的封口紧实、严密。

(4)各种医疗废物不得混入生活垃圾。如不慎将生活垃圾混入医疗废物中,则按照医疗废物进行处理。少量药物性废物可混入医疗垃圾,但在标签上要注明。

(5)对隔离传染患者或疑似传染患者产生的医疗废物,用双层专用包装物,并及时密封。

(6)收集的医疗废物放入规定场所有盖容器内并注明科室、日期、内容,每日与转运人员分类秤重、双签名后交接,防止丢失。

(7)在处理医疗废物时要注意做好个人防护,穿工作服,戴帽子、口罩、手套。

(8)剖宫产产妇分娩后的胎盘应当归产妇所有。产妇放弃或者捐献胎盘的,可以由医疗机构进行处置。任何单位和个人不得买卖胎盘。如果胎盘可能造成传染病传播的,医疗机构应当及时告知产妇,按照《中华人民共和国传染病防治法》《医疗废物管理条例》的有关规定进行消毒处理,并按照医疗废物进行处理。

（9）医疗机构必须将胎儿遗体、婴儿遗体纳入遗体管理，依照《殡葬管理条例》的规定进行妥善处置。严禁将胎儿遗体、婴儿遗体按医疗废物实施处置。

（王坤）

第四节　手术前患者的护理

一、护理评估

（一）健康史

1. 一般资料

如年龄、性别、民族、职业等。

2. 现病史

本次外科疾病发病诱因、原因、症状和体征等。

3. 既往史

详细了解呼吸、循环、消化、泌尿、内分泌等系统的既往疾病史以及用药情况；了解手术史、过敏史、家族遗传史等；女性患者还应了解其月经史和婚育史等。

（二）身心状况

1. 营养状况

评估患者是否存在贫血、低蛋白血症等。贫血易导致机体携氧能力差；低蛋白易引起组织水肿，导致切口愈合不良；营养不良者机体免疫力低，易出现切口感染等。可测量身高、血压、体重、血浆蛋白、三头肌皮褶厚度及氮平衡等，以了解患者营养状况。

2. 年龄

婴儿和老年人的手术耐受力较差，因此是术前评估的重点人群。婴儿重点评估生命体征的变化；老年人因全身系统功能衰退，对手术耐受力较差，重点评估各系统的病理生理变化，掌握其现存和潜在的问题。

3.重要脏器功能状态

重点评估心、肝、肺、肾等重要脏器的功能状态,尽量使其功能维持在良好状态,以提高患者的手术耐受力。

4.手术患者的心理

患者常因陌生的住院环境、突然改变的生活习惯、担心预后、惧怕疼痛、担心费用等,出现焦虑、紧张、失眠、食欲下降等情况。往往患者病情越重、手术越大,其负性情绪越明显。

二、护理诊断

(1)焦虑/恐惧:与不适应住院环境、不了解疾病性质及手术必要性、缺乏手术和麻醉的相关知识、担忧疾病预后、担心术后并发症及经济负担等有关。

(2)疼痛:与外科疾病,如急性胰腺炎、肠扭转、肠梗阻、胆绞痛等有关。

(3)知识缺乏:缺乏有关术前配合、术前准备、手术治疗等相关知识。

(4)营养失调,低于机体需要量:与进食环境改变、原发疾病造成营养物质摄入不足或消耗过多有关。

(5)睡眠形态紊乱:与不适应住院环境、疾病影响、担心预后有关。

三、护理目标

患者焦虑/恐惧减轻或缓解;患者疼痛减轻或缓解;患者具备手术相关术前准备及配合的知识;患者获得足够营养,体重稳定;患者可以得到充分的休息。

四、护理措施

(一)心理准备

1.建立良好的护患关系

了解患者病情及需要,给予安慰。通过适当的沟通技巧,取得患者信任。

2.认知干预

帮助患者正确认识病情,指导患者提高认知和应对能力,积极配合治疗和护理。

3.心理支持和疏导

鼓励患者表达感受,倾听其诉说,帮助患者宣泄恐惧、焦虑等不良情绪;耐心解释手术必要性,介绍医院技术水平,增强患者治疗信心;动员患者的社会支持系统,使其感受到被关心和重视。

4.制定健康教育计划

帮助患者认识疾病、手术的相关知识及术后用药的注意事项,向患者说明术前准备的必要性,逐步掌握术后配合技巧及康复知识,使患者对手术的风险及可能出现的并发症有足够的认识及心理准备。

(二)一般准备与护理

1.饮食和休息

加强饮食指导,鼓励患者摄入营养丰富、易消化的食物。消除引起不良睡眠的诱因,创造安静舒适的环境,告知病人放松技巧,促进患者睡眠,病情允许者适当增加白天活动,必要时遵医嘱予以镇静安眠药。

2.适应性训练

(1)指导病人床上使用便盆的方法,以适应术后床上排尿和排便。

(2)教会病人自行调整卧位和床上翻身的方法,以适应术后体位的变化。

(3)对部分患者还应指导其练习术中体位。

(4)教会患者正确深呼吸、咳嗽、咳痰的方法并进行练习。

3.输血和补液

拟行大、中手术前,遵医嘱做好血型鉴定和交叉配血实验,备好一定数量的红细胞或血浆。凡有水、电解质及酸碱平衡失调和贫血者,在术前予以纠正。

4.协助完成术前检查

遵医嘱完成术前各项心、肺、肝、肾功能及凝血时间、凝血酶原时间、血小板计数等检查,必要时监测有关凝血因子;协助医师最大限度地改善心、肺、肝、肾功能,提高患者手术耐受力。

5.预防术后感染

及时处理已知感染灶,避免患者与其他感染者接触,遵医嘱合理应用抗生素。

预防性应用抗生素适用于:①涉及感染灶或切口接近感染区域的手术;②开放性创伤、创面已污染、清创时间长、难以彻底清创者;③操作时间长、创面大的手术;④胃肠道手术;⑤癌肿手术;⑥涉及大血管的手术;⑦植入人工制品的手术;⑧器官移植术。

6. 胃肠道准备

(1)成人择期手术前禁食 8~12 小时,禁饮 4 小时,以防麻醉或术中呕吐引起窒息或吸入性肺炎。

(2)术前一般不限制饮食种类,消化道手术者术前 1~2 日进食流质饮食。

(3)术前一般无须放置胃管,但消化道手术或某些特殊疾病(如急性弥散性腹膜炎、急性胰腺炎等),应放置胃管。

(4)一般于术前 1 日晚行清洁灌肠,使术中肠腔处于空虚状态,以减少并发感染的机会。

(5)肠道手术前 3 日开始做肠道准备。

(6)对幽门梗阻者,术前洗胃。

7. 手术区皮肤准备

(1)洗浴:术前 1 日下午或晚上,清洗皮肤。细菌栖居密度较高的部位(如手、足),或不能接受强刺激消毒剂的部位(如面部、会阴部),术前可用氯己定反复清洗。对腹部及腹腔镜手术患者应注意脐部清洁。若皮肤上有油脂或胶布粘贴的残迹,用松节油或 75% 乙醇擦净。

(2)备皮:手术区域若毛发细小,可不必剃毛;若毛发影响手术操作,手术前应予剃除。手术区皮肤准备范围包括切口周围至少 15cm 的区域,不同手术部位的皮肤准备范围可见表 9-4。

表 9-4　常见手术部位皮肤准备的范围

手术部位	备皮范围
颅脑手术	剃除全部头发及颈部毛发,保留眉毛
颈部手术	上自唇下,下至乳头水平线,两侧至斜方肌前缘
胸部手术	上自锁骨上及肩上,下至脐水平,包括患侧上臂和腋下,胸、背均超过中线 5cm 以上

续表 9 - 4

手术部位	备皮范围
上腹部手术	上自乳头水平,下至耻骨联合,两侧至腋后线
下腹部手术	上自剑突,下至大腿上 1/3 前内侧及会阴部,两侧至腋后线,剃除阴毛
腹股沟手术	上自脐平线,下至大腿上 1/3 内侧,两侧至腋后线,包括会阴部,剃除阴毛
肾手术	上自乳头平线,下至耻骨联合,前后均过正中线
会阴部及肛门手术	上自髂前上棘,下至大腿上 1/3 处,包括会阴及臀部,剃除阴毛
四肢手术	以切口为中心,包括上、下方各 20cm 以上,一般超过远、近端关节或为整个肢体

(三)术日晨的护理

术日晨的护理措施包括:①认真检查、确定各项准备工作的落实情况;②体温升高或女性患者月经来潮时,应延迟手术;③进入手术室前,指导患者排尽尿液;预计手术时间将持续 4 小时以上及接受下腹部或盆腔内手术者,留置导尿;④胃肠道及上腹部手术者,留置胃管;⑤遵医嘱予以术前用药;⑥拭去指甲油、口红等化妆品,取下活动性义齿、眼镜、发夹、手表、首饰和其他贵重物品;⑦备好手术需要的病历、X线片、CT 片、特殊用药或物品等,随患者带入手术室;⑧与手术室接诊人员仔细核对患者、手术部位及名称等,做好交接;⑨根据手术类型及麻醉方式准备麻醉床,备好床旁用物,如负压吸引装置、输液架、心电监护仪、吸氧装置等。

(四)特殊患者的准备与护理

1.急症手术者

在最短时间内做好急救处理的同时进行必要的术前准备,如立即输液,改善患者水、电解质及酸碱平衡失调状况。若患者处于休克状态,立即建立两条以上静脉通道,迅速补充血容量;尽快处理伤口等。

2.营养不良者

生化检查血清蛋白在 30 ~ 35g/L 或以下、血清转铁蛋白低于 1.5mg/L、体重 1 个月下降 5% 者,存在营养不良。营养不良患者常伴低蛋白血症,可引起组织水肿,影响愈合。此外,营养不良者抵抗力低下,易并发感染。因此,术前尽可能改善其营养,择期手术最好在术前1周左右,经口服或静脉补充热量、蛋白质和维生素,以利术后组织的修复和创口愈合,提高机体抵抗力。

3. 高血压患者

患者血压在160/100mmHg以下时可不做特殊准备。高血压患者术前两周停用利血平等降压药,指导患者改用钙通道阻滞剂或β受体阻滞剂等合适的降压药以控制血压,但不要求血压降至正常水平才手术。

4. 心脏病患者

伴有心脏疾患的患者,其术前准备应注意:①长期低盐饮食和服用利尿药物导致患者水、电解质平衡失调者,术前需纠正。②有心律失常者,偶发的室性期前收缩一般不需特殊处理;如有心房纤颤伴心室率>100次/分者,遵医嘱用毛花苷C,或口服普萘洛尔(心得安),尽可能将心率控制在正常范围;老年冠状动脉粥样硬化性心脏病患者,若出现心动过缓,心室率≤50次/分,术前遵医嘱用阿托品0.5~1.0mg,必要时放置临时心脏起搏器。③急性心肌梗死患者发病后6个月内不宜择期手术;6个月以上无心绞痛发作者,可在良好监护下施行手术。④心力衰竭患者,在心力衰竭控制3~4周后再施行手术。

5. 呼吸功能障碍者

呼吸功能障碍患者,术前准备应注意:①术前两周停止吸烟。②伴有阻塞性肺功能不全的患者,遵医嘱行雾化吸入治疗,改善通气功能,增加肺活量。③哮喘患者,可口服地塞米松等药物,减轻支气管黏膜水肿;④痰液黏稠患者,可采用雾化吸入,或服用药物使痰液稀薄,利于咳出;经常咳浓痰的患者,术前3~5日使用抗生素,若病情允许,指导患者行体位引流,促使脓性分泌物排出。⑤对急性呼吸系统感染患者,若为择期手术,应推迟至治愈后1~2周再行手术;若为急症手术,需用抗生素并避免吸入麻醉。⑥对重度肺功能不全及并发感染者,必须采取积极措施改善其肺功能,待感染控制后再施行手术。

6. 肝病患者

手术创伤和麻醉都将加重肝脏负荷。术前做各项肝功能检查,了解患者术前肝功能情况,肝功能轻度损害者一般不影响手术耐受力;肝功能损害严重或濒于失代偿者(如有营养不良、腹腔积液、黄疸等),或急性肝炎患者,手术耐受力明显减弱,除急症抢救外,一般不宜手术。术前予高糖、高蛋白饮食,改善营养状况。遵医嘱静脉滴注 10% 葡萄糖 1000mL、胰岛素 20U、10% 氯化钾 20mL 的混合液以增加肝糖原储备,必要时输注血清蛋白、新鲜血液(少量多次)、维生素,以纠正贫血、低蛋白血症,增加凝血因子等,改善全身情况。有胸、腹腔积液者,限制钠盐,遵医嘱用利尿剂。

7. 肾病患者

麻醉、手术创伤、某些药物等都会加重肾脏负担。术前做各项肾功能检查,了解患者术前肾功能情况。依据 24 小时肌酐清除率和血尿素氮测定值,肾功能损害可分为轻度、中度、重度 3 度。轻度、中度肾功能损害者,经过适当的内科处理多能较好地耐受手术;重度损害者需在有效透析治疗后才可耐受手术,但手术前应最大限度地改善肾功能。

8. 糖尿病患者

糖尿病患者易发生感染,术前应积极控制血糖及相关并发症(如心血管和肾病变)。一般实施大手术前将血糖水平控制在正常或轻度升高状态(5.6 ～ 11.2mmol/L)、尿糖为 + ～ + + 为宜。如系应用长效胰岛素或口服降血糖药物者,术前均改为胰岛素皮下注射,每 4～6 小时 1 次,使血糖和尿糖控制于上述水平。为避免发生酮症酸中毒,尽量缩短术前禁食时间,静脉输液时胰岛素与葡萄糖的比例按 1U:5g 给予。禁食期间定时监测血糖。

9. 妊娠患者

妊娠患者患外科疾病需行手术治疗时,须将外科疾病对母体及胎儿的影响放在首位考虑。如妊娠合并阑尾穿孔,胎儿病死率为 8.7%;并发弥散性腹膜炎的妊娠晚期患者全部早产,胎儿病死率约为 35.7%。如果手术时机可以选择,妊娠中期相对安全。如果时间允许,术前应尽可能全面检查各系统、器官功能,特别是心、肾、肝、肺等功能,若发现异常,术前尽量纠正。需禁食时,从静脉补充营养,尤其是氨基酸和糖类,以保证胎儿的正常发育。确有必要时,允许行放射线检查,但必须加强必要的保护性措施,尽量使辐射剂量低于 0.05～0.1Gy。为治疗外科疾病而必须使用药物时,尽量选择对孕妇、胎儿安全性较高的药物,如镇痛药吗啡对胎儿呼吸有持久的抑制作用,可用哌替啶代替,但应控制剂量,且分娩前2~4小时不用。

10.使用影响凝血功能药物的患者

使用影响凝血功能药物患者,术前准备应注意:①监测凝血功能。②对于长期服用阿司匹林或非甾体药物(如布洛芬)的患者,术前7日停药。③术前使用华法林抗凝的患者,只要国际标准化比值维持在接近正常的水平,小手术可安全施行;大手术前4~7日停用华法林,但是血栓栓塞的高危患者,在此期间应继续使用肝素。④择期大手术患者在手术前12小时不使用大剂量低分子量肝素,4小时不使用大剂量普通肝素;心脏外科患者手术24小时不用低分子量肝素。⑤在抗凝治疗期间需行急症手术的患者,一般需停止抗凝治疗。用肝素抗凝者,可用鱼精蛋白拮抗;用华法林抗凝者,可用维生素K和(或)血浆或凝血因子制剂拮抗。

五、健康指导

健康指导主要内容包括:①讲解疾病相关的知识,使患者理解手术的必要性。②介绍麻醉、手术的相关知识,使患者掌握配合术前准备的方法。③指导患者合理饮食、适当休息和活动,有利于提高手术耐受能力;注意保暖,防止上呼吸道感染。④告知患者戒烟、早晚刷牙、饭后漱口,以保持口腔卫生,预防术后呼吸道并发症。⑤指导患者进行适应性锻炼,如呼吸功能锻炼、床上大小便等。

六、护理评价

(1)患者情绪稳定,能配合各项检查、治疗和护理。

(2)患者对疾病有充分认识,能说出治疗及护理的相关知识及配合要点。

(3)患者的营养状况改善,体重得以维持或增加。

(4)患者的休息、睡眠情况改善,能得到充足的休息和睡眠。

(5)患者的体液维持平衡,未发生水、电解质及酸碱平衡失调,各主要器官功能处于接受手术的最佳状态。

(王坤)

第五节　手术中患者的护理

手术中护理是指从患者安置在手术台准备手术到手术结束转到恢复室为止。器械护士和巡回护士分别担任着不同的角色,实施的是全期护理概念。也就是手术室护理人员运用所学的知识与技能,针对手术患者存在的健康问题和需要,提供患者在手术前、中、后期的各项专业及持续性护理活动。

一、护理评估

1.患者的评估

通过术前访视掌握的患者一般资料和特殊情况,评估患者的生理、心理术前状态,观察主动配合程度。

2.手术间环境评估

检查环境监测指标,如温度22~25℃、湿度40%~60%、物体表面整洁度等。

3.患者生命体征的评估

(1)体温:正常体温,口腔温度为36.3~37.2℃,腋下温度比口腔低0.2~0.4℃,直肠温度比口腔高0.5℃左右。

(2)脉搏:正常成人脉率为每分钟60~100次。女性稍快于男性,儿童快于成人。老年人可慢至55~75次/分,新生儿可快至120~140次/分。

(3)呼吸:正常成人呼吸频率为16~20次/分,儿童为30~40次/分,儿童的呼吸频率随年龄的增长而减少,逐渐达到成人的水平。呼吸频率与脉率之比约为1:4。正常人的呼吸幅度应深浅适度。

(4)血压:正常成人收缩压为90~140mmHg,舒张压为60~90mmHg,脉压为30~40mmHg。在40岁以后,收缩压可随年龄增长而升高。新生儿收缩压为50~60mmHg,舒张压为30~40mmHg。

(5)瞳孔:正常瞳孔在一般光线下直径为2~4mm,两侧等圆、等大。瞳孔反射有对光反射、集合反射。

4.尿量的评估

评估尿路的通畅性,观察尿液的颜色、滴速及尿量并记录。

5.静脉输液的评估

术前评估患者穿刺部位皮肤、静脉血管情况,结合手术部位、手术体位的要求,选定合适的输液部位和输液器具。

6.术中器材的评估

评估手术中使用器材的完整性、功能状态、安全性能。

7.手术体位的评估

评估体位用具完整性及实用性;评估摆放后体位稳定性、标准性;评估手术野是否暴露清楚,手术者操作是否便利。

8.无菌物品的评估

评估手术需要的物品和器械的有效期、消毒灭菌情况。

9.术中压疮评估

采用3S手术患者术前评估量表,从患者麻醉方式、手术体位、手术时间、受压部位皮肤状态、体重及手术区作用力等方面进行评估。

10.潜在问题的评估

(1)实验室检查阳性结果。

(2)手术患者错误。

(3)手术中出血。

(4)术后感染等。

二、常见护理诊断/问题

(1)有手术错误的危险(包括手术患者错误、手术方式错误和手术部位错误):与手术医师、麻醉医师和手术室护士核查有关。

(2)焦虑和恐惧:与手术患者对手术、麻醉及手术治疗缺乏信心有关。

(3)静脉穿刺困难的危险:与手术患者皮肤、血管状况和长期输液有关。

(4)实验室检查异常结果的危险:与患者疾病并发症、既往史等有关。

（5）体液不足的危险：与手术前禁饮、禁食和疾病有关。

（6）有误吸的危险：与麻醉、患者术前禁饮、禁食有关。

（7）有坠床的危险：与手术床过窄、患者无意识的活动、护士保护措施不够等有关。

（8）体温改变的危险：与手术时间、手术创伤、出血、环境温度、术中使用低温液体、大量低温盐水冲洗等方面有关。

（9）组织灌注量改变：与手术中出血、体液补充不足有关。

（10）术中输血并发症的危险：与大量输血、输错血、输入过期血等有关。

（11）有肿瘤种植的危险：与手术操作中肿瘤组织散落、未灭活有关。如黏有肿瘤细胞的手术器械、手套等可以造成"医源性"自身接种的种植转移。

（12）有肌肉、神经、血管损伤的危险：与体位摆放不当，局部受压时间过长，肢体过度外展、外旋等有关。

（13）术中异物残留的危险：与手术前物品清点、手术中物品添加计数、关腔时腔内探查、手术医师操作等有关。

（14）有皮肤完整性受损的危险：与疾病、营养、年龄、手术、麻醉、体重、体位、时间等有关。

（15）有感染的危险：与手术中无菌物品、无菌操作、空气洁净度、手术类别、手术时间等有关。

（16）术中标本遗失的危险：与术中标本管理、送检流程和病理科交接环节有关。

三、护理措施

（一）防止手术患者、手术方式及手术部位发生错误

（1）手术患者均应佩戴标有患者身份识别信息的标志牌或腕带，以便核查。

（2）手术安全核查由手术医师或麻醉医师主持，由具有执业资质的手术医师、麻醉医师和手术室护士三方（以下简称"三方"）共同执行并逐项填写《手术安全核查表》。

（3）麻醉实施前：三方按《手术安全核查表》依次核对患者身份（姓名、性别、年

龄、病案号）、手术方式、知情同意情况、手术部位与标志、麻醉安全检查、皮肤是否完整、术野皮肤准备、静脉通道建立情况、患者过敏史、抗菌药物皮试结果、术前备血情况、假体、体内植入物、影像学资料等内容。

（4）手术开始前：三方共同核查患者身份（姓名、性别、年龄）、手术方式、手术部位与标志，并确认风险预警等内容。手术物品准备情况的核查由手术室护士执行并向手术医师和麻醉医师报告。

（5）患者离开手术室前：三方共同核查患者身份（姓名、性别、年龄）、实际手术方式，术中用药、输血的核查，清点手术用物，确认手术标本，检查皮肤完整性、动静脉通路、引流管，确认患者去向等内容。三方确认后分别在《手术安全核查表》上签名。

（6）手术安全核查必须按照上述步骤依次进行，每一步核查无误后方可进行。

（7）特殊患者（如智障患者、婴幼儿、老人、聋哑人、昏迷患者等），可与其家属或随从人员进行核对。

（8）无名急危重症患者，可依据就诊时编号，进行编号和病历号核对。

（二）减轻患者焦虑和恐惧

（1）根据患者的具体情况，给予针对性的心理疏导。

（2）巡回护士多与患者交流，鼓励患者说出心理感受，分散其注意力，释放焦虑情绪。

（3）引导患者熟悉手术间环境，介绍手术娴熟技术，以减轻其恐惧心理。

（三）选择合适静脉穿刺

（1）选择穿刺部位：首选上肢部位穿刺，避免选择下肢穿刺，手术特殊需要除外。

（2）选择穿刺血管：首选近心端血管，血管应弹性好、无弯曲、宜固定。

（3）对静脉穿刺困难患者（如老人、婴幼儿、长期输液的患者等），浅表静脉摸不到或硬化栓塞情况下，可选择深静脉穿刺。

（4）观察穿刺部位：因静脉穿刺困难，常出现同部位多次穿刺，或同一条静脉多段穿刺的现象，因此术中必须严密观察穿刺部位及该肢体静脉穿刺部位有无液体渗漏、肿胀等现象发生。

(5)对特殊药物(如刺激性强、浓度高的药物),要做好输液外渗的预防和处理。

(四)针对辅助检查异常结果,提出预见性护理措施

(1)巡回护士查看手术患者各项辅助检查结果,知晓专科手术常见辅助检查方法、正常参考值、异常结果风险。

(2)针对辅助检查异常结果,提出预见性护理措施。如伴有糖尿病患者,手术过程中严密监测血糖值,及时调整输液种类,必要时输注少量糖类液体;同时严格执行无菌操作,预防手术后肺部感染。

(五)平衡手术患者有效循环

(1)手术患者常因术前禁饮、禁食导致体液丢失,麻醉前可根据患者的具体情况,适当补充液体(300～500mL)。

(2)选择合适的晶体溶液:心、肝、肾功能不良患者,可选择复方电解质晶体溶液。

(3)小儿和老年患者:适当控制输液速度,以免发生肺水肿。

(4)保持输液通畅,准确记录输入量,发现异常及时处理。

(六)防止麻醉时误吸

(1)麻醉前仔细询问患者禁饮、禁食情况。

(2)准备中心吸引器,压力保持在0.4kPa,麻醉时处于备用状态。

(七)防止患者坠床

(1)麻醉实施前期,妥善固定患者。

(2)麻醉诱导期,巡回护士守护在患者一侧,防止坠床。

(八)维持术中体温稳定

(1)调节手术间环境温度,根据患者手术需要、年龄需要、体质需要进行调节。

(2)术中使用升温毯覆盖患者非手术部位,调节温度至37℃,维持手术过程中患者体温稳定。

(3)需要降温的患者,术中使用控温毯,可根据手术不同时段需要的温度,实施降温或升温。

(4)需要大量输液、输库存血或大量腔内冲洗的患者,使用液体控温仪或液体升温箱进行调节,温度调节在37℃。

(九)保障组织灌注量

(1)静脉穿刺选择穿刺部位时,宜选近心端大血管,以便及时补液、补血,及时保持组织灌注。

(2)急危重症手术患者必须建立两条以上的静脉通道,必要时穿刺动脉和中心静脉。在每条通道上均做标记,以免发生静脉与动脉管道混淆。

(3)术中出现大量出血或大面积渗血时,开放各个通道,晶体、胶体和血制品胶体配合使用,维持循环稳定。

(4)大量输液、输血时,观察手术中出血量、患者末梢循环和尿量,并通知麻醉医师准确记录出入量。

(十)术中输血并发症的处理

(1)取回的血液应尽快输用,不得自行贮血。输血前将血液轻轻摇匀,避免剧烈震荡。血液内不得加入其他药物,如需稀释只能用静脉注射生理盐水。

(2)输血前后用静脉注射生理盐水冲洗输血管道。连续输用不同供血者的血液时,前一袋血液输完后,用0.9%氯化钠注射液冲洗输血器,再接下一袋血继续输注。

(3)输血过程中严密观察受血者有无输血不良反应,如出现异常情况应及时处理。

1)减慢或停止输血,用0.9%氯化钠注射液维护静脉通路。

2)立即通知值班的住院医师和血库值班人员,及时检查、治疗和抢救,并查找原因,做好记录。

(4)疑为溶血性或细菌污染性输血反应,应立即停止输血,用0.9%氯化钠注射液维护静脉通道,及时汇报上级医师,在积极配合治疗、抢救的同时,还要注意以下几点。

1)核对用血申请单、血袋标签、交叉配血实验结果记录。

2)核对受血者及供血者 ABO 血型系统、Rh 血型系统、不规则抗体筛选及交叉配血试验结果。

3)遵医嘱抽取患者血液,加肝素抗凝血药,测定血浆游离血红蛋白含量。

4)遵医嘱抽取患者血液,测定血清胆红素含量、血浆结合珠蛋白、直接抗人体蛋白试验及相关抗体效价。

5)如怀疑为细菌污染性输血反应,抽取血袋中血液做细菌菌种检测。

6)遵医嘱尽早检测血常规、尿常规及尿血红蛋白。

(5)取血和输血前后,严格执行"三查八对"二人核对制度。

(6)输血完毕,将血袋在4℃的冰箱内保留 24 小时。

(7)准确记录输血成分及输入量。

(十一) 医源性肿瘤种植的预防

(1)黏有肿瘤细胞的手术器械、手套等可以造成医源性自身接种的种植转移,肿瘤手术切除后,及时更换使用过的器械,参与手术者及时更换手套。

(2)手术部位及腔隙使用蒸馏水进行肿瘤组织灭活。

(3)手术切口使用保护膜,夹取标本时,避免接触患者其他组织和器官。

(十二) 避免患者肌肉、神经、血管发生损伤

1. 正确摆放手术体位

(1)尽量维持正常人体的生理弯曲,防止肢体过度牵拉、扭曲、受压。

(2)在尽量减少对患者生理功能影响的前提下充分暴露手术野,便于手术者操作。

(3)保持患者正常的呼吸和循环功能。

(4)确保体位稳定性好,防止体位在术中改变。

(5)避免发生各种手术体位并发症。

(6)评估手术床的性能及体位物品的准备情况、手术体位摆放的时机等。

2. 熟悉常见手术体位的并发症

常见手术体位的相关并发症见表9－5。

表 9 – 5　常见手术体位的相关并发症

手术体位	相关并发症
平卧位	直立性低血压、限制性脱发、受压点反应(常出现于足跟部、肘部、骶部)、尺/桡神经损伤、腰背痛、骨筋膜室综合征等
截石位	腓总神经损伤、腰背痛、骨筋膜室综合征等
侧卧位	眼部损伤、耳部损伤、颈部损伤、肩胛上神经损伤、肺不张、臂丛神经和腋窝血管损坏等
俯卧位	眼部损伤、颈部损伤、胸廓出口综合征、乳房损伤、男性生殖器损伤、静脉回流受阻等
坐位	直立性低血压、空气栓塞、眼部损伤、面/舌肿胀、四肢麻痹、坐骨神经损伤等

3. 手术体位并发症的防护措施

(1)仰卧位:仰卧位时,枕部、骶尾部、双足跟等受压部位要做好压疮的防护措施,双手外展角度≤90°,防止损伤臂丛神经和腋神经。

(2)侧卧位:侧卧位时,避免下侧肢体受压;肩部和腋窝腾空,避免臂丛神经的损伤及压迫腋窝血管;保持头部和脊柱在同一水平线上。

(3)俯卧位:俯卧位时,避免压迫眶上动脉和神经;防止足部、女患者胸部及男患者会阴部受压;胸腹部尽量腾空,避免胸腹腔压力过高导致手术野出血,影响患者循环和呼吸。

(4)截石位:托住患者小腿部,避免肢体压迫腘窝处神经与血管,防止损伤腓总神经;两腿之间外展角度≤135°;臀下垫一方形软枕。

(5)坐位:弹力绷带加压包扎下肢时要松紧度适宜;提升背板时,应密切观察血压和心率的变化,可按 15°、30°、45°、60°、75°提升背板,以维持血流动力学的稳定;固定头位时始终保持头部略向前倾,下颌与胸骨的距离为二指,并衬一纱布垫,防止气管和颈静脉受压。

(十三)防止术中异物残留

(1)器械护士提前 15 ~ 20 分钟洗手,仔细检查器械包内物品的数量、性能和完整性。

（2）进入患者体腔内的物品，必须是显影材质，不显影的物品严禁使用。

（3）按照手术器械清点规范与巡回护士对点，严格执行手术前、关闭体腔前、关闭体腔后 3 次清点，并准确记录。

（4）器械护士集中精力观察手术进展，知晓器械和物品去向。

（5）术中添加的物品，必须由巡回护士完成添加和记录。

（6）关闭体腔前，器械数目清点正确无误，方可逐层关腔。

（7）体腔内填塞的止血敷料应记录在手术护理记录单上，取出时应与记录单上的数目核对。

（十四）预防非预期压疮发生

1. 术前对患者进行全面的评估

术前对患者进行全面的评估，包括身高、体重、患病时间、各项检查及化验结果、有无水肿、自主活动能力、皮肤有无异常或压疮等，若发现异常，应与病房护士取得联系，进行沟通，记录评估过程和评估结果。

2. 对术中压疮风险的评估

对术中压疮风险的评估包括手术时间、麻醉方式、手术体位、患者年龄、皮肤状况等。

3. 预防压疮的措施

（1）重点部位的护理：对受压点和压疮好发部位粘贴压疮贴或使用减压保护垫同，以预防压疮。

（2）体位的护理：按照体位摆放原则，做好体位摆放的评估和护理要点。

（3）体温、室温、输血和输液的护理：注意为患者保暖，通过调节室温，使用变温毯、输血输液加温仪，可有效地维持患者的体温，从而保证患者皮肤的血供。

（4）手术过程中勤观察体位摆放情况，受压点和好发部位的情况。

（十五）控制术中感染

（1）严格监督手术室日常环境各项监测指标，保证手术间洁净度。

（2）严格监督手术人员执行外科手术消毒程序。

（3）严格执行手术中无菌操作规范。

1）手术衣腰以上，肩以下，腋中线以前，袖口及肘部视为无菌区。

2）戴好手套后双手不可下垂至腰部以下，应双手内收、紧靠体侧，置于胸前口袋中。

3）手术器械台上视为无菌，器械台边缘以下视为有菌，周围人员不可触及。

4）执行无菌操作时手术人员应面向无菌区，交换位置时须背对背走。

5）禁止在手术人员背后传递器械，巡回护士操作时不可跨越无菌区。

6）手术过程中避免交谈，以免飞沫通过口罩传播细菌。

7）限制参观人数（2人），以减少污染的机会。参观者应远离手术者（大于33cm距离）。不得随意在手术室手术间来回走动。

（4）手术中使用的无菌物品实施过程追踪和结果控制相结合。

（5）手术安排原则：根据手术间层流级别安排相应手术，先做无菌手术，后做污染手术。连台手术间自净30分钟。

（十六）术中标本管理

1.术中快速冰冻病理标本

（1）手术中切下标本组织，交给巡回护士。

（2）巡回护士将标本装入标本袋，粘贴好患者基本信息标本签，勿装固定液。

（3）巡回护士与手术医师确定标本名称并核对标本，给家属看过标本后，专人送往病理科。

（4）巡回护士填写术中快速冰冻切片标本登记本，快速标本送检流程按照危急值流程处理。

2.择期手术标本

（1）手术中切下标本组织，交给巡回护士。

（2）巡回护士取大小适合的标本袋。

（3）手术结束，巡回护士督促医师填写病理标本送检申请单和手术患者基本信息标本签，要求字迹清晰、编号一致、书写工整，并保持申请单和标签整洁。

（4）手术医师将标本送检申请单和标本送至标本间，使用新鲜的标本固定液，固定液为组织体积的 3 ~ 5 倍。

(5)标本班护士核对标本、标本送检单、标本送检申请单、标本登记本,与病理科交接并在标本登记本签字。

四、注意事项

1. 术中用药、输血的核查

由麻醉医师或手术医师根据需要下达医嘱并做好相应记录,由手术室护士与麻醉医师共同核查。

2. 体位安置

体位安置要安全合理,防止坠床或损伤;保护患者受压皮肤,避免压疮的发生,做好交班并记录。

（王坤）

第六节　手术后患者的护理

一、护理评估

(一)健康史

了解麻醉种类、手术方式、术中出血量、补液输血量、尿量、用药情况;引流管安置的部位、名称及作用等。

(二)身体状况

1. 麻醉恢复情况

评估患者神志、呼吸和循环功能、肢体运动及感觉、皮肤色泽等,综合判断麻醉是否苏醒及苏醒程度。

2. 呼吸系统

观察呼吸频率、深浅度和节律性;注意呼吸道是否通畅,舌后坠堵塞呼吸道时常有鼾声,喉痉挛时可有吸气困难伴喘鸣音,支气管痉挛表现为喘息、呼气困难及呼气时相延长。

3.循环系统

监测血压的变化,脉搏的频率、强弱及节律性;评估皮肤颜色及温度,观察患者肢端血液循环情况。

4.体温

一般术后24小时内,每4小时测体温1次,以后根据病情延长测量间隔时间。由于机体对手术创伤的反应,术后患者体温可略升高(一般小于38℃),1~2天后逐渐恢复正常。

5.疼痛

评估疼痛部位、性质、程度、持续时间、患者的面部表情,评估疼痛影响病人活动、睡眠及饮食情况,用国际常用的疼痛评估法对疼痛做出正确的评估。

6.排泄情况

评估患者有无尿潴留,并观察尿量、性质、颜色和气味等有无异常。评估肠蠕动恢复情况,询问患者有无肛门排气,观察患者有无恶心、呕吐、腹胀、便秘等症状。

7.切口状况

评估切口有无渗血、渗液、感染及愈合不良等并发症。

8.引流管与引流物

评估术后引流是否通畅,观察引流物量、颜色、性质等。

(三)心理-社会状况

手术后是患者心理反应比较集中、强烈的阶段,随原发病的解除和安全度过麻醉及手术,患者心理上会有一定程度的解脱感;但继之又会有新的心理变化,如担忧疾病的病理性质、病变程度等;手术致正常生理结构和功能改变者,则担忧手术对今后生活、工作及社交带来的不利影响。此外,切口疼痛、不舒适或对并发症的担忧,可使患者再次出现焦虑,甚至将正常的术后反应视为手术的失败或出现的并发症,加重对疾病预后不客观的猜疑,以致少数患者长期遗留心理障碍而不能恢复正常生活。

二、常见护理诊断/合作性问题

(1)清理呼吸道无效:与痰液黏稠、切口疼痛、不能有效咳嗽有关。

(2)体液不足:与术中出血、失液或术后禁食、呕吐、引流等有关。

(3)舒适的改变:与术后疼痛、恶心、呕吐、腹胀、尿潴留、呃逆等有关。

(4)活动无耐力:与切口疼痛、疲乏、体质虚弱等有关。

(5)有感染的危险:与手术、呼吸道分泌物积聚、放置引流管等有关。

(6)知识缺乏:缺乏有关术后方面的知识。

三、护理目标

护理目标包括:①患者能有效清理呼吸道,保持呼吸道通畅;②体液平衡得到维持;③术后舒适感增加;④术后活动量增加;⑤未发生感染,切口愈合良好;⑥患者能复述术后饮食、活动、切口护理、导管护理的要点和相关知识。

四、护理措施

(一)体位

根据麻醉及患者的全身状况、术式、疾病的性质等选择卧位,使患者处于舒适和便于活动的体位。全身麻醉尚未清醒的患者应去枕平卧、头转向一侧,使口腔内分泌物或呕吐物易于流出,避免吸入气管。蛛网膜下隙阻滞麻醉的患者,应平卧或头低卧位12小时,以防止因脑脊液外渗导致的头痛。全身麻醉清醒后、蛛网膜下隙阻滞麻醉12小时后及硬脊膜外腔阻滞麻醉、局部麻醉等患者,可根据手术需要安置卧位。施行颅脑手术后,如无休克或昏迷,可取15°~30°头高脚低斜坡卧位。施行颈、胸手术后,多采用高半坐卧位,便于呼吸及有效引流。腹部手术后,多取低半坐卧位或斜坡卧位,以减少腹壁张力。腹腔内有污染的患者,在病情许可情况下,尽早改为半坐位或头高脚低位,使炎性渗出物流入盆腔,避免形成膈下脓肿。脊柱或臀部手术后,可采用俯卧或仰卧位。

(二)维持呼吸与循环功能

1.生命体征的观察

根据手术大小,定时监测体温、脉搏、呼吸、血压。病情不稳定或特殊手术者,应送入重症监护病房,随时监测心、肺等生理指标,及时发现呼吸道梗阻、伤口出血、胸腹腔出血、胃肠道出血和休克等的早期表现,并进行对症处理。

(1)血压:对中、小型手术后患者,每小时监测血压 1 次,直至血压平稳;对大手术后或有内出血倾向者,必要时可每 15~30 分钟测血压 1 次,病情稳定后改为每 1~2 小时 1 次,并做好记录。根据病情调整输液速度及输液量。患者坐起、站立时应缓慢,以免体位突然变动而引起直立性低血压。

(2)体温:体温变化是人体对各种物理、化学、生物刺激的防御反应。体温升高,常提示某种刺激的存在。术后 24 小时内,每 4 小时测体温 1 次,随后每 8 小时 1 次,直至体温正常后改为一天 2 次。

(3)脉搏:随体温而变化。失血、失液导致循环容量不足时,脉搏可增快、细弱,血压下降、脉压变小,但脉搏增快、呼吸急促也可为心力衰竭的表现。

(4)呼吸:随体温升高而加快,有时可因胸、腹带包扎过紧而受影响。若术后患者出现呼吸困难或急促时,应先检查胸、腹带的松紧度,适当调整,但仍应警惕肺部感染和急性呼吸窘迫综合征的发生。

2.保持呼吸道通畅

(1)防止舌后坠:一般全麻术后,患者口腔内常留置口咽通气管,以避免舌后坠,同时可用于抽吸清除分泌物。患者麻醉清醒、喉反射恢复后,应去除口咽通气管,以免刺激诱发呕吐及喉痉挛。发现舌后坠者,应将其下颌部向前上托起,或用舌钳将舌拉出。

(2)促进排痰和肺扩张:①麻醉清醒后,鼓励患者每小时做深呼吸运动 5~10 次,每 2 小时有效咳嗽 1 次。②根据病情每 2~3 小时协助翻身 1 次,同时叩击背部,促进痰液排出。③对使用深呼吸运动器的患者,指导正确的使用方法,促进患者行最大的深吸气,使肺泡扩张,并能增加呼吸肌的力量。④对痰液黏稠患者可用超声雾化吸入(生理盐水 20mL 加 α－糜蛋白酶 5mg),每天 2~3 次,每次 15~20 分钟,使痰液稀薄、易咳出。⑤对呼吸道分泌物较多、体弱、不能有效咳嗽排痰者,应给予导管吸痰,必要时可采用纤维支气管镜吸痰或行气管切开吸痰。⑥吸氧,根据病情适当给氧,以提高动脉血氧分压。

(三)静脉补液

补充患者禁食期间所需的液体和电解质,若禁食时间较长,需提供肠外营养支持,以促进合成代谢。

(四)增进患者的舒适

1.疼痛

麻醉作用消失后,患者可出现疼痛。术后 24 小时内疼痛最为剧烈,2~3 天后逐渐缓解。若疼痛呈持续性或减轻后又加剧,需警惕切口感染的可能。疼痛除造成患者痛苦外,还可影响各器官的生理功能。首先,妥善固定各类引流管,防止其移动所致切口牵拉痛;其次,指导患者在翻身、深呼吸或咳嗽时,用手按压伤口部位,减少因切口张力增加或震动引起的疼痛;指导患者利用非药物措施,如听音乐、数数字等分散注意力的方法减轻疼痛;医护人员在进行可使疼痛加剧的操作(如较大创面的换药)前,适量应用止痛药,以增强患者对疼痛的耐受性。小手术后口服止痛片,对皮肤和肌性疼痛有较好的效果。大手术后 1~2 天,常需行哌替啶肌内或皮下注射(婴儿禁用),必要时可 4~6 小时重复使用或术后使用止痛泵。

使用止痛泵应注意:①使用前向患者说明止痛泵的目的和按钮的正确使用方法,以便患者按照自己的意愿注药镇痛;②根据镇痛效果调整预定的单次药量和锁定时间;③保持管道通畅,及时处理报警;④观察止痛泵应用中患者的反应。

2.发热

手术后患者的体温可略升高(幅度在 0.5~1.0℃),一般小于 38.5℃,临床称为外科手术热。若术后 3~6 天持续发热,则提示存在感染或其他不良反应。术后留置导尿管容易并发尿路感染,若持续高热,应警惕是否存在严重的并发症,如腹腔残余脓肿等。对高热者宜给予物理降温,如冰袋降温、乙醇擦浴等,必要时可应用解热镇痛药物,保证患者有足够的液体摄入,及时更换潮湿的床单位或衣裤。

3. 恶心、呕吐

导致恶心、呕吐的常见原因是麻醉反应,待麻醉作用消失后可自然停止。腹部手术后胃扩张或肠梗阻可以发生不同程度的恶心、呕吐,其他引起恶心、呕吐的原因有颅内压升高、糖尿病酮症酸中毒、尿毒症、低钾血症和低钠血症等。护士应观察患者出现恶心、呕吐的时间及呕吐物的量、色、质,并做好记录,以利诊断和鉴别诊断。遵医嘱使用镇静、镇吐药物,如阿托品、奋乃静或氯丙嗪等。

4. 腹胀

随着胃肠蠕动功能恢复、肛门排气后,腹胀症状可自行缓解。若术后数日仍未排气,且伴严重腹胀、肠鸣音消失,可能为腹腔内炎症或其他原因所致的肠麻痹;若腹胀伴阵发性绞痛、肠鸣音亢进,甚至有气过水音或金属音,应警惕机械性肠梗阻。严重腹胀可使膈肌抬高,影响呼吸功能,使下腔静脉受压、血液回流受阻,影响胃肠吻合口和腹壁切口的愈合,故需及时处理。

处理方法:①应用持续性胃肠减压、放置肛管等;②鼓励患者早期下床活动;③乳糖不耐受者,不宜进食含乳糖的奶制品;④非胃肠道手术者,使用促进肠蠕动的药物,直至肛门排气;⑤已确诊为机械性肠梗阻者,在严密观察下经非手术治疗未缓解者,完善术前准备后再次行手术治疗。

5. 呃逆

对手术后早期发生呃逆者,可经压迫眶上缘、抽吸胃内积气和积液、给予镇静或解痉药物等措施得以缓解。如上腹部手术后出现顽固性呃逆,应警惕吻合口或十二指肠残端漏,继发膈下感染。一旦明确诊断,需要及时处理。

6. 尿潴留

若患者术后 6~8 小时尚未排尿,或虽有排尿,但尿量甚少、次数频繁,耻骨上区叩诊有浊音区,基本可确诊为尿潴留,应及时处理:①稳定患者的情绪,若无禁忌者可协助其坐于床沿或站立排尿;②帮助患者建立排尿反射,如听流水声、下腹部热敷、轻柔按摩;③用镇静止痛药解除切口疼痛,或用氨甲酸等胆碱药,有利于患者自行排尿;④上述措施均无效时,在严格无菌技术下导尿,第 1 次导尿量大于 500mL 者,应留置导尿管 1~2 天,有利于膀胱逼尿肌收缩功能的恢复;⑤对有器质性病变

（如骶前神经损伤、前列腺增生）者，也需留置导尿管。

（五）切口及引流管护理

1. 切口护理

观察切口有无出血、渗血、渗液、敷料脱落及局部红、肿、热、痛等征象。若切口有渗血、渗液或敷料被大、小便污染，应及时更换，以防切口感染；若腹壁切口裂开，应先用无菌纱布或无菌巾覆盖；对四肢切口大出血者，先用止血带止血，然后再通知医师进行紧急处理。

切口的愈合分为3级：①甲级愈合，切口愈合优良，无不良反应；②乙级愈合，切口处有炎症反应，如红肿、硬结、血肿、积液等，但未化脓；③丙级愈合，切口化脓，需做切开引流处理。

缝线拆除时间依据患者年龄、切口部位、局部血液供应情况而决定。一般头、面、颈部手术后4~5天拆线；胸部、上腹部、背部、臀部为7~9天拆线；下腹部、会阴部为6~7天拆线；四肢为10~12天拆线（近关节处可适当延长）；减张缝线为14天，必要时可间隔拆线。青少年患者因新陈代谢旺盛，愈合快，可缩短拆线时间；年老体弱者、营养不良者、糖尿病患者则宜酌情延迟拆线时间。

2. 引流管护理

引流管的种类较多，分别置于切口、体腔（如胸、腹腔等）和空腔器官内（如胃肠减压管、导尿管等）。定期观察引流是否有效，引流管是否通畅，有无阻塞、扭曲、折叠和脱落，并观察、记录引流物的量、色、质。乳胶引流片一般于术后1~2天拔除；单腔或双腔橡皮引流管多用于渗液较多、脓液稠厚者，大多要2~3天才能拔除；胃肠减压管一般在胃肠道功能恢复、肛门排气后，即可拔除。

（六）心理护理

对于手术后仍有心理障碍的患者，应根据其社会背景、个性及手术类型的不同，对每个患者提供个体化的心理支持，包括及时反馈手术情况、正确处理术后疼痛、帮助患者克服消极情绪及做好出院的心理准备。

(七)健康教育

1. 饮食

(1)非腹部手术:视手术大小、麻醉方法和患者的反应决定开始饮食的时间。局部麻醉下实施的手术、体表或肢体的手术、全身反应较轻者,术后即可进饮食;手术范围较大、全身反应显著者,需待 2~3 天后方可进食;蛛网膜下隙阻滞麻醉和硬脊膜外腔阻滞麻醉者,术后 3~6 小时即可进饮食;全身麻醉者,应待麻醉清醒,恶心、呕吐反应消失后方可进食。

(2)腹部手术:择期胃肠道手术,待肠道蠕动恢复(需 2~3 天)可开始饮水,进少量流质饮食,继而逐步增加至全量流质饮食、半流质饮食,第 7~9 天可以恢复普通饮食。目前,较多采用液状肠内营养制药以替代普通的流质饮食,前者富含各种营养成分。禁食及进少量流质饮食期间,应经静脉输液供给水、电解质和营养制品。如禁食时间较长,还需通过静脉补充肠外营养。出院时,指导患者合理进食有足够能量、蛋白质和丰富维生素的均衡饮食。胃切除术后患者宜少量多餐。

2. 活动

早期活动有利于增加肺活量,减少肺部并发症,改善全身血液循环,促进切口愈合,降低因静脉血流缓慢导致深静脉血栓形成的发生率。有休克、心力衰竭、严重感染、出血、极度衰弱等状况者,以及施行过有特殊固定、制动要求的手术患者,则不宜早期活动,应根据患者的耐受程度,逐步增加活动范围及活动量。当患者清醒、麻醉作用消失后,应鼓励其在床上活动,如深呼吸、四肢主动活动及间歇性翻身等,足趾和踝关节伸屈活动、下肢肌松弛和收缩的交替运动有利于促进静脉回流。痰多者应定时咳痰,如坐在床沿上做深呼吸和咳嗽。术后 2~3 天开始,如病情许可,鼓励和协助患者离床活动,并逐渐增加离床活动次数、时间和范围。下床前应将各种引流管固定好,虚弱患者离床活动时,需有两人协助进行。每次活动以不使患者过度疲劳为原则。

3. 服药和治疗

肿瘤患者术后继续药物治疗常是手术治疗的延续过程,患者应遵医嘱按时、按量服用。为避免或延迟肿瘤复发、延长生存期,肿瘤患者应坚持定期的化疗和放疗。

4.切口护理

(1)闭合性切口:拆线后用无菌纱布覆盖 1～2 天。

(2)开放性切口:遵医嘱定期到医院复查,更换敷料。

5.就诊和随访

患者出院后若出现体温大于 38℃、伤口引流物有异味、切口红肿,或有异常腹痛、腹胀、肛门停止排便和排气等症状与体征时,应及时就诊。一般患者于手术后 1～3 个月到门诊随访 1 次,通过系统检查,了解机体的康复程度及切口愈合情况。肿瘤患者应于术后 2～4 周到门诊随访,以制定继续治疗方案。

五、护理评价

通过治疗和护理,患者是否:①有效清理呼吸道,保持呼吸道通畅;②体液平衡得到维持,生命体征平稳;③不舒适感减轻或消失;④未发生感染,手术切口愈合良好;⑤病人掌握有关术后饮食、活动、切口护理、导管护理的相关知识。

(王坤)

第七节　手术室紧急情况处理

一、心搏骤停

心搏骤停是指各种原因引起的心脏突然停止搏动,有效泵血功能消失,引起全身严重缺氧、缺血。临床表现为扪不到大动脉搏动,心音消失,继之意识丧失,呼吸停止,瞳孔散大,若不及时抢救可引起死亡。一般认为,心脏停搏 5～10 秒病人可出现眩晕或昏厥,超过 15 秒可出现昏厥和抽搐,超过 20 秒可出现昏迷;若心搏停止超过 5 分钟常可造成大脑严重损伤或死亡,即使复跳也往往会遗留不同程度的后遗症。一旦发生手术患者心搏骤停,手术团队成员应第一时间进行快速判断,并实施心肺复苏术。

(一)术中发生心搏骤停的原因

1.各种心脏病

如心肌梗死、心肌病、心肌炎、严重心律失常、严重瓣膜疾病。

2.麻醉意外

术中麻醉过深,或大量应用肌松药,或气管插管引起迷走神经兴奋性增高,都可使原来有病变的心脏突然停跳。

3.药物中毒或过敏

常见的如局麻药(普鲁卡因胺)中毒、抗生素过敏、术中血液制品过敏等。

4.心脏压塞

心脏外科手术,如术中止血未完全或术中出血未及时引流出心包,易形成血块,导致心脏压塞。

5.血压骤降

如快速大量失血、失液,或术中过量使用扩血管药物(如硝普钠),可使手术患者血压骤降,心搏骤停。

(二)心肺复苏术的实施

心肺复苏术(CPR)是针对呼吸、心搏停止的急危重症患者所采取的抢救关键措施,即采用胸外按压形成暂时的人工循环并使心脏恢复自主搏动,采用人工呼吸代替自主呼吸,快速电除颤转复心室颤动,以及尽早使用血管活性药物来重新恢复自主循环的急救技术。若手术患者因心脏压塞引起心脏、呼吸骤停,应当马上施行手术,清除心包血块。心搏、呼吸骤停急救有效的指标:触及大动脉搏动,收缩压达8kPa(60mmHg)以上,皮肤、口唇、甲床颜色由紫转红,瞳孔缩小,对光反射恢复,睫毛反射恢复,自主呼吸恢复,心电图表现室颤波由细变粗。

1.迅速评估

如果为术中已实施麻醉监护的手术患者,可以通过监护仪实时监测数据和触摸颈动脉搏动,判断脉搏和呼吸,但不可因反复观察心电示波而丧失抢救时机;如果为术中未实施麻醉监护的手术患者,则手术室护士或手术医师应迅速判断其意识反应、脉搏和呼吸情况,若手术患者意识丧失、深昏迷、呼之不应,医护人员触摸颈动脉搏动(检查至少5秒,但不要超过10秒),如果10秒内没有明确地感受到脉搏,应启动心肺复苏应急预案。

2.启动心肺复苏应急预案

如果麻醉师在场,手术室护士应配合麻醉师和手术医师一同进行心肺复苏术;如果为局麻手术患者,手术室巡回护士应当立刻呼叫麻醉师帮助,同时协助手术医师开始心肺复苏术。

3.胸外按压及呼吸复苏

(1)胸部按压:抢救者站于手术患者的一侧,使手术患者仰卧在坚固平坦的手术床上,如果手术患者为特殊体位(如俯卧位、侧卧位),手术团队应将其翻转为仰卧位,翻转时应尽量使其头部、颈部和躯干保持在一条直线上。抢救者一手的掌根放在手术患者胸部中央,另一手的掌根置于第一只手上,伸直双臂,使双肩位于双手的正上方。按压时要求用力、快速,胸骨下陷至少5cm,按压频率至少100次/分钟,每次按压后令胸壁完全回弹,尽量减少按压中断。

(2)开放气道,进行呼吸支持:如果手术患者已置气管插管,则应使用呼吸机或简易人工呼吸器进行呼吸支持。如果手术患者未置气管插管,则手术室护士应协助麻醉师或手术医师用仰头提颏法和推举下颌法两种方法开放气道,同时给予简易人工呼吸面罩维持呼吸,同时应尽快实施气管内插管,连接呼吸器或麻醉机。

仰头提颏法是指抢救者一手置于手术患者的前额,用手掌推动,使其头部后仰,另一只手的手指置于病人颏部下颌角处,使颏部上抬。推举下颌法是指抢救者同时托起手术患者左右下颌,无须患者仰头;当手术患者存在脊柱损伤可能时,应选择推举下颌法开放气道。

(3)胸内心脏按压:在胸外心脏按压无效的情况下,可实施胸内心脏按压。应用无菌器械,局部消毒,在第4肋间前外侧切口进胸,膈神经前纵形剪开心包,正确地施行单手或双手心脏按压术。一般用单手按压时,拇指和大鱼际紧贴右心室的表面,其余4指紧贴左心室后面,均匀用力、有节奏地进行按压和放松,按压频率为60~80次/分钟。双手胸内心脏按压,用于心脏扩大、心室肥厚者,挽救者左手放在患者右心室面,右手放在左心室面,双手掌向心脏做对合按压,其余同单手法。切勿用手指尖按压心脏,以防心肌和冠状血管损伤。术后彻底止血,置胸腔引流管。

(三)电除颤

部分手术患者的循环骤停病因实际为发生心室颤动。在心脏按压过程中,对出现心室颤动者及时进行电击除颤才能恢复窦性节律。

1.胸外除颤

将除颤电极包上盐水纱布或涂上导电膏,一电极放在患者胸部右上方(锁骨正下方),另一电极放在左乳头下(心尖部),成人一般选用200～400J,儿童选用50～200J,第一次除颤无效时,可酌情加大能量再次除颤。

2.胸内除颤

术中或开胸抢救时使用胸内除颤电极板,电极板蘸以生理盐水,左右两侧夹紧心脏,成人用10～30J,放电后立即观察心电监护波形,了解除颤效果。

二、外科休克

休克是一种急性综合征,是指各种强烈致病因素作用于机体,使循环功能急剧减退,组织器官微循环灌流严重不足,导致细胞缺氧和功能障碍,以至重要生命器官功能、代谢严重障碍的全身危重病理过程。休克分为低血容量性、感染性、心源性、神经性和过敏性休克五类。其中低血容量性休克是手术患者最常见的休克类型,是由于体内或血管内血液、血浆或体液等大量丢失,引起有效血容量急剧减少所致的血压降低和微循环障碍,如肝脾破裂出血、宫外孕出血、四肢外伤、术中大出血等均可造成低血容量性休克。

(一)低血容量性休克的临床表现

早期患者出现精神紧张或烦躁、面色苍白、出冷汗、肢端湿冷、心搏加快、血压稍高,晚期患者出现血压下降、收缩压<80mmHg、脉压<20mmHg、心率增快、脉搏细速、烦躁不安或表情淡漠,严重者出现昏迷、呼吸急促、发绀、尿少,甚至无尿。

(二)低血容量性休克的急救措施

休克的预后取决于病情的轻重程度、抢救是否及时、抢救措施是否得力,所以一旦手术患者发生低血容量性休克,手术室护士应采取以下护理措施,协助手术医师、麻醉师共同对手术患者进行急救。

1.一般护理措施

休克的手术患者送入手术室后,首先应维持手术患者呼吸道通畅,同时使其仰卧于手术床并给予吸氧,选择留置针,迅速建立静脉通路,保证补液速度,调高手术间温度,为手术患者盖棉被,同时可使用升温毯等主动升温装置,维持手术患者正常体温。

2.补充血容量

低血容量性休克治疗的首要措施是迅速补充血容量,短期内快速输入生理盐水、右旋糖酐、全血或血浆、血清蛋白,以维持有效回心血量;同时正确地评估失液量,失液量的评估可以凭借临床症状、中心静脉压、尿量和术中出血量等进行判断。因此,休克患者术前必须常规留置导尿管,以备记录尿量,术中出血量包括引流瓶内血量及血纱布血量的总和,巡回护士应正确评估、计算后告知手术医师,在快速补液时,手术室护士应密切观察手术患者的心肺功能,防止发生急性心力衰竭;在给手术患者输注库存血前,要适当加温库存血,预防术中低体温的发生。

3.积极处理原发病

(1)术前大量出血引起休克:如对术前因肝脾破裂出血、宫外孕出血而引起休克的患者,进入手术室后所有手术团队成员应分秒必争,立即实施手术进行止血。

(2)四肢外伤引起休克:手术室护士事先准备止血带,并协助手术医师及时环扎止血带,并记录止血带使用的起止时间。

(3)术中大出血:洗手护士在无菌区内做好应急配合,密切关注手术野,协助手术医师采取各种止血措施,传递器械、缝针时应确保动作迅速、准确。巡回护士应及时向洗手护士提供各类止血物品和缝针,与麻醉师共同准备并核对血液制品。

(4)剖宫产术中发生大出血:手术医师可以通过按摩子宫、使用缩宫素、缝扎等方式进行止血,巡回护士应及时准备缩宫素等增强子宫收缩的药物。如遇胎盘滞留或胎盘胎膜残留情况,洗手护士应配合手术医师尽快徒手剥离胎盘,控制出血,若出血未能有效控制,在输血、抗休克的同时,行子宫次全切除术或全子宫切除术,巡回护士应及时提供洗手护士手术器械、敷料及特殊用物,并准确进行添加器械和纱布的清点记录。

4. 及时执行医嘱

在抢救手术患者的紧急情况下,巡回护士可以执行手术医师的口头医嘱,执行前必须复述,得到确认后方可执行。

5. 做好病情观察及记录

注意观察手术患者的生命体征,包括出入量(输血量、输液量、尿量、出血量、引流量等);记录各类抢救措施、术中用药及病情变化情况。

三、输血反应

输血是临床抢救患者、治疗疾病的有效措施,在外科手术领域应用较广。一般情况下输血是安全的,但仍有部分患者在输血或输入某些血液制品后出现各种反应,可能由供、受者间血细胞表面同种异型抗原型别不同所致。常见的输血反应为红细胞 ABO 血型不符导致的溶血反应,此外,还有非溶血性反应即发热反应、过敏反应等。

(一)发热反应

发热属于非溶血性反应,是最常见的输血反应。

1. 原因

(1)输入致热原所致,如血液、保养液、输血用具被致热原污染。

(2)违反无菌技术操作原则,造成输血过程受污染。

(3)免疫作用:多次输血后,受血者血液中产生的白细胞抗体或血小板抗体与供血者的白细胞或血小板发生免疫反应。

2. 临床表现

通常在输血过程中或输血后 1~2 小时以内发生反应,患者起初寒战,继而发热,体温升高至 38~41℃,持续时间不等,轻者持续 1~2 小时,重者持续数小时,可伴有皮肤潮红、头痛、恶心、呕吐等症状。

(二)过敏反应

1.原因

(1)形成全抗原致敏:如患者为过敏体质,输入血液中的异体蛋白质与过敏机体的蛋白质结合形成全抗原而引起过敏。

(2)输入血中含有致敏物质。

(3)多次输血产生抗体:患者多次输血,体内产生过敏性抗体,当再次输血时,抗原和抗体相互作用。

2.临床表现

过敏反应多在输血后期或即将结束时发生,反应程度轻重不一,症状出现越早反应越严重。

(1)轻度反应:输血后出现皮肤瘙痒,局部或全身出现荨麻疹。

(2)中度反应:出现血管神经性水肿,多见于颜面部,表现为眼睑、口唇高度水肿;喉头水肿可发生呼吸困难。

(3)重度反应:发生过敏性休克。

(三)溶血反应

溶血反应是指供血者的红细胞或受血者的红细胞发生异常破坏或溶解引起的一系列临床症状,为输血最严重的反应。

1.原因

(1)输入异型血:供血者和受血者的血型不符而造成血管内溶血,反应发生快,一般输入 10～15mL 即出现症状,后果严重。

(2)输入变质血:输血前红细胞即被破坏、溶解,如血液贮存过久、保存温度过高、血液被剧烈震动或被细菌污染、血液内加入高渗或低渗溶液或影响 pH 的药物等,均可导致红细胞破坏、溶解。

③输入 Rh 因子不同的血:Rh 阴性者首次输入 Rh 阳性血液时不发生溶血反应,但输血 2～3 周后体内即产生抗 Rh 阳性的抗体,如再次接受 Rh 阳性血液,即可发生溶血反应。Rh 因子不合所致的溶血反应发生较慢,可在输血后几小时至几天后才

发生,并且较少见。

2. 临床表现

急性溶血反应者常出现寒战、高热、心悸、气促、腰背痛、血红蛋白尿,甚至尿闭、急性肾衰竭和 DIC 表现。

(四)其他反应

输血不当还可出现出血倾向、细菌污染输血反应、传播疾病等。此外,大量输入库存血时,因血细胞破坏过多,钾离子含量增多,酸性增大,可引起高钾血症和酸中毒。

(五)输血反应急救措施及处理流程

一旦发生输血反应,应立即停止输血,更换全部输液管路,遵医嘱进行抗过敏等治疗,紧急情况下,口头医嘱必须完整复述得到确认后方可执行。将未输完的血液制品及管道妥善保存,送输血科。

(吴忠辉)

第八节　职业防护

一、概述

(一)标准防护的定义及原则

1. 标准防护的定义

标准防护是针对医院所有患者和医务人员所采取的一组预防感染措施,包括手卫生,根据预期可能的暴露选用手套、隔离衣、口罩、护目镜或防护面罩,以及安全注射,也包括穿戴合适的防护用品处理患者环境中污染的物品与医疗器械。

2. 标准预防的原则

基于患者的血液、体液、分泌物(不包括汗液)、非完整皮肤和黏膜均可能含有感染性因子,采取以下原则。

（1）一视同仁：基于所有患者的血液、体液、分泌物（不包括汗液）、非完整皮肤和黏膜均可能含有感染性因子的原则。

（2）双向防护：尽最大可能降低医务人员与病人之间、病人与病人之间微生物传播的危险性，起到双向防护的作用。

（3）按需防护：根据预期可能暴露的风险选用防护用品。

（二）标准防护措施

标准防护内容涵盖诊疗工作全流程，建立医院感染控制的基本屏障，内容包括手卫生；戴手套；正确使用口罩、防护镜和面罩，适时穿隔离衣、防护服、鞋套；污染的医疗仪器设备、物品及医疗废物等，应按照相关的法律法规进行处理和管理、物体表面、环境、衣物与餐具等，按相关规范进行消毒处理。

（三）普及性防护措施

普及性防护所采取的措施主要是在医疗机构的区域内，防止非胃肠道、黏膜和非完整性皮肤暴露于经血传播的病原体的扩散。此外，建议做 HBV 免疫接种，作为暴露于血液污染高度易感者实施普及性防护措施的一种重要辅助手段。普及性防护措施通常包括戴手套、洗手、小心利器刺伤、戴护目镜与面罩、穿防护服和掌握屏障技术等。

（四）标准预防的特点

（1）既要防止血液性疾病的传播，又要防止非血液性疾病的传播。

（2）强调双向防护，既防止疾病从患者传至医务人员，又要防止疾病从医务人员传至患者。

（3）根据疾病的主要传播途径采取相应的隔离措施，包括接触隔离、空气隔离和微粒隔离。

（五）医疗机构标准预防的要求

（1）配置洗手和洗眼设施。

（2）使用适宜的个人防护用品。

（3）合理安置患者。

(4)制定并遵守环境操作规程,包括医疗废物处理、工作场所的清理清洁和被服清洁。

(5)对锐器进行适当的处理和处置。

(6)制定适宜的职业安全卫生工作操作规程。

(7)保障生物标本的处理与运送安全。

(8)配备相应的医疗卫生设备并定期进行清洗、运输和维护。

二、感染暴露的危险与防护

(一)血源性传播疾病的暴露危险与防护

1. 概述

美国职业安全卫生管理局(OSHA)的统计资料显示,在卫生行业及相关部门工作时,有被 HIV、HBV、HCV 及其他血源性传播疾病感染危险的工作人员达 560 万人。2000 年 3 月,疾病控制和预防中心(CDC)报告,每年卫生行业的职员中被针刺伤或经皮肤受伤害的有 60 万~80 万人。从 CDC 发布的《被锐器伤害处理过程》报告来看,护士是针刺伤害的主要群体,在针刺伤中约 1/3 受害者是护士。事实上,医疗工作中不慎被锐器伤害的现状远比上述统计的严重。日本的一项调查显示,手术过程中几乎手术医师都有被针刺伤的痕迹,手套上都留有针眼。钟秀玲对助产士在接生缝合过程中针刺伤的一项调查中显示:助产士在 10 次接生中有 8 次被针刺伤。也有报道,外科医师及妇产科医护人员中乙肝病毒携带率高于社会人群。美国 CDC 的报告中显示,牙医乙肝病毒携带率高于社会人群 20~30 倍。因此,小心利器刺伤,防止血源性疾病的传播应是当务之急。

2. 血源性传播疾病及职业暴露感染危险性

目前已被证实的血源性传播疾病有乙型肝炎、丙型肝炎、获得性免疫缺陷综合征、埃博拉出血热、巨细胞病毒感染、梅毒、疟疾等,多达 50 余种,而通过职业暴露感染的病毒最主要有 3 种,即乙型肝炎病毒(HBV)、丙型肝炎病毒(HCV)和人类免疫缺陷病毒(艾滋病病毒,HIV)。我国乙肝表面抗原携带率为 9.75%,丙肝感染率约为 3%。特别是艾滋病病毒,感染人数已超过 60 万,使医护人员职业感染的危险性增加。

手术室护理人员在工作中发生针刺伤和切割伤是导致这类感染的最主要原因，也可通过黏膜或破损皮肤接触引起感染，但通过针刺伤和切割伤感染的危险性高于黏膜接触。如因受 HIV 污染的针刺伤而感染的危险为 0.33%，而黏膜暴露后感染的危险性仅约为 0.09%。

3.血源性传播疾病的暴露防护

护理人员感染血源性传播疾病多由于意外接触有传染性血液所致，而此类疾病目前大多仍无有效治疗药物，应采取有效措施预防感染。措施包括如下几点。

（1）树立全面预防观念：对所有患者采取标准预防，即将所有患者的血液、体液及被血液、体液污染的物品均视为具有传染性的病源物质，医务人员接触这些物质时，必须采取防护措施。对于确诊或可疑的传染病患者，采取基于传播方式的预防性防护措施。

（2）防止意外受伤的策略：在进行侵袭性诊疗、护理操作过程中，要保证充足的光线，并特别注意防止被针头、缝合针、刀片等锐器刺伤或者划伤；使用后的锐器应当直接放入耐刺、防渗漏的利器盒，或者利用针头处理设备进行安全处置，也可以使用具有安全性能的注射器、输液器等医用锐器，以防被刺伤。禁止将使用后的一次性针头重新套上针头套；禁止用手直接接触使用后的针头、刀片等锐器。

（3）正确使用隔离技术：进行有可能接触患者血液、体液的诊疗和护理操作时必须戴手套，操作完毕，脱去手套后立即洗手，必要时进行手消。在护理操作过程中，有可能发生血液、体液溅到面部时，应当戴手套、具有防渗透性能的口罩、防护眼镜；有可能发生血液、体液大面积飞溅或者有可能污染医务人员的身体时，还应当穿戴具有防渗透性能的隔离衣或者围裙；医务人员手部皮肤发生破损，在进行有可能接触患者血液、体液的操作时必须戴双层手套；接触非污染物和环境表面前、接触另一个患者前，及时移除手套并立即洗手。

（4）采取必要免疫预防措施：对手术室医务人员进行免疫预防，并定期检测抗体水平，确保机体对血源性致病因子有免疫力，如接种乙肝疫苗可预防感染乙肝病毒。

（5）职业暴露后正确及时处理：应了解各种暴露后的应急处理方法，及时正确地处理可大大降低暴露后感染的危险性。所有被患者体液污染过的或怀疑被污染的物品导致的损伤均应采取紧急局部处理,方法为用肥皂液和流动水清洗污染的皮肤,用生理盐水冲洗黏膜;如有伤口,应当在伤口旁轻轻挤压,尽可能挤出损伤处的血液,再用肥皂液和流动水进行冲洗;禁止进行伤口的局部挤压;受伤部位的伤口冲洗后,再用消毒液如75%乙醇或者0.5%聚维酮碘(碘伏)进行消毒,并包扎伤口;被暴露的黏膜,应当反复用生理盐水冲洗干净。HBV暴露后应尽早检测抗体,并根据免疫状况及抗体水平采取相应措施,如肌内注射乙肝高价免疫球蛋白等。HCV暴露后的感染危险性虽低于HBV,但目前尚无有效的预防及治疗药物,感染后有半数形成慢性肝炎,应于暴露后3周进行抗体检测,6~9个月复查以确定有否感染,为尽早治疗提供依据。HIV职业暴露后,及时正确地处理及预防用药可使感染率降低约80%,首先应采取紧急局部处理,如可疑HIV暴露,在受伤后1小时内报告疾控中心,疾控中心会根据暴露源的情况及暴露的程度决定下一步处理,必要时采取预防性用药。预防性用药方案分为基本用药程序和强化用药程序。预防性用药应当在发生HIV职业暴露后尽早开始,最好在4小时内实施,最迟不得超过24小时;即使超过24小时,也应当实施预防性用药。如果有HIV传播的可能性,但尚未对暴露源进行HIV检测,应该实施基本用药方案,等暴露源的HIV检测结果明确后,如果暴露源被证实为HIV阴性,终止预防用药。

(二)呼吸道传播疾病的暴露危险与防护

1.呼吸道传播疾病及职业暴露感染危险性

经呼吸道传播的疾病有上呼吸道感染、肺部感染、严重急性呼吸综合征(SARS)及脑膜炎等。导致上呼吸道感染和肺部感染的病原体以细菌和病毒为主。其中感染细菌以条件致病菌多见,如副流感嗜血杆菌、流感嗜血杆菌、金黄色葡萄球菌、肺炎链球菌、铜绿假单胞菌、大肠埃希菌等。这类细菌主要在机体抵抗力降低或局部微生态平衡失调时入侵人体,引发感染。经呼吸道传播的传染性致病菌,如结核分枝杆菌和SARS病毒对医务人员的威胁更大。有调查显示,结核病医院青年职工为高发人群,其中女性发病率高于男性,青年护士高于医师,从事肺结核内科的青年医务人员发病率高于其他科室的人员。

2. 呼吸道传播疾病暴露防护的一般措施

(1)对条件致病菌的感染防护,主要以加强锻炼、增强机体抵抗力为主。

(2)对传染致病菌的感染防护,除增强体质以外,要根据致病菌流行特征,在高危季节采取保护性预防隔离措施。

(3)预防接种疫苗。

(4)环境消毒及通风。

(5)如柯萨奇病毒可经粪-口传播,也可经呼吸道传播,引起咽炎和胃肠炎,其感染多以隐性感染为主,常被医务人员忽略。

3. 结核病的职业暴露危险及隔离预防措施

近年来我国结核疫情比较严重,医院内结核感染也屡有发生。痰菌培养阳性的开放性肺结核,特别是空洞型肺结核患者是肺结核的主要传染源,呼吸道是结核分枝杆菌入侵人体的最主要途径。排菌患者通过谈话、咳嗽、喷嚏排出大量带菌飞沫,形成 $1 \sim 10 \mu m$ 的微滴核而长时间悬浮于空中,其颗粒在 $4 \mu m$ 以下的可直接通过气管、支气管、小支气管吸入肺泡内导致感染。值得注意的是,一些非开放性的结核患者也可因为手术开放病灶而成为传染源,手术中抽吸结核性脓液等操作可形成气溶胶,再经吸入进入人体。因此,结核分枝杆菌职业暴露问题应引起手术人员的高度重视。防护措施如下。

(1)对结核病手术患者,尤其是结核性病灶开放手术者,应指定专门手术间:手术间应设有高效空气过滤装置及微生物杀灭装置,特别是再循环空气比例较高的空调系统(如应用层流装置),去除空气中的结核分枝杆菌,术后持续运行30分钟后消毒过滤网,定期对层流装置内部管道消毒。手术后房间按疫源地要求进行彻底清洁消毒。

(2)污染地面及物品消毒:了解结核分枝杆菌对理化因子的抵抗力,有助于因地制宜、正确选用合适的消毒剂和消毒方法。

(3)个人防护:对疑有结核病的手术患者,医护人员应戴口罩及眼罩,减少被感染的概率。

(三)消化道传播疾病的暴露危险与防护

消化道传播疾病主要指肠道传染病,包括甲类传染病中的霍乱,乙类传染病中的伤寒和副伤寒、细菌性痢疾、阿米巴病、甲型病毒性肝炎、戊型病毒性肝炎,丙类传染病中除霍乱、痢疾、伤寒和副伤寒以外的感染性腹泻。

对消化道传播疾病的职业暴露防护相对于呼吸道及血液传播疾病的防护较为容易。措施如下。

(1)树立全面预防观念,注意勤洗手及饮食卫生。

(2)及时控制传染源,切断传播途径。加强常规环境监测,包括医院水源监测。经常了解周边疫情,及时发现肠道感染患者,有针对性采取隔离消毒措施。

(3)对于患者特别是腹泻患者的粪便,应严格管理,防止污染扩散。

(四)皮肤接触传播疾病的暴露危险与防护

医护人员在医疗护理活动中通过皮肤接触携带有病原体的患者,可使自身受感染的机会增加。有调查表明,医务人员感染传染性软疣的机会是非医务人员的 2.1 倍,而皮肤科医务人员是其他医务人员的 4 倍。常见的皮肤接触传播疾病有传染性结膜炎、疣、虱病、疥疮、带状疱疹、脓疱病、浅部真菌病及麻风病等。

1. 防护要点

(1)注意预防身体接触:特别是接触可疑患者或进行护理操作时,应穿隔离衣、戴手套,佩戴过滤式防尘口罩。工作完毕,沐浴更衣。

(2)有效控制传染源、切断传播途径:对传染病患者实行相应隔离措施;加强被褥及环境的消毒与隔离。

(3)加强自身锻炼,保持皮肤清洁与健康,增强抗病能力。

2. 皮肤、黏膜暴露后的局部紧急处理

(1)皮肤接触患者的血液、体液后,应立即用流动水清洗被污染的皮肤。

(2)黏膜暴露(如血液飞溅到眼睛内)后,应立即用生理盐水冲洗被污染的黏膜。

三、物理因素暴露危险与防护

(一)电离辐射的暴露危险与防护

1. 暴露危险与危害

电离辐射是电磁辐射和离子辐射的总称,电磁波包括 X 线和 γ 线等;离子包括电子(包括 β 粒子)、质子、中子、α 粒子以及具有不同质量和电荷的亚原子等。手术室护理人员可在术中诊疗时暴露在电离辐射环境中,如 X 线、造影检查、各种定位检查等诊疗过程中。过量电离辐射可导致放射性疾病,包括全身性放射性疾病、局部放射性疾病,如急慢性放射性皮炎、辐射性白内障和放射性辐射所致远期损伤(如白血病)等。

2. 防护

(1)屏蔽防护:术中拍片过程中,在保证患者安全的前提下,医护人员应暂时回避。如人员不能回避,则须穿防护铅衣。

(2)距离防护:受辐射强度和与辐射源距离的平方成反比。因此,无关人员应尽可能远离辐射源。

(3)时间防护:合理安排暴露于放射线的护理工作人员,避免部分人在短时间内接受多次辐射。

(4)正确清除污染:工作场所通风过滤;被放射性核素污染的衣物和皮肤可用肥皂、流水冲洗。

(二)非电离辐射的暴露危险与防护

1. 紫外线

手术室护士接触紫外线辐射(UVR)的机会也十分频繁,如空气消毒、紫外线照射自体血加氧回输等。UVR 根据其波长和生物学作用不同可分为三个波段,即 UVA、UVB 和 UVC,波长分别为 320~400nm、275~320nm、230~275nm。波长越短,照射时间越长,损伤越大。人工紫外线辐射源的辐射对人体健康几乎都是有害的。UVR 可导致的损伤包括如下几方面。

（1）眼的损伤：人工光源辐射的 UVB 和 UVC 引起的急性电光性眼炎多见；长期小剂量接触 UVR，可导致角膜上皮细胞损伤，结膜组织向角膜过度增生，使眼结膜和角膜发生翼状胬肉和光性角膜炎等。近年研究发现，长波的 UVA 是导致白内障的危险波段。

（2）皮肤损伤：太阳光谱中，UVA 穿透力强，可达真皮层，是引起皮肤损伤的主要成分；UVB 是导致皮肤红斑的主要成分，以 297nm 波长的反应最强烈。一次大剂量或长期小剂量紫外线辐射，皮肤形成红斑或水肿痊愈后会出现色素沉着。UVR 照射还可使光变应原通过抗原－抗体反应导致皮肤发生变态反应，称为光变应性反应。常见的光变应原有磺胺类、抗真菌药物、吩噻嗪类（氯丙嗪、异丙嗪）等。

UVR 防护的关键是要充分认识紫外线的利和害以及增加防范意识，尽可能避免紫外线的强烈照射。所有紫外线灯开关应安装在室外，严禁紫外线消毒时进入消毒区域。进行紫外线照射或紫外线强度监测时，加强对眼睛的防护，可佩戴防护眼镜，最好选择 UVA 和 UVB 均不能透过的防护镜；戴帽子、口罩，避免皮肤黏膜直接暴露在紫外线光下。

2. 激光

激光器常被用于泌尿外科、神经外科和整形外科手术中。激光器根据发射的波谱，分为红外线、可见光、紫外线激光器及 X、γ 射线激光器。小功率激光对人体基本无害，大功率激光主要可损伤眼、皮肤，甚至内脏器官。一般情况下，可见光和近红外波段激光主要损害视网膜；紫外与远红外波段激光主要损害角膜；在远红外与近红外波段、可见光与紫外波段之间，各有一过渡光谱段，可同时损伤视网膜和角膜，并可损害晶状体。激光对皮肤的损伤，以可见光和红外激光多见，主要由热效应所致。对激光的防护措施主要如下。

（1）建立安全操作制度。

（2）激光器必须设有安全防护装置，并由专人检查维修。

（3）激光手术尽可能固定手术间。工作室内设置符合要求，室内无反射、折射光束的设备和物品；围护结构使用吸光材料，色调宜暗；室内设有排风装置。

（4）工作人员佩戴防护眼镜，严禁裸眼直视激光束，防止照射部位光斑反射损伤眼睛。

四、化学因素暴露危险与防护

(一)化疗药物

1. 危害及常见侵入途径

化疗药物对医护人员的损害长期以来没有得到足够重视。对护士调查发现,了解化疗药物作用机制和不良影响的分别为55.1%和73.7%,而只有49.2%的护士知道常用化疗药物的毒性反应和防护措施。这反映了护士在药物知识方面的局限性及护士自我防护意识和防护知识的欠缺。而手术室护士由于较少接触化疗药品,相关知识更为欠缺。目前使用的化疗药物对正常组织和细胞均有不同程度的损害,其中对增生活跃的造血细胞、生殖细胞、消化道黏膜细胞和毛囊细胞损害尤其突出,甚至有致癌作用。经常接触抗癌化疗药物而不采取正确防护,可导致白血病、恶性淋巴瘤、异常妊娠等。

化疗药的常见侵入途径有皮肤吸收、消化道吸收和呼吸道吸收。

2. 配制使用中的安全防护

(1)加强防护意识教育及知识培训。

(2)化疗药物的配制环境:应配有空气净化台面,以减少护理人员被动吸收的机会;配药台面应铺设塑料吸水纸,以吸附溅出的药液。

(3)化疗药物配制及执行时的防护:穿低渗透隔离衣,戴双层手套,戴口罩、帽子、护目镜;打开安瓿时防止划伤,使用粉剂时溶剂应沿瓶壁缓慢注入,以防粉末溢出;注射器抽吸不超过其容量的3/4;配药完毕后用清水冲洗或擦洗台面;操作完毕后脱去手套,用肥皂及流水彻底洗手。

(4)化疗药物发生溢出的应急处理:美国职业健康安全委员会建议,凡涉及化疗的科室均应备有化疗防溢箱,内有口罩、化学防溅护目镜各一,手套两副,吸水小纱垫两块,清扫碎片的小扫帚一把。药液大量溢出时可用其进行处理,一般小量溢出可只用吸水小棉垫处理。

(二)化学消毒剂

手术室环境中常常存在低浓度的挥发性化学消毒剂,这些物质可影响在手术室长期工作的人员的身体健康。

1.危害及常见侵入途径

手术室环境中化学消毒剂使用广泛,常见的有甲醛、戊二醛、碘、乙醇、甲苯、含氯消毒剂等,主要通过呼吸道吸收和皮肤吸收,对人体皮肤、呼吸系统、消化系统和神经系统等造成损害,长期接触甚至可以诱发细胞突变,导致癌症和胎儿畸形。

2.配制使用中的安全防护

(1)提倡物理消毒灭菌法,减少化学消毒剂的使用。

(2)有条件的单位尽可能配备先进的仪器设备,以减少化学性危害。如器械清洗机、内镜、软镜及各种导管清洗消毒机,避免人工清洗致污水溅入眼里和锋利器械损伤手的事故隐患;淘汰戊二醛、甲醛等对人体有害的化学消毒剂;手术室安装空气净化的层流设备,封装不可高压的器械送供应室,进行环氧乙烷灭菌。

(3)消毒剂集中保存管理,放置于阴凉通风处;易挥发消毒剂密封保存。

(4)手术室护士熟练掌握各种化学消毒剂的性能、功效以及操作规程,严格掌握其使用有效浓度和剂量,使其用量既达到消毒目的,又不造成更多危害和浪费。

(5)使用及监测化学消毒剂时,加强个人防护。必须戴口罩、帽子及手套,避免直接接触;不慎皮肤和黏膜暴露,应立即用大量清水反复冲洗;空气熏蒸消毒时,严禁进入手术间,手术间使用前必须通风达 2 小时以上。

五、职业暴露后的报告处理

(1)医务人员发生职业暴露后应及时报告感染管理科,由感染管理科进行登记。登记内容包括暴露时间、科室、姓名、暴露方式及部位、暴露源类型、处理方法等。

(2)根据暴露情况采取有效预防措施,定期追踪观察并记录。

六、使用防护用品注意事项

(1)防护面罩(护目镜):内面为清洁面,污染的手不能触及其内面,污染后应立即更换。

（2）防湿罩袍或围裙：内面为清洁面，外面为污染面。当不能防湿或污染时应及时更换。

（3）手套：手套外面为污染面，内面为清洁面，已戴手套的手不可触及未戴手套的手及手套的内面，未戴手套的手不可触及手套的外面。手套有破损或清洁面污染时应立即更换。

（4）一次性防护用品不得重复使用；可重复使用的各类防护品，用后要清洗、消毒处理。

（5）脱卸防护用品后要做好手卫生。

（吴忠辉）

第十章　消毒供应中心的消毒隔离管理

　　消毒供应中心负责医疗器械的清洗、消毒、灭菌及供应,在保障供应质量的同时,既要防止以污染器械为媒介的致病菌感染和传播,又要避免消毒供应中心工作人员在工作过程中发生感染,因此,消毒隔离的管理至关重要。

一、消毒供应中心感染预防

　　(1)加强职业危害教育,统一规范和标准,普及"标准预防"的理念,建立科学规范的医疗行为,培养良好的医德医风和工作作风。

　　(2)建立职业防护管理制度,做到有监督、有组织、有报告、有措施、有落实。

　　(3)建立医务人员定期体检制度,体检内容包括是否近期患过传染病、既往慢性病史的稳定状态、有无各种免疫接种史、是否有高危职业暴露。对新入职人员进行体检,建立健康档案。

　　(4)建立职业暴露报告、反馈制度,建立锐器伤以及艾滋病、乙肝、丙肝病毒职业暴露处理预案。

　　(5)规范安全操作守则,培训医务人员严格执行操作程序,使其熟练掌握操作技能,提高防护意识,强化标准预防、呼吸道隔离的意识。

　　(6)正确的洗手方法,是有效控制和减少医疗感染发生率的最快捷、最有效的措施。

　　(7)提供足够的防护用品和设施,保证硬件达标。

二、消毒供应中心感染监测与控制

消毒供应中心的感染监测与控制是医院感染管理的重要组成部分,是现代疾病防治工作的两大支柱。从广义角度讲,凡是涉及医院感染的环节和因素都应进行监测。消毒供应中心的感染监测是医院感染监测的重要方面,其工作质量直接关系到患者的医疗安全,因此工作人员应高度重视,为临床提供安全的灭菌物品。消毒供应中心除护士长是质量管理的责任人外,还应设立质量工作管理小组及感染监测护士。消毒供应中心感染监测护士,根据医院感染控制科的规划与标准实施感染监测工作,每个月按医院感染控制科的要求对消毒供应中心进行感染监测并向护士长汇报,及时了解医院感染管理的新进展,了解消毒灭菌新进展,对清洗、消毒、检查、包装、灭菌的全过程进行常规定时监测和每天动态质量监测,同时对相关设备进行检验、及时修正,准确记录相关结果。

(一)清洗、消毒质量监测

清洗就是通过物理或化学方法去除污垢、微生物及有害物质,将被清洗物品上的有机物、无机物和微生物尽可能地降低到较安全的水平。长期以来,人们对需要进行消毒或灭菌的医疗器械,只重视消毒、灭菌而忽视清洗。残留的有机物未清洗彻底,将影响消毒因子的穿透性,从而影响消毒、灭菌的效果。细菌死亡所产生的热源质耐高温,132℃下不能彻底灭活,必须在清洗过程中去除。由此可见,消毒、灭菌不能代替清洗。彻底清洗是对待消毒物品的最基本要求。如果清洗不彻底,医疗器械上残留的任何有机物都会在微生物的表面形成一层保护层,妨碍消毒灭菌因子与微生物的接触或延迟其作用,从而妨碍消毒与灭菌效果。因此,对去污区清洗环节、清洗设备进行质量监测是保证清洗质量的关键,监测内容包括以下几方面。

(1)所有清洗、消毒设备必须定期进行维护保养。

(2)物品应分类放置、规范装筐,区分手洗物品、机洗物品、特殊污染物品。

(3)对使用中的消毒剂、灭菌剂定期进行化学有效浓度监测。

(4)设备的维护与保养应遵循生产厂家的使用说明或指导手册。

(5)监测清洗、消毒器的物理参数及运转情况,并做好记录。

（6）对清洗、消毒器的清洗效果，可定期采用清洗效果测试指示物进行检测。当清洗物品或清洗质量发生改变时，也可采用清洗效果测试指示物进行清洗效果的检测。

（7）新安装、更新、大修清洗、消毒器以及更新清洗剂、改变装载方法等时，应遵循生产厂家的使用说明或指导手册进行检测，清洗、消毒质量检测合格后，清洗消毒器方可使用。

（二）灭菌质量的监测

灭菌是指用化学或物理的方法杀灭或清除传播媒介上所有的微生物，使之达到无菌水平。灭菌是一个绝对的概念，通过灭菌处理后不存在任何微生物存活，经过灭菌处理的物品可以直接进入人体。灭菌是消毒供应中心最关键的环节，因此，灭菌质量必须严格按照标准流程监测。

（1）物理监测：每锅次灭菌必须监测灭菌过程的物理参数，包括温度、压力、时间，并达到规定的要求。

（2）化学监测：监测每一个包外化学指示卡、包内化学指示卡及批量化学指示物。化学指示物的性状及颜色变至规定的条件即为合格，若未达到规定变化条件，则判定为灭菌不合格。包外化学监测不合格的灭菌物品不得发放，包内化学指示物不合格的不得使用。

（3）生物监测：高压蒸汽灭菌设备每周进行 1 次，低温灭菌设备需每锅次进行。灭菌植入物及植入性手术器械需进行生物监测，监测方法参照《消毒技术规范》。生物监测不合格时，应尽快召回上次生物监测合格以来所有尚未使用的灭菌物品，重新处理，并应分析不合格的原因，改进后，生物监测连续 3 次合格后方可使用。

（4）高压蒸汽灭菌设备和低温等离子灭菌设备定期进行物理、化学和生物监测：对高压蒸汽灭菌设备每日第 1 锅进行 B－D 测试，每锅次进行 PCD 批量监测；低温等离子灭菌柜除了进行物理监测、化学监测外，每锅次还应进行生物监测。

（三）环境空气、物体表面、工作人员手的监测

1. 空气的消毒效果监测

采用洁净技术净化空气的房间，在进行洁净系统自净后与从事医疗活动前采样;未采用洁净技术净化空气的房间,在消毒或规定的通风换气后与从事医疗活动前采样。室内面积小于 30m²,设内、中、外对角线三点,内外点应距墙壁 1m 处;室内面积大于 30m²,设死角及中央 5 点,四角的布点位置应距墙壁 1m 处。采用仪器采样法或自然沉降法采样,置于 36(±1)℃恒温培养箱培养 48 小时,计数菌落数。

2.物体表面消毒效果的监测

用 5cm×5cm 灭菌规格板放在被检物体表面,用浸有无菌 0.03mol/L 磷酸盐缓冲液或生理盐水采样液的棉拭子 1 支,在规格板内横竖往返各涂抹 5 次,并随之转动棉拭子,连续采样 4 个规格板面积(被采面积小于 100cm²,取全部面积;被采面积大于 100cm²,取 100cm²)。剪去手接触部分,将棉拭子放入装有 10mL 无菌检验用洗脱液的试管中送检。充分震荡试管后,取用不同稀释倍数的洗脱液 1mL 接种平皿,将冷却至 40~45℃的熔化营养琼脂培养基每皿倾注 15~20mL,置于 36(±1)℃恒温培养箱培养 48 小时,计数菌落数。

3.手和皮肤消毒效果的监测

用 5cm×5cm 灭菌规格板放在被检皮肤处,用浸有含相应中和剂的无菌洗脱液棉拭子 1 支,在规格板内横竖往返各涂抹 5 次,并随之转动棉拭子,剪去手接触部分,将棉拭子放入装有 10mL 含相应中和剂的无菌洗脱液的试管中送检。充分震荡试管后,用无菌吸管吸取 1mL 待检样品接种于灭菌平皿,每一个样本接种 2 个平皿,将冷却至 40~45℃的熔化营养琼脂培养基每皿倾注 15~20mL,边倾注边摇匀,待琼脂凝固,置 36(±1)℃恒温培养箱培养 48 小时,计数菌落数。

医院各种场所空气、物体表面和医务人员手细菌总数卫生标准,见表 10-1。

表 10-1　医院各种场所空气、物体表面和医务人员手细菌总数卫生标准

环境类别	场所范围	卫生标准		
		空气 (cfu/cm³)	物体表面 (cfu/cm²)	手 (cfu/cm²)
Ⅰ类	层流洁净手术室、病房	≤10	≤3	≤5
Ⅱ类	普通手术室、产房、婴儿室、隔离室、烧伤病房、ICU、供应室无菌区和早产儿室	≤200	≤5	≤5

环境类别	场所范围	卫生标准		
		空气 （cfu/cm³）	物体表面 （cfu/cm²）	手 （cfu/cm²）
Ⅲ类	儿科病房、妇产科检查室、注射室、治疗室、急诊室、化验室、普通病房、供应室清洁区	≤500	≤10	≤10
Ⅳ类	传染科和传染病房		≤15	≤15

三、消毒供应中心的职业防护

消毒供应中心工作人员在进行整理、清洗可重复使用医疗器械、物品时存在着职业暴露，极易受到病原体或含有病原体的污染物的污染、损伤，或发生意外吸入等，造成感染伤害。因此，做好职业防护是控制感染的有效手段。

（1）发生职业暴露后，按报告程序向护士长及感染管理科上报。

（2）在回收诊断为传染病患者（SARS、气性坏疽、破伤风、禽流感等传染病）使用过的可重复使用医疗器械时，应穿防护服、隔离鞋套，戴双层手套，戴防护屏和高效过滤口罩。

（3）操作后应按要求洗手。工作过程中如手套破损应立即脱掉，洗手后更换新手套。

（4）禁止用手直接接触使用后的刀片和针头。

（5）被沾湿的中单、治疗巾等敷料，放入黄色塑料袋内，做"特殊感染"标识，与其他敷料分开放置。

（6）不同区域人员应按要求穿戴防护着装。

1）去污区：在该区缓冲间（带）更换专用鞋，做手卫生，戴圆帽、口罩，穿该区工作服、抗湿罩袍（抗湿围裙加抗湿袖套），戴手套，必要时戴防护面罩或护目镜。

2）检查包装及灭菌区：在该区缓冲间（带）更换专用鞋，做手卫生，戴圆帽，穿该区工作服，必要时戴口罩、手套。

3）无菌物品存放区：在该区缓冲间（带）更换专用鞋，做手卫生，戴圆帽，穿该区工作服。

四、特殊感染器械的处理

特殊感染病原体一般包括朊毒体、气性坏疽、突发不明原因病原体等,被特殊感染患者污染的器械、器具和物品,应遵守先消毒、再清洗、后灭菌的原则。特殊感染病原体污染的器械在回收、转运、清洗、消毒过程中对环境、人员存在一定的危害,因此临床科室应尽量使用一次性的医疗用品,用后进行双层密封包装,并根据医疗机构相关部门的规定焚烧处理。必须使用要重复使用器械、器具时,应由临床科室使用后进行双层密封包装,并注明感染性疾病的名称,并由消毒供应中心处理,具体处理方法如下。

(一)准备

1.操作者准备

工作人员在处理特殊感染的器械、器具、物品时应做好个人防护,穿工作服和防湿袍,戴口罩、圆帽、护目镜或防护面罩、橡胶手套或防刺穿乳胶手套。

2.用物准备

用物准备包括清洗剂、消毒容器、毛刷、棉签、网篮、高压水枪、高压气枪、超声清洗机、全自动清洗机等。

(二)操作

将回收的感染器械(器具)和物品,按病原体的不同选择相应的消毒剂进行浸泡消毒,严格控制浸泡时间,打开器械所有轴节和卡锁,器械完全浸没在液面下。

1.被朊毒体污染器械的处理

被朊毒体污染的器械浸泡于 1mol/L 氢氧化钠溶液内浸泡 60 分钟,然后按照 WS 310.2 中的方法进行清洗、消毒与灭菌,压力蒸汽灭菌应采用 134～138℃、18 分钟,或 132℃、30 分钟,或 121℃、60 分钟,不应使用快速灭菌程序。清洗程序符合规定,参数设置:湿热消毒应不低于 90℃,时间或 A_0 值不小于 3000,严格进行器械清洗质量监测、物理监测、化学监测等,使其符合 WS 310.3 规定。没有按正确方法消毒、灭菌处理的物品应召回,重新按规定处理;不能清洗和只能低温灭菌的,宜按照特殊医疗废物处理。

2.被气性坏疽污染器械的处理

被气性坏疽污染的器械,一般污染时应用含氯或含溴消毒剂 1000 ~ 2000mg/L 浸泡 30 ~ 45 分钟;有明显污染物时应采用含氯消毒剂 5000 ~ 10000mg/L,浸泡时间大于 60 分钟。参数设置:湿热消毒应不低于 90℃,时间或 A_0 值大于 3000,严格进行器械清洗质量监测、物理监测、化学监测等,使其符合 WS 310.3 规定。

3.被不明原因感染病原体污染器械的处理

被不明原因感染病原体污染的器械的处理应符合当时国家规定要求,执行国务院卫生行政主管部门组织制定的相关技术标准、规范和控制措施进行消毒。

4.其他

器械消毒完毕,将结构复杂的器械及管腔器械放入超声清洗机中清洗 5 ~ 10 分钟,然后根据医院的条件选择清洗方式。特殊感染患者宜选用一次性物品,使用的清洁剂、消毒剂应每次更换,清洁工具使用后应进行消毒处理。回收人员严格执行职业防护相关规定,处理结束后,立即更换个人防护用品,进行手的卫生,避免造成周围环境的污染或自身职业暴露。

（王坤）

参考文献

[1] 吴欣娟,王艳梅.护理管理学[M].5版.北京:人民卫生出版社,2022.

[2] 王佩佩,王泉,郭士华.护理综合管理与全科护理[M].西安:世界图书出版公司,2022.

[3] 韦铁民.医院精细化管理实践[M].3版.北京:中国医药科学技术出版社,2021.

[4] 孟伟.医疗保险支付制度在公立医院治理中的作用[M].北京:中国劳动社会保障出版社,2021.

[5] 张祁,吴科敏.普外科常见病临床诊疗方案与护理技术[M].北京:中国纺织出版社,2021.

[6] 蒋争艳.外科护理技术[M].上海:同济大学出版社,2021.

[7] 吴雯婷.实用临床护理技术与护理管理[M].北京:中国纺织出版社,2021.

[8] 孔娟,薛松梅,王晶.临床营养与老年护理学[M].北京:高等教育出版社,2021.

[9] 陈玉华.老年健康照护与促进[M].北京:人民卫生出版社,2020.

[10] 周更苏,周建军.护理管理[M].北京:人民卫生出版社,2020.

[11] 李远珍,姚珺.外科护理学[M].北京:人民卫生出版社,2020.

[12] 章荣华,苏丹婷.老年人营养膳食指导[M].北京:人民卫生出版社,2020.

[13] 屈庆兰.临床常见疾病护理与现代护理管理[M].北京:中国纺织出版社,2020.

[14] 王健,马军,王翔.健康教育学[M].北京:高等教育出版社,2020.

[15] 蔡福满,郑舟军.护理管理学[M].杭州:浙江大学出版社,2019.

[16] 刘沫,牟绍玉.护理管理学[M].南京:江苏凤凰科学技术出版社,2019.

[17] 沈小平.新编当代护理学[M].上海:复旦大学出版社,2018.

[18] 刘春英,王悦.手术室护理质量管理[M].北京:中国医药科技出版社,2018.

[19] 刘耀辉.护理管理[M].北京:中国中医药出版社,2018.

[20] 施永兴,黄长富.护理院医养结合与管理指南[M].上海:上海交通大学出版社,2018.

[21] 胡雪慧,柏亚玲,张敏.护理工作规范与管理流程[M].西安:第四军医大学出版社,2017.

[22] 陈锦秀,全小明.护理管理学[M].北京:中国中医药出版社,2016.

[23] 路兰,邢彩珍,孙铮.护理管理学[M].武汉:华中科技大学出版社,2016.